# 발과 발목에

## 문제가 생겼습니다

# 발과 발목에 문제가 생겼습니다

**펴낸날** 초판 1쇄 2021년 12월 20일

**지은이** 서상교

**펴낸이** 임호준
**출판 팀장** 정영주
**책임 편집** 김유진 | **편집** 이상미
**디자인** 유채민 | **마케팅** 길보민
**경영지원** 나은혜 박석호 | **IT 운영팀** 표형원 이용직 김준홍 권지선

**표지 디자인** 정윤경
**인쇄** (주)웰컴피앤피

**펴낸곳** (주)헬스조선 | **발행처** (주)헬스조선 | **출판등록** 제2-4324호 2006년 1월 12일
**주소** 서울특별시 중구 세종대로 21길 30 | **전화** (02) 724-7648 | **팩스** (02) 722-9339
**포스트** post.naver.com/vita_books | **블로그** blog.naver.com/vita_books | **인스타그램** @vitabooks_official



**ISBN** 979-11-5846-368-7 13510

# 발과 발목에 문제가 생겼습니다

백세까지 아프지 않게
걷고, 뛰고 싶은 당신을 위한
족부 질환 가이드

서상교 지음

ChosunMedia
헬스조선

들어가는 글

# "걱정하지 마세요. 함께 답을 찾으면 됩니다."

생각보다 인생은 우연에 우연이 겹쳐 필연이 된다. 어떻게 보면 내가 족부족관절 전문의가 된 것도 우연에 우연이 겹쳐서다. 멋진 이유를 둘러대고 싶지만, 사실이 그렇다.

레지던트 1년 차 생활을 하는 동안 여러 병원(서울대병원, 분당서울대병원, 보라매병원)에서 교대 근무했다. 거의 1년간 24시간을 병원에 머물면서, 그때 처음 정형외과를 접했다. 병원을 돌면 새로운 파트의 주치의로 근무하는데, 공교롭게도 1년 중 8개월을 족부 담당 주치의로 근무했다. 게다가 옮기는 병원마다 족부 환자 주치의를 맡았는데, 이건 확률적으로 참 낮은 확률(5% 미만)이라 생각된다. 1년 차가 끝날 즈음 나는 다른 분야 환자에겐 문외한이고 정형외과 중에서도 특히 족부족관절 환자에 매우 익숙해지게 되었다. 이것이 우연에 우연이 겹쳐 족부족관절 전문의가 된 출발점이었다.

정식으로 가장 잘 배워서 지위 고하가 상관없는 훌륭한 진료를 하고 싶었다. 누구나 잘 아는 큰 병원에서 훌륭하게 열심히 공부해서 실력을 쌓았으나 실제로 의술을 쓰는 곳은 고루 퍼지게 하고 싶었다. 큰 병원에서 근무했었지만, 항상 재야의 고수가 되어 먼 곳에 조용히 있어도 입소문으로 찾아오는 환자들에게 최고의 진료를 해 주는 의사가 되고 싶은 약간 별난 마음이 있었다. 족부족관절 치료가 또 거기에 맞았다. 다른 사람의 발을 만지고 치료한다는 것, 어떻게 보면 쉽지만은 않은 일일 수 있다. 하지만 이 또한 아무나 할 수 없는 일일 것이라는 혼자만의 생각에 빠져 홀린 듯 족부족관절 전문의가 되었다. 그리고 지금, 많지 않은 족부족관절 전문의 중 한 명이 되어 멀리서도 환자들이 찾아와주는 의사가 되었다는 것, 그 이상으로 나에게 기쁨과 책임감을 주는 일은 없다.

정형외과 레지던트로 생활했던 4년 이후 대학병원에서 전임의와 교수로 근무했던 7년의 세월 동안 누구보다 치열하게 환자를 진료하고 연구했다. 특별한 사명감에 빠져서라기보다는 그저 재미있었다. 이상하게 들릴 수도 있겠지만, 환자를 보는 것이 재미있고 즐거웠다. 논문을 쓰기 위해 자료를 정리하고, 통계를 돌리기 위해 SPSS를 누르면 프로그램이 P-value를 계산하는 짧은 시간이 짜릿하고 긴장되었다. 영어 논문이 하나씩 출간되고, 내가 쓴 논문이 검색되고, 다른 사람이 읽는 것을 보면서 큰 인물이 된 것 같은 착각에 빠지기도 했다. 국내 최초로 세계족부족관절 학회에서 학회장상을 받았을 때는 이러한 생각이 특히 더 강해졌다.

서울아산병원에서 조교수로 근무하면서 나는 더 큰 인물이 된 것 같은 착각에 빠졌다. 전국에서 환자가 몰려들었고, 30대 중후반 나이의 젊은 나를 80대 어르신이 깍듯이 대해주셨다. 물론 이는 나를 본 것이 아니라 병원을 본 것이었지만, 그때는 잘 몰랐다.

조교수로 2년 정도 근무했을 때쯤, 병원에서 환자 진료법에 대한 모니터링 프로그램을 실시할 기회가 있었다. 환자의 동의를 얻은 후 내 진료 장면을 녹화해서 후기를 받는 것이었다. 처음으로 화면에 나오는 나의 진료 모습을 보니 어색하기도 하고, 재미있기도 했다. 특별하거나 긴 설명이 필요한 영상은 아니었다. 그리고 환자 만족도가 높은 다른 선배 교수님의 진료 영상을 보여주었는데, 뭔가 머리를 세게 한 방 맞은 것 같은 느낌이었다. 환자의 말에 공감하며 여유롭게 환자를 대하고 질문하는 모습, 작은 불편감에 귀 기울이는 모습은 질환에 대한 구체적인 설명에 몰입해 있던 내 모습보다 훨씬 정감 있고 환자와 공감하고 있는 것으로 보였다.

의학은 연구도 중요하지만, 결국은 환자를 위한 것이다. 조금 더 환자에게 필요한 정보를 전해주려는 자세가 중요하다는 생각이 들었다. 그전까지는 열심히 논문을 쓰고, 다른 의사들이 보는 족부 관련 교과서를 집필하고 싶었지만, 언젠가부터는 '환자에게 좋은 설명이 되는 족부족관절 질환 관련 책을 써보자' 다짐하게 되었다.

잘 찾아봐도 환자의 궁금증을 풀어주는 족부족관절 도서는 거의 없었고, 출간된 책도 대부분 외서를 번역한 것이었다. 그래서 그런지 환자가 읽기에 약간 어색하고, 해부학적인 설명만을 하는 게 주된 내용이어서 아쉬웠다.

사실 발·발목 질환과 다른 관절 질환의 가장 큰 차이점은 무엇보다 체중 부하를 받고, 바닥에 직접 닿는 부분이라는 것이다. 잘 걷고, 잘 뛰는 것은 환자 치료에 있어서 나의 신조가 되었다. 생각보다 환자들은 고민과 걱정이 많고, 족부 질환이 악화될까 봐 많이 걱정한다. 당뇨발 환자들을 대상으로 시행한 연구에서는 발을 절단하는 상황이 다른 어떤 상황, 심지어 사망하는 상황만큼이나 두렵다는 연구 결과도 있을 정도다. 나는 일단 책을 통해 환자들을 안심시키고 싶었다. 족부족관절 질환으로 병원을 다녀오면 걱정이 더 많아지는 환자들을 안심시키고 싶었다. 일단 “큰일이 아닐 때가 많고, 치료가 가능한 경우가 많습니다”라고 말해 주고 싶었다. 이 책은 그런 책이다. 족부족관절 질환자들이 조금이나마 안심할 수 있게 만드는 책을 쓰고자 했다. 심각하지 않은 경우도 많고 문제가 지속된다고 하더라도 해결책이 있는 경우가 많다는 것을 차분히 설명하고 싶었다.

그리고 친절하고 싶었다. 영상 검사에 대한 설명이나 질환에 대한 설명이 우선시되기보다는 증상에 대한 설명과 해결 방안을 소개하는 것을 우선시하고 싶었다. 실제로 족부족관절 질환만큼 증상이 중요한 질환은 없다고 해도 과언이 아니다. 해부학적 이상도 중요하지만, 족부족관절 질환 치료에서는 증상을 해결하는 방향 중심으로 치료 방침을 정하는 것이 가장 중요하다고 생각한다. 차분하게 이 책을 따라오면 질환을 이해하고, 스트레칭과 운동으로 더 심한 손상을 막는 방법을 찾을 수 있도록 안내하고 싶었다. 필요하다면 조금은 과감하게 수술을 결정해야 하는 질환들은 또 그렇게 설명하고 싶었다.

덧붙여 의사에 대한 호감을 주고 싶었다. 의사도 노력하고, 고생한다는 생색을 내려는 것이 아니다. 특히 족부족관절 질환은 ‘가는 병원마다 치료 방침이 다르다’고 불만을 토로하는 환자들이 많다. 어찌 보면 당연하다. 족부족관절 질환은 다른 질환에 비해 상대적으로 진료가 활성화된 지 얼마 안

되었다. 또한 정말 많은 뼈와 근육과 힘줄, 인대가 서로 얽히고설킨 족부족관절 질환의 치료는 원래 어렵다. 그뿐만 아니라 환자마다 치료 반응이 매우 달라서 답을 찾기 어려울 때도 많다. 족부족관절 질환은 환자와 의사가 동반자가 되어야 한다. 의사도 열심히 답을 찾고 있고, 가장 앞에서 노력하는 사람이라는 것을 알아주면 좋겠다. 그리고 다른 병원의 치료 방침과 나의 치료 방침이 조금 차이가 있더라도 내가 더 우월하다고 말할 수 없다. 어떤 의사든 최선을 다해 소신껏 진료하고 있으니 같이 답을 찾는 노력을 하면 좋겠다.

이 책은 전문가를 위한 책이 아니다. 족부족관절 질환 또는 족부족관절의 통증으로 수술까지 고민하는 환자들, 병원까지 갈만한 증상은 아니지만 불편함을 가지고 있고, 본인의 증상에 대해 궁금한 사람에게 어느 정도의 답을 드리는 책이고자 한다. 그래서 가급적 전문적인 의학 용어는 줄이고, 쉽게 쓰고, 사례 위주로 기술하려고 노력하였다. 자세한 논문 내용을 인용하거나 세부적인 전문 설명을 하려 하기보다는 큰 틀을 잡고, 치료 방침을 결정하는 데 기본적으로 중요한 내용을 담으려고 노력했다. 또한 족부족관절 질환에서는 운동 치료가 중요하기 때문에 많은 부분을 할애했다. 운동 사진만으로 부족할 수 있어 큐알 코드로 영상도 함께 실었으니 재활하는 분들께 도움이 되길 바란다. 요즘은 워낙 전문적인 지식을 가진 환자가 많기 때문에 아마도 독자 중 누군가는 이 책의 내용이 너무 쉽다고 생각할 수도 있을 것이다. 그분들께는 미리 양해를 구한다.

책을 집필하는 데 1년 6개월이라는 시간이 소요되었다. 처음부터 끝까지 집필에 많은 도움을 준 병원 홍보팀 식구들에게 감사 인사를 드린다. 특히 이 책의 총 4 Part 중 마지막 Part는 발과 발목 운동에 대한 부분으로 사실상 우리 병원 스포츠재활센터 남용 팀장이 집필했다고 해도 과언이 아니다. 이 책을 읽는 독자 분들도 발과 발목 운동을 열심히 해 철인 3종 경기를 즐기는 남용 팀장처럼 건강하시길 기원한다. 헬스조선 출판사 정영주 팀장님과 김유진 과장님께는 특히 감사와 사죄 말씀을 드린다. 바쁜 병원 일정으로 집필 진행은 못 하고 겉으로는 목소리를 크게 내었지만, 마음속으로는 항상 부채를 가지고 있다는 점을 알아주시면 좋겠다.

어떤 일이 있어도 항상 든든한 나무가 되어주시는 부모님께는 감사 말씀으로 부족한 듯하다. 부디 이 책을 보시고 뿌듯해하시면 좋겠다. 내 삶의 의미인 아이들에게도 이 책이 선물이 되면 좋겠다. 크면서 나를 닮은 행동들을 보면 더 큰 책임감이 생긴다.

마지막으로 사랑하는 아내에게 감사의 말을 전한다. 바쁘고 무뚝뚝한 남편을 만나 고생이 많지만, 항상 마음속 깊이 감사하고 사랑한다는 말을 전하고 싶다.

2021. 12

**서상교**

# 추천의 글

병원에서 선생님께 미처 물어보지 못 했던 궁금함이 있는 분, 운동선수뿐만 아니라 발목 운동이 필요한 모든 분들에게 발과 발목 길잡이가 되어줄 책!!

**양동근_** 前 국가대표 농구선수, 現 울산 현대모비스 피버스 코치

발은 신체의 작은 부분이지만 '제2의 심장'이라고 불릴 정도로 우리 몸의 거의 전부를 지지해주기에 고맙고 소중합니다. 누구나 이해하기 쉽게 쓴 이 책이 일반인뿐만 아니라 특히 발을 혹독하게 쓰는 발레리나, 발레리노들에게 유익한 도움이 될 거라 확신합니다. 단원 건강관리실에 필수 서적으로 비치하겠습니다! 한국인 최초 세계족부족관절학회 학회장상을 수상하실 만큼 족부 질환에 성심을 다하여 치료·연구하신 경험을 담은 서상교 원장님 저서 출간을 진심으로 축하합니다!

**문훈숙_** 現 유니버설발레단 단장

스포츠 현장에서는 언제나 부상이라는 변수가 작용한다. 이때 감독 입장에서는 회복의 간극을 얼마나 줄이느냐가 관건이므로 일반인과 달리 스포츠의학 전문성이 있는 의사가 필요하다. 현장에서 겪은 임상적인 경험을 바탕으로 한 족부족관절 책이 출간되어 스포츠 분야에서 진정 의미 있는 이정표가 될 것이라 생각한다.

**추일승_** 前 고양 오리온 오리온스 프로농구팀 감독, 스포츠 해설가

저자인 서상교 원장은 서울대학교병원 정형외과에서 훌륭한 전문의로 교육받고, 울산대학교 서울아산병원에서 환자들을 치료하시다가, 진료받을 기회가 제한된 대학 병원보다 더 많은 환자에게 도움을 줄 수 있는 방법을 찾아 나선 분입니다. 이번에 이렇게 발과 발목을 불편해하는 환자들이 조기에 참고할 수 있는 책을 발간하셔서 더 많은 분께 도움이 될 수 있을 것 같아 감사한 마음입니다.

**이동연_** 서울대학교병원 정형외과 교수

요즘 우리 몸의 이상이나 건강과 관련된 너무 많은 정보가 넘쳐흐르고 있다. 그러나 기본적으로 의학적인 지식은 어렵고 전문적이어서 일반인들이 이해하기 쉽지 않는 내용이 많다. 반대로 이러한 전문성을 이용하여 근거 없는 편향된 내용으로, 병원이나 의사의 홍보가 주목적인 내용도 많다. 관심은 많으나 판단이 쉽지 않은 일반인들이 그릇된 정보의 피해자가 되는 경우도 흔하다. 특히 족부 질환은 해부학적, 구조적 문제 외에 신발을 신고 체중을 부하한 상태로 보행하는 동적인 상황을 이해해야 하는 만큼 정형외과 내에서도 어려운 분야다. 대학 병원에서 6년간 교수로 근무한 서상교 원장의 본 저서는 환자나 일반인들에게 비교적 정확하면서 필요한 정보를 제공해 줄 것으로 생각한다.

**이호승_** 서울아산병원 정형외과 교수

## 목차

## PART 2 내 발목 잡는 족부족관절 질환

## PART 3 명의가 알려주는 5대 족부족관절 질환의 모든 것

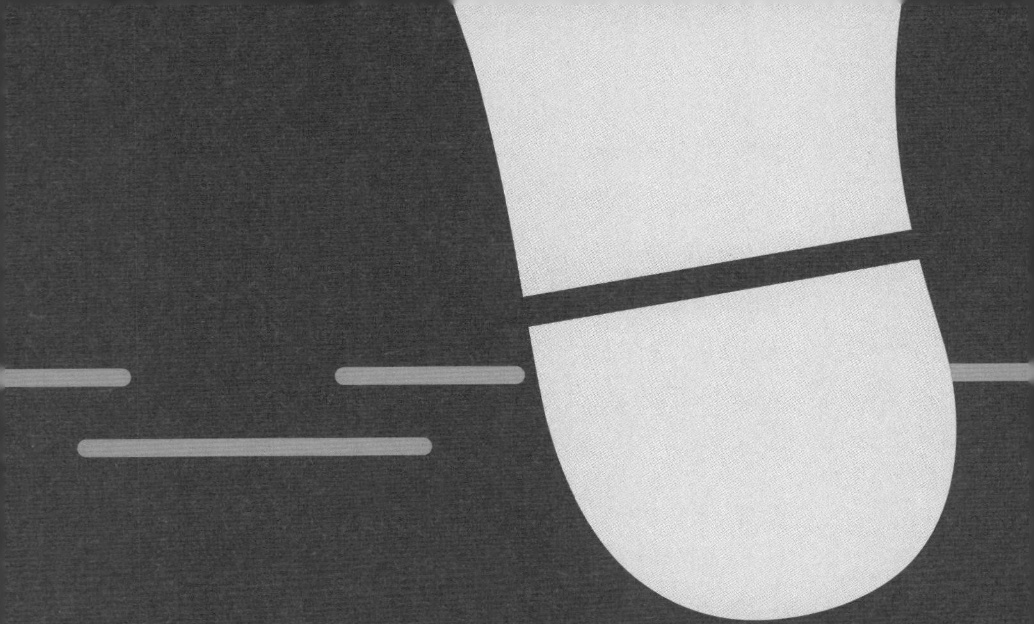

과거의 발, 발목 치료는 아프면 쉬는 것이었다. 그러나 시대가 변하고 사람들의 기대치가 높아지면서 이제는 어떻게든 하고 싶은 것을 할 수 있게 해주는 것이 중요해졌다. '오래 사는 것'이 아니라 '건강하게 늙는 것'이 더 중요해진 것과 마찬가지다. 실제로 예전에는 환자들에게 이렇게 이야기했다. 운동선수에게 이번 시합은 못 나간다고, 체대 입시생에게 이번 입시는 포기하라고, 혼사를 앞둔 부모님께 휠체어 타고 가시라고…. 치료에 정답은 없으므로 이런 방법이 나쁘다는 것은 아니다. 하지만 적어도 필자는 족부족관절 치료와 재활의 핵심은 회복 기간을 줄이고, 환자가 하고 싶은 일을 하게 해주는 것이라 여긴다.

PART 1

# 발과 발목에 문제가 생겼습니다

# 발과 발목은 독특한 구조로 되어 있다

'구조가 기능을 결정한다'라는 말이 있다. 인간의 신체는 그 경이로운 기능만큼이나 구조가 신비롭다. 그중에서도 발과 발목은 인간이 직립 보행을 수행할 수 있게 해주는 중요한 부위다. 아프지 않을 때는 못 느끼겠지만, 죽을 때까지 건강하게 걸어 다닐 수 있다는 것, 그것은 단순한 이동 수단이 아닌 더 큰 의미를 가진다. 보행의 자유가 가져오는 정신적 육체적 행복은 우리가 생각하는 것 이상이며, 그것을 누리지 못하게 되었을 때 오는 상실감은 경험하지 않고서는 미처 다 알 수 없을 정도다. 그래서 발은 죽고 사는 문제가 아니라도 항상 소중히 다루고 적시에 관리해야 한다.

## 잘 몰라서 생기는 막연한 두려움

발이나 발목 어딘가에 통증이 시작되면 대부분 '고질병이 되어 평생 고생하는 것 아닌가'를 가장 먼저 걱정한다. 정형외과 질환은 한 번 생기면 평생을 따라다니며 괴롭힌다고 생각하기 때문이다.

당장 불필요한 수술들이 환자에게 설득력을 갖는 것도 이런 막연한 두려움에 기인한 것이 아닐까 싶다. 예를 들어 '지금 수술을 안 하면 발목관절염이 올 수 있다'는 말은 무릎관절염으로 고생한 우리 할머니의 모습을 떠올리게 만드니까. 게다가 상식적으로 생각했을 때 발목이 무릎이나 고관절보다 크기가 1/3 정도로 작지만 같은 체중을 부담하니 퇴행성 관절염이 더 많이 발생할 것 같다. 그러나 발과 발목 구조를 알게 된다면 이와 같은 막연한 두려움은 사라질 것이다.

실제로 발목 관절에 가해지는 단일 면적당 최대 스트레스는 무릎이나 고관절에 비해 3배 정도 높지만, 발목은 무릎이나 고관절에 비해 관절염이 덜 발생하는 편이다. 어떻게 그럴 수 있을까?

일단, 발목 관절은 구조가 매우 특이하다. 격자 구조 안에 딱 맞춰 들어가 있다. 발목 관절의 안쪽 큰 뼈인 경골, 바깥쪽 작은 뼈 비골, 그리고 발목의 거골이 격자(Mortise) 모양을 이루고 있으며 인대가 이 구조를 꽉 잡아줘 매우 안정적이고 튼튼하다(그림 1). 가느다란 발목이 우리 몸의 체중을 그대로 받아낼 수 있는 것도 이러한 구조 덕분이다. 따라서 다른 관절에 비해 퇴행성으로 문제가 생기는 경우가 드물다. 예방적인 측면으로 생각해 본다면 이 격자 구조와 근육의 힘을

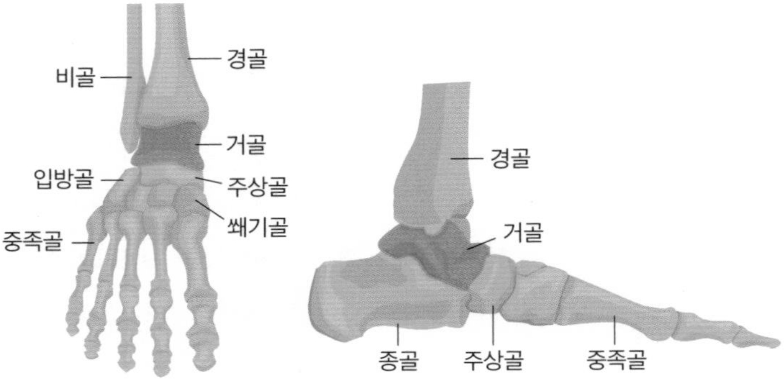


**[그림 1] 발과 발목의 뼈 구조(거골이 중요)**

유지하는 것이 발목 관절 질환을 예방하는 가장 확실한 방법이 될 수 있다.

또 한 가지, 발목은 연골이 얇긴 해도 두께가 균일하다. 무릎 연골은 두껍기는 하지만 바깥쪽 연골보다 안쪽 연골이 더 두껍고 약하기 때문에 하중을 받으면 안쪽 연골이 많이 손상된다. 그래서 무릎관절염은 나이가 들면 자연스럽게 발병 가능성이 커지지만 발목은 아니다. 연골이 균일해 상대적으로 균형이 잘 유지되므로 단순히 나이가 들어서, 많이 사용했다는 이유로 관절염이 생기는 케이스가 드물다. 무릎 관절염의 약 5% 정도다. 하지만 상대적으로 발목 관절은 외상에 취약하고, 외상 이후에 관절염으로 진행하는 경우가 많다. 그러니 발목 관절은 외상에 주의하고, 외상을 방지한다면 크게 걱정할 필요가 없다.

### 발과 발목관절염 환자는 거의 없다?

고관절부터 무릎, 발목은 수직 하중을 받지만, 발가락이나 발등의 관절은 그렇지 않다. 까치발로 발을 세우고 걷는다면 발도 수직 하중을 받겠지만, 우리는 발바닥으로 바닥을 지지하고 선다. 따라서 발가락이나 발등 관절은 수직이 아닌 수평 하중을 받는다. 수직 하중을 받는 발목 관절에 관절염이 생기면 서 있거나 걸을 때 항상 통증이 발생하지만, 수평 하중을 받는 발가락, 발등 관절은 평소에는 통증이 거의 없어 질환으로 인지하지 못할 정도다. 대신 맨발로 걷거나, 오르막을 오를 때 등 발가락이 꺾이는 동작에서 통증이 발생한다. 발과 발목은 하나이면서도 둘이라고 할 수 있다.

### 발의 구조에서 반드시 알아야 할 2가지, 거골과 아치

족부에서 가장 중요하고 재밌는 구조물은 거골(Talus)과 아치(Arch)다.

거골은 발등뼈로 바닥에 붙은 부위 없이 공중에 떠 있다. 다른 뼈들을 아래에 두고 위에 올라타 있는 형태다(그림 1). 발에 있는 뼈 중에서 유일하게 힘줄이 붙지 않고 인대로만 연결되어 버티고 있는 뼈이기도 하다. 그 형태도 특별하지만, 우리가 주목해야 할 것은 거골의 역할과 발바닥 아치와의 연관성이다.

발바닥에는 종아치(Longitudinal Arch)와 횡아치(Transverse Arch)가 있다. 발의 안쪽을 따라 세로로 움푹 들어간 것이 종아치, 발

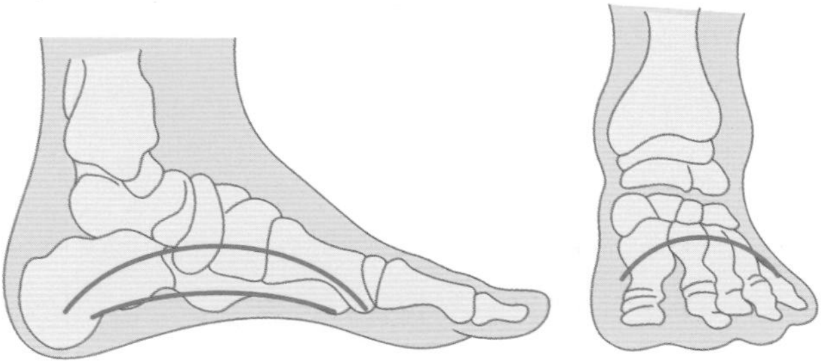

**[그림 2] 종아치(좌)와 횡아치(우)**

바닥 앞쪽에 가로로 움푹 들어간 것이 횡아치다(그림 2).

종아치 횡아치는 우리가 직립보행을 할 수 있게 해주는 중요한 구조로 인간이 서 있거나 걷고 달릴 때 충격을 흡수한다. 또한 몸의 하중도 견딜 수 있게 해주며 앞으로 나갈 때 추진력을 준다. 그런데 만약 아치가 변형되면 발은 충격을 흡수할 수 없고 보행 시에도 불편을 가져와 신체 전반적으로 이상이 나타날 수 있다.

아치의 변형에 큰 영향을 주는 것이 바로 거골이다.

거골은 발과 발목이 받는 우리 몸의 전체 하중을 뒤꿈치와 종아치, 횡아치로 분산시키는 중요한 역할을 하는데 만약 거골이 공중에 잘 떠 있지 못하고 위치가 달라지면 아치가 무너진 평발이나, 아치의 각도가 너무 큰 요족이 될 수 있다(그림 3).

거골 때문에 아치에 문제가 생기면 단순히 발바닥만이 아니라, 발가락, 뒤꿈치는 물론 종아리까지 신체 어디든 구조적인 문제가 발생할 수 있다. 무엇보다 아치가 무너지면 오래 서 있거나 걸을 때 통증이

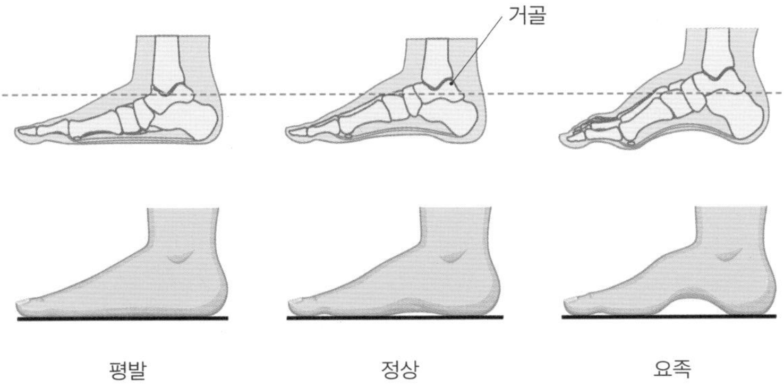


**[그림 3] 거골과 평발·요족**

생기므로 보행이나 운동을 회피하게 되어 건강에 악영향을 끼친다.

최근 연구를 들여다보면 평발에 관한 흥미로운 결과들이 많다. 특히 발목관절염과 무지외반증 관련 내용이 많은데, 평발인 사람은 관절염이나 무지외반증 발생 확률이 높아진다는 연구들이다. 발바닥 아치와 거골이 족부족관절 건강에 얼마나 중요한지를 반증하는 결과라고 볼 수 있다. 즉, 거골의 위치를 잘 보존하고 회복시키는 것이 건강한 아치를 유지할 수 있게 하고 나아가 족부족관절 질환 예방과 치료에 매우 중요한 부분임을 알아두길 바란다. 평발에 대해서는 뒤에서 더 자세히 다룰 것이다(84쪽 참고).

**'거골과 아치'에 대해 더 궁금하다면?**

# 족부 질환이 잘 생기는 발이 있다

사실이다. 족부 질환이 잘 생기는 구조적인 요인이 있다. 무지외반증이 그렇고, 발바닥 아치가 낮은 평발이나 반대로 아치가 높은 요족도 마찬가지다. 뒤꿈치 뼈가 선천적으로 남들보다 조금 더 튀어나온 사람도 있는데 이런 사람은 아킬레스건염이 자주 발생한다.

이런 요인을 가진 환자들은 항상 더 심해지진 않을지 걱정한다. 실제로 타고난 발 모양 때문에 생기는 증상은 고질병이 될 수 있다. 하지만 특별한 경우가 아니라면 대부분 더 진행하지 않는다.

"이제 아프지는 않은데 또 재발하는 거 아닌가요? 더 심해지면 수술해야 하나요?”

무지외반증(210쪽 참고) 환자에게서 흔히 듣는 질문이다. 엄지발가락이 눈에 띌 정도로 새끼발가락 쪽으로 휘어진 무지외반증의 유병률은 서구에서는 12~56%로 보고되어 있지만, 우리나라 연구에서는 64.7%까지 보고될 정도로 매우 흔한 질환이다. 특히 여성에게는 70%까지 보고된 연구도 있을 정도다.

무지외반증이 감기에 비유될 수 있는 증상은 아니지만, 이런 질문을 받을 때 종종 감기에 빗대어 설명하곤 한다. 감기에 걸리면 어떻게 하는가? 대부분 약 먹고 쉬고, 감기가 나으면 다시 생활하고, 다시 감기에 걸리면 약 먹고 쉬고……. 이런 패턴을 반복하며 아무렇지 않게 살아간다. 일 년에 몇 번씩 걸릴 수 있지만 감기를 큰 병으로 생각하지는 않는다. 더 큰 병으로 진행되지도 않는다. 무지외반증도 마찬가지다. 염증으로 인한 통증 때문에 구두 신기가 불편하면 앞볼이 넓은 편안한 운동화를 신으면 된다. 너무 아파서 슬리퍼를 신고 출근했다는 환자들도 있다. 하지만 그렇게 1~2주간 약을 먹으면 염증이 가라앉고 통증이 잦아든다. 다시 일상을 살아가다가 또 염증이 생기면 약을 먹고 넉넉한 신발을 신으면서 염증을 가라앉히는 식이다. 유전적인 요인이 너무 강해서 엄지발가락의 변형이 심해지지만 않는다면 그럭저럭 살만하다. 족부 질환도 어떤 것은 감기처럼 그냥 그대로 적응하며 살 수 있고, 그렇게 살아도 된다.

주변에서 자주 볼 수 있는 평발이나 요족 환자들을 떠올려보자. 많은 사람이 오래 걷거나 서 있으면 안 되고 운동도 되도록 하지 않는

게 좋다고 알고 실천하려고 노력한다. 많이 걷거나 운동하는 등 과사용한 경우 피로가 쌓여 통증이 나타날 수 있다는 것을 알고 있는 덕분이다. 이처럼 내가 언제 어떤 행동을 했을 때 발에 통증이 생기는지 평소 관심을 두고 지내면서 그런 요인을 피하도록 노력한다면 조금 불편하더라도 일상생활이나 활동에 큰 문제없이 살 수 있다. 면역력이 약해 환절기만 되면 감기에 걸리는 사람이 감기에 걸리지 않기 위해 무리하지 않으면서 조심하는 것과 같다고 생각하면 된다.

하지만 유전적인 요인이 강해서 엄지발가락의 변형이 심해진다면 이야기는 달라진다. 아무리 생활 관리를 해도 유전적인 요인을 이길 수는 없다. 선천적인 뼈 모양의 문제뿐만 아니라 안타깝게도 족부족관절 질환은 유전적 원인도 크다.

내용이 좀 다르긴 하지만 김동인 작가의 단편 소설 《발가락이 닮았다》라는 제목처럼 신기하게도 가족끼리는 발이 많이 닮았다. 얼굴 닮는 것과 비슷하다고 설명한다. 나쁜 것은 닮지 말고 좋은 것만 닮았으면 하는 것이 부모의 마음이지만, 실제로 가족끼리 함께 진료실을 찾는 경우를 자주 본다. 유전적인 원인이라면 고질병으로 발전할 가능성이 더욱 커 환자들에게도 특별히 주의를 주는 편이다. 특히 뼈의 변형이 원인인 무지외반증이나 중족골통(102쪽 참고), 티눈(92쪽 참고) 등의 질환은 부모와 자식, 형제, 자매들끼리 같은 질환으로 고생할 수 있다.

'설마 티눈까지 닮는다고?'

티눈은 뒤에서 다루겠지만, 피부보다는 발 모양이 원인이 되어 발생한다. 한번은 50대 남성이 고질적인 티눈으로 진료실을 찾았는데, 선친도 똑같은 위치에 티눈이 있었다고 했다. 발뼈 모양을 그대로 닮아서 뼈가 튀어나온 부분에 티눈이 똑같이 생긴 것이다. 이렇게 가족력이 있는 환자가 뼈 모양 교정 수술을 받고 좋아지면, 자신의 가족도 발이 똑같이 생겼다며 같은 수술을 해달라고 함께 오는 사례가 꽤 있다.

뼈의 구조적인 이상으로 문제가 생기는 경우는 근본 원인을 해결하는 것이 치료법이다.

결국, 환자는 스스로 생활 관리를 하면서 그럭저럭 살 만한가, 도저히 견딜 수가 없는가, 이 둘 사이에서 본인 스스로 결정해야 한다. 의사는 그 결정에 맞춰 환자의 불편을 줄일 수 있도록 충실히 치료하는데 초점을 맞춘다. 단, 불편감은 같은 수준이라고 하더라도 환자에 따라 받아들이는 정도의 차이가 매우 클 정도로 주관적인 경우가 많으므로 수술 여부도 질환 자체보다는 환자의 목표치와 활동량에 따라 많이 달라질 수 있다는 점을 염두에 두기 바란다.

# 발목이 너무 가늘면 발목이 약하다?

"발목이 너무 가늘어서 약한 거 같아요."

"발목이 굵으면 발목도 튼튼한가요?"

흔히 뼈대가 굵고 강해 보이는 사람을 '통뼈'라고 한다. 이런 사람들은 어깨와 허벅지, 손발도 크고 튼튼하다. 그래서인지 간혹 '발목이 가늘어서 발목을 자주 접질리는 것 같다'라거나, '발목이 두꺼운데 왜 약한지 모르겠다'는 질문을 듣는다.

결론부터 말하자면, 발목이 가늘다는 것은 여러 가지가 이유가 있겠지만 힘줄이나 근육의 부피가 상대적으로 적다 보니 발목이 가는 것인데, 특별히 발목 건강과 관련이 있다고 보기는 힘들다. 발목이 가늘다고 근력이 더 떨어진다거나 더 불안정하다거나 하는 것은 아니다.

허벅지나 종아리는 주로 근육이 많은 부위라서 운동을 많이 하는 사람들은 허벅지나 종아리가 두껍고 굵으면 근력도 더 세다. 대체로 축구선수는 허벅지가 굵고 씨름 선수는 종아리가 굵은데, 이는 이 부위의 근력이 커야 유리한 운동 종목이기 때문일 것이다. 이처럼 근육이 많은 부위는 근육량을 증가시키는 게 근력을 높이는 데 도움이 된다.

하지만 발목에는 근육이 많지 않다. 근육은 바로 뼈에 붙을 때 힘줄로 바뀌는데, 발목은 근육보다는 주로 힘줄이 지나가는 부위다(그

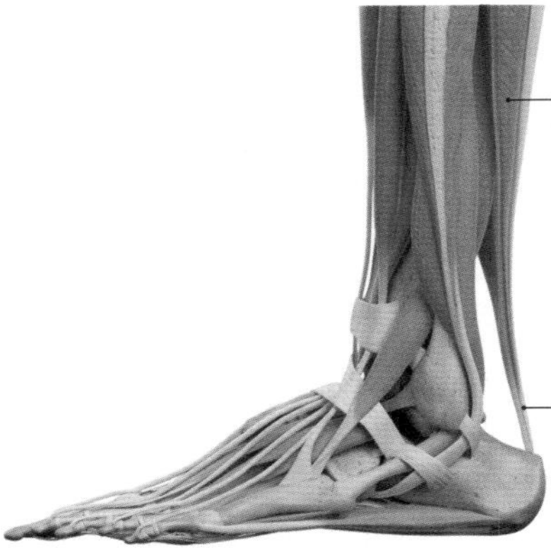


**[그림 4] 발목의 근육과 힘줄**

림 4). 따라서 발목은 근육량을 늘린다고 튼튼해질 수 있는 부위가 아니다.

근육이 많지 않은 부위는 근육량보다는 근육의 탄성이나 근육의 힘이 더 중요하다. 발목도 그렇다. 양보다 질인 셈이다. 운동으로 근력과 힘줄을 단련해 질을 높여야 한다. 발목이 약해서 걱정이라면 근력과 힘줄을 단련하는 데 특히 도움을 주는 '발목 안정화 밴드 운동'(314쪽 참고)을 자주 따라 할 것을 추천한다.

또 한 가지 발목 건강에 중요한 부분은 균형 감각이다. 근육의 힘과 균형 감각은 서로 조화를 이뤄야 한다. 발목에는 다른 관절보다 훨씬 많은 근육의 힘줄이 지나가는데, 각각의 근육이 필요할 때 적절히 균형적으로 움직여 주는 것이 필요하다. 예를 들어 안쪽으로 접질리려는 힘이 가해질 때는 바깥쪽 근육들이 힘을 써야 하고 바깥쪽으로 접질리려는 힘이 가해질 때는 안쪽 근육들이 힘을 써야 한다. 이것이 반대로 작동하면 당연히 발목이 손상될 수밖에 없다. 이러한 균형 감각은 전문 용어로 '고유 수용 감각(Proprioception)'이라고 한다. 눈을 감은 상태에서 자기 몸의 움직임과 위치를 파악할 수 있는 감각으로 신체의 평형 및 방향성 등의 정보를 뇌에 전달한다. 근육, 관절, 힘줄에서 발생하는 감각이며 자극에 대한 의식적인 반응이 아니라 무의식적인 반응이라고 볼 수 있다. 316쪽 '한 발 서기 운동'이 고유 수용성 감각을 키우는 데 도움이 되니 참고하기 바란다.

마지막으로 발목이 자주 접질리는 사람은 약해서라기보다는 관절이 유연해서일 수 있다. 관절이 유연하다는 것은 인대 자체가 유연하다는 뜻이다. 흔히 '관절의 이완'이라고 하는데, 관절을 지탱하는 힘줄, 인대 등의 연부 조직이 태생적으로 유연하고 잘 늘어나는 사람들이 있다. 가끔 손가락을 굽히면 팔까지 닿는다던가, 무릎이나 팔꿈치가 수평 이상으로 더 꺾이는 사람들이 그러한데, 이렇게 관절이 유연한 사람이라면 발목 관절도 유연해서 자주 삐끗할 수 있다. 발목 불안정성이 여자에게 더 흔하게 나타나는 것도 유연성과 관련이 있다. 남자보다는 여자가 인대가 더 유연한 편이고, 높은 구두를 자주 신어 발목을 접질린 후 그대로 방치해 발목 불안정성을 갖게 되는 케이스가 많다.

'약한 발목'에 대해
더 궁금하다면?

Info.

## 살을 조금만 빼도 발목이 건강해진다

평소 발목이 약하다고 느껴진다면 체중을 2~3kg만 빼보자. 내 체중을 감당하기에 발목이 약한 것일 수 있다. 단순히 비만이 문제라는 것이 아니라 '나의 발, 발목의 근육이나 관절이 감당할 수 있는 것보다 체중이 많이 나간다'는 뜻이다. 살을 빼는 것이 좋다고 조언하면 환자들은 10~20kg씩 빼야 하는 줄 알고 난색을 보인다. 흔히 말하는 *체질량 지수가 23 미만이 되어야 한다고 생각하기 때문이다.

다행히도 발목 건강을 위해서는 살을 조금만 빼도 된다. 발목 관절은 무릎이나 고관절 단면적의 1/3 정도다. 그런데 고관절부터 무릎 관절, 발목 관절로 내려갈수록 하중이 누적되어 높아진다. 적어도 무릎 관절이나 고관절의 3배 이상 하중을 받는다고 볼 수 있다. 이건 서 있을 때 이야기다. 걷거나 뛰면 순간적으로 실리는 하중이 더 커진다. 걸으면 3~5배, 달리면 8~10배 정도다. 그러니 발목 관절 입장에서만 보면 2~3kg만 빼도 20~30kg을 뺀 효과를 얻을 수 있다. 실제로 발목관절염 환자는 대부분 체중을 조금만 감량해도 걷거나 등산할 때 발목 통증이 훨씬 나아졌다고 느낀다. 그러니 평소 발목이 약해서 조금만 걸어도 욱신거리고 불안정하게 느껴진다면 살을 조금만 빼려고 노력해보자. 이것이 발목 건강을 위한 그 어떤 생활 습관보다도 효과적이다.

---

* 체질량 지수 BMI: 체중kg ÷ (키m×키m)
체질량 지수가 23 이상이면 비만 전 단계, 25 이상이면 비만이다. 키가 170cm인 사람이 BMI 23을 맞추려면 66.5kg 이하가 되어야 한다. BMI 25를 맞추려면 72.3kg 이하가 되어야 한다. 만만치 않다. 우리나라의 비만 유병률(BMI 25 이상)은 35.5%에 이른다.

# 발을
# 여기 올려놔 보세요

"신발을 벗고 여기에 발을 올려놓아 보세요."

필자의 진료실에는 다른 진료실에서는 볼 수 없는 낮은 테이블이 있다. 매일 몸을 숙여 환자의 발을 만져보고 눌러보면서 진료를 시작한다. 족부족관절 질환은 대부분 환자에게 이야기를 듣고 발을 직접 손으로 눌러보고 만져보면서 진단한다. 간혹 당황하는 환자들이 있다. 다른 사람에게 발을 내보이는 일이 많지 않은 까닭이다. 자신의 발이 못생기고 더럽다며 부끄러워하는 환자들도 있다.

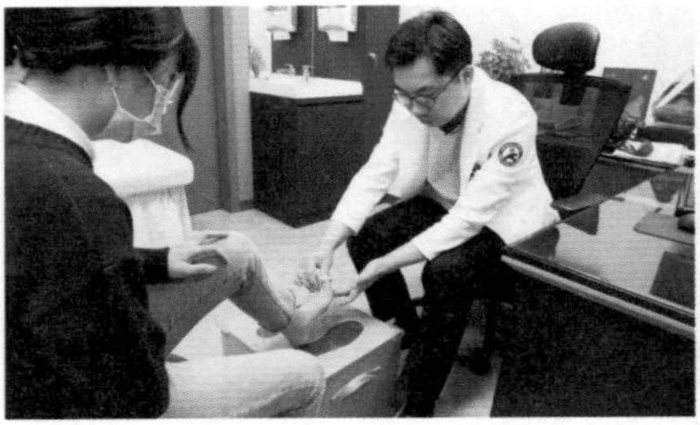

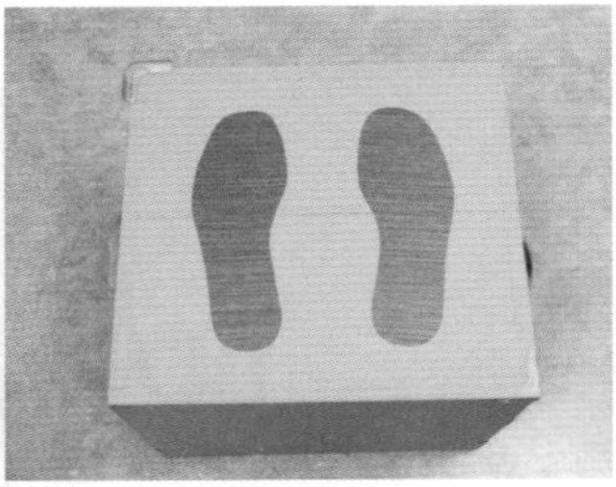

**[사진 1] 필자의 진료실**

### 만져보면 알 수 있다

발이나 발목에 문제가 생겨 정형외과를 방문하면 아마도 X-Ray 검사나 MRI 영상만 보고 진료를 보거나, 족부 전문 병원이 아니라면 신발을 신은 채 눌러보기도 할 것이다. 하지만 족부족관절 질환은 의사가 직접 손으로 눌러보고 만져보는 것이 가장 기본적이고 확실한 진단 방법이다. 영상 검사는 진단이 맞는지 확인하고, 앞으로의 치료 방식을 결정하기 위해 필요한 것이다.

'만져만 봐도 알 수 있다니…….'

과장이 아니다. 발은 피부가 얇고 허벅지처럼 근육이 두껍지 않으며 어깨나 고관절, 무릎처럼 깊은 곳에 있는 부위가 아니다. 그래서 손으로 눌러보는 것만으로도 대부분 진단할 수 있다. 물론 관절 내부의 문제는 영상 검사를 해야 정확히 알 수 있겠지만 발을 괴롭히는 질환들은 얇은 조직을 통해 촉진으로도 진단이 가능하다.

또한 필자는 진료를 시작하면 맨발을 만져보면서 환자분께 어디가 아픈지, 최근 어떤 활동을 했는지, 직업이 무엇인지 등을 들어본다. 잘 때 아픈지, 서 있거나 움직일 때, 일어설 때 등 체중이 발에 실릴 때 아픈지, 어제 술을 먹었는지(술은 통풍과 관련이 있기 때문에 어젯밤 회식했는지도 물어볼 때가 있다.) 등 문진을 통해 다양한 정보를 수집한다. 그중 가장 중요한 정보는 직업이다. 오래 서 있는 직업을 가진 사람은 족저근막염(268쪽 참고)이나 아킬레스건염(248쪽 참고)이 많이 생기고, 운동이나 무용을 많이 하는 사람은 발목 불안정성이나 발목관절염(160쪽 참고), 피로골절(116쪽 참고)이, 특히 발레를 하는 사람은 두 번째 발가락 밑에, 축구선수는 새끼발가락 아래쪽에 피로골절이 오기 쉽다. 소방관이나 군인처럼 안전화를 많이 신는 사람은 신발 바닥이 딱딱해서 지간신경종(105쪽 참고)이 생기면 잘 낫지 않고, 알 수 없는 신경병성 통증(138쪽 참고)에 시달리는 직업도 의외로 많다.

### 그럼 비싼 MRI 검사는 왜 해야 하나?

앞서 한 이야기가 MRI 등의 정밀 검사가 필요 없다는 것은 아니다. 촉진이나 문진과는 다르게 X-Ray 검사나 CT, MRI, 초음파 등은 매우 작은 신체 정보까지 들여다볼 수 있는 검사법이다. 일단 환자의 병력과 X-Ray 검사를 한 후 수술적인 치료가 필요하다고 판단된다면 어디를 어떤 방식으로 절개해야 할지 결정하고, 수술 시 방해되거나 문제가 될 구조물이 없는지 확인할 때 MRI가 중요한 역할을 한다. 검사를 통해 더 정확하게 진단하고, 치료 방식을 결정하고, 예후를 예측하는 데 큰 도움을 받는다. 정확한 방법으로 검사하고 제대로 진단하는 것은 질환의 치료에 있어 무엇보다 중요한 요소다.

예를 들어 발과 발목을 만져보고 눌러보면 발목인대파열을 진단할 수는 있지만, 동반 손상 여부나 인대 파열의 정도를 파악하여 향후 치료 방침을 결정하고 예후를 예측하려면 MRI를 봐야 한다. 또한 뼈의 문제가 아닌 연부 조직의 문제 즉, 인대나 힘줄에 발생한 문제를 확인하는데 MRI가 중요하고, 관절염의 구체적인 병기(Stage: 질병의 경과를 그 특징에 따라 구분한 것)를 평가하는 데 필요하다. 특히 감염이나 종양 여부를 판단하는데 MRI 이상 정확한 검사는 현재로서는 없다.

X-Ray 검사와 병력으로 살고 있는 아파트를 알 수 있다면, MRI를 통해 몇 동, 몇 호에 사는지를 알 수 있다고 보면 된다.

'X-Ray 검사와 MRI'에 대해
더 궁금하다면?

### 체중 부하 검사의 중요성

그런데 족부 환자의 검사에 있어 대부분의 병원이 가장 기본이면서

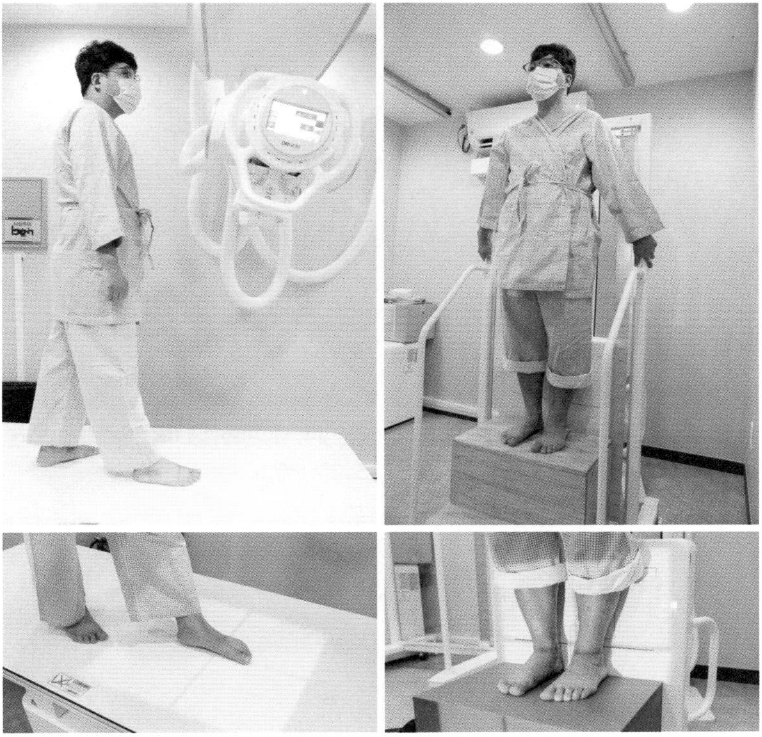

**[사진 2] 서서 찍는 X-Ray 검사**

중요한 부분을 놓치는 경우가 있는데, 각종 정밀 검사들, 특히 X-Ray 검사는 체중 부하한 상태, 즉 환자가 서 있는 상태에서 촬영해야 한다는 것이다(사진 2). 체중 부하한 상태에서 X-Ray 검사를 시행하면 시간도 오래 걸리고 장비도 추가로 구입해야 하므로 의외로 이 검사 원칙을 지키지 않는 병원이 많다.

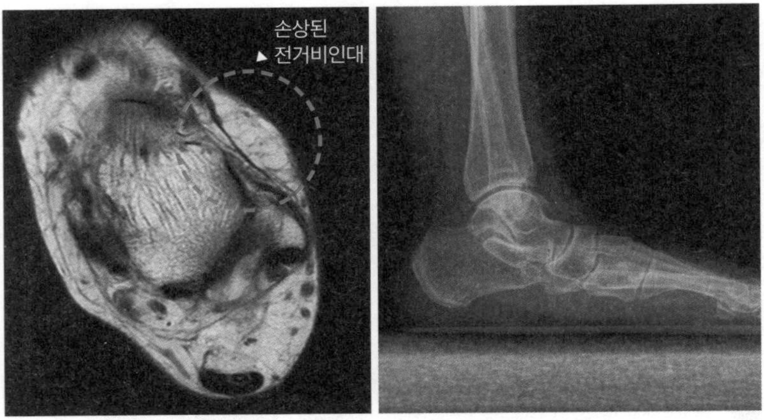


**[사진 3] MRI 시행 후 발목인대파열로 진단받았으나(좌)**
**실제로는 평발로 인한 통증인 환자의 X-Ray 검사 사진(우)**

정형외과에서 근무한 경력이 있는 영상의학과 촬영 기사임에도 불구하고 필자의 병원에 새로 들어오면 체중 부하 상태로 여러 각도에서 촬영하는 방법을 교육해야 하는 실정이다.

체중 부하 검사를 시행하지 않아 진단 자체가 달라지는 경우도 종종 있다(사진 3). 한번은 발목 바깥쪽 통증을 호소하는 환자가 내원했다. 다른 병원에서 발목인대파열로 진단받았고 물리치료와 약물치료 등 다양한 치료를 받았지만, 통증이 지속되어 필자를 찾은 것이다. 정확한 진단을 위해 체중 부하 X-Ray 검사를 시행했는데, 결과적으로 발목 통증은 발목인대파열보다는 심한 평발에 의한 것이었다. 일차적 원인인 평발이 아니라 발목인대파열에만 집중해 치료했기 때문에 통증이 좀처럼 나아지지 않았던 것이다. 환자는 아마도 발목인대파열이 왜 낫지 않는지, 만성화된 건 아닌지 걱정했을 것이다. 특히 평발은 체중 부하 X-Ray 검사가 아니면 진단이 어렵다.

무지외반증도 치료 방침을 결정할 때 엄지발가락이 휘어있는 정도가 매우 중요한데, 체중 부하한 상태와 그렇지 않은 상태의 무지외반 각이 차이 나는 경우가 자주 발생한다.

관절 간격이 가장 중요한 발목관절염도 체중 부하 영상을 통해서만 어떤 관절이 얼마나 좁아져 있는지를 정확히 평가할 수 있다.

# 정형외과 전문의와 족부족관절 전문의

체표면적의 54%가 팔과 다리다. 허리와 목 등 척추까지 포함하면 비율이 더 늘어난다. 최소 54% 이상이 정형외과 문제라는 뜻이다(그림 5). 과연 모든 정형외과 전문의가 신체의 54% 이상 해당하는 부위에 대해 전문가가 될 수 있을까?

정형외과 의사라고 해서 우리 몸의 모든 근골격계 문제의 진짜 전문가가 될 수는 없다. 특히 족부 환자는 허리나 무릎 환자보다 상대적으로 적은 편이다. 그래서 족부족관절 전문의가 필요한 것이다.

특히 오래 지속된 문제라든가 수술이 필요할 때, 수술 방법에 대한

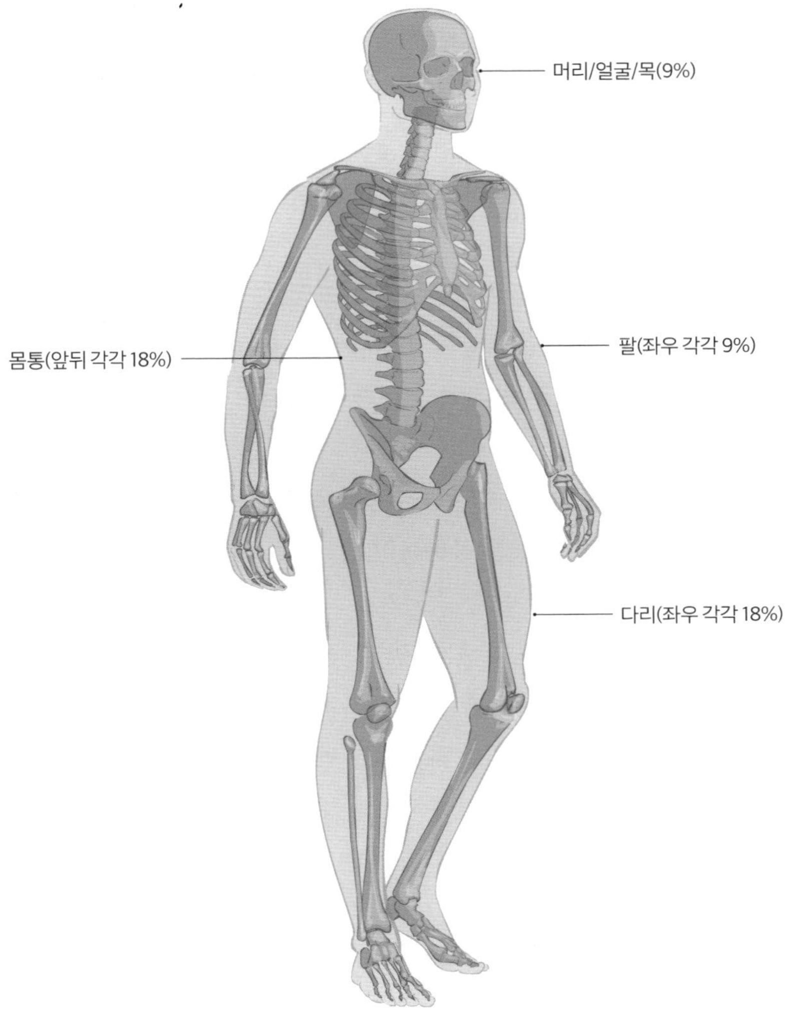


**[그림 5] 인체에서 정형외과가 진료하는 부위(팔, 다리, 척추)**

고민이 있을 때, 예후에 대한 의사 결정을 해야 할 때 등등 세부적인 치료 방침에 대해서는 같은 정형외과 의사라 하더라도 판단이 많이 달라질 수밖에 없다. 그뿐만 아니라 뼈와 근육, 힘줄, 인대에 대한 연구나 지견이 지속적으로 새롭게 등장하고 있어 위에 기술한 정형외과 전체를 담당한다면 세부 부위별 치료 지침의 전문화에는 한계가 있을 것이다.

족부족관절 전문의인 필자도 환자를 진료하다 보면 비슷한 질환일지라도 증상과 개개인의 상황이 달라 매번 다르게 진단하고 그에 맞는 치료 방침을 세운다. 그만큼 정확한 진단과 치료가 어려운데, 전체 정형외과를 보는 곳에서는 치료나 의사 결정이 당연히 어려울 수밖에 없다. 따라서 일반적인 관절 통증을 치료하는 의원에서는 환자에 상관없이 도수 치료를 잘하는 병원, 주사 치료를 잘하는 병원, 체외충격파를 잘하는 병원 등 주특기를 한두 개씩 가지고 질환에 접근한다. 관절의 문제를 명확히 진단하고 환자에 따른 적절한 치료 방침을 결정하기보다는 어떤 환자가 오든 그 병원의 주특기 치료를 우선적으로 하는 것이다. 하지만 하체와 상체는 체중 부하하는 곳과 하지 않는 곳이라는 큰 차이가 있어 치료와 재활 방식에 차이를 둬야 한다. 발목은 수술이나 외상 후 가급적 빠른 시일에 체중 부하를 시도하는 것이 경과에 좋은 영향을 미치는데 이를 간과하고 치료를 결정하는 경우가 많은 것도 이러한 원인인 것 같다.

누군가는 이렇게 생각할 수도 있다.

'발은 신체에서 차지하는 비율이 낮으니까 일반 정형외과 전문의가 함께 봐도 되지 않을까?'

우리 몸은 약 206개의 뼈로 구성되어 있고 그중에서 양쪽 발에만 52개의 뼈가 있다. 게다가 인대는 신체 부위 중에서 발에 가장 많이 밀집되어 있다. 체표 면적의 7%밖에 되지 않는 발에 이렇게 많은 뼈와 인대가 몰려있다는 것은 그 기능의 중요성에 대해 다시 생각해보게 한다.

수치로도 알 수 있듯이 발에는 작은 뼈와 인대가 너무 많아서 진단이 어렵다. 어떤 부분은 손상되어도 크게 문제가 없고, 어떤 부위는 적극적으로 치료해야 한다. 똑같은 원인으로 다쳤거나 아파서 병원에 온 환자라도 쉽게 원래 상태로 회복되는 케이스가 있고, 나중에 통증이나 후유증이 남는 케이스도 있다. 발이 아닌 다른 부위도 마찬가지지만, 특히 발에는 뼈와 힘줄이 많고 체중 부하 동작과 맞물리면서 통증의 원인이 명확하지 않을 때가 많다.

진단이나 예후도 그렇지만, 족부족관절 질환은 치료 방법도 매우 다양해서 족부족관절 전문의가 아닌 경우 이를 결정하는데도 어려움을 느낄 수 있다. 평발로 발목관절염이 생긴 경우 평발 치료가 우선적이어야 하는데, 결과적으로 발생한 발목관절염 치료에만 집중하게 되는 것도 이런 케이스다.

수술법도 많아서 여러 사항을 고려한 후 결정해야 한다. 예를 들어 무릎 수술은 질환에 따라 수술법이 거의 정해져 있다. 퇴행성 관절염에 대한 무릎 수술은 인공관절치환술로 거의 통일되어 있다. 그러나 발목은 관절염이 생겨도 통증이 없는 사람은 수술이 아니라 보존적 치료를 하고 설령 통증이 심하거나 불편해서 수술하더라도 그 방법이 여러 가지다.

만약 평발인 사람이 농사를 짓다 다쳐서 발목관절염이 왔다고 하면 어떤 수술이 필요할까? 무릎관절염은 대부분 퇴행성이 원인이지만 발목관절염은 원인이 여러 가지다. 골절 이후에 생기거나 잦은 발목염좌로 인한 발목 불안정성이 원인이 되기도 하고, 평발이나 류마티스로 관절염이 오기도 한다. 물론 퇴행성 관절염도 있다.

이 환자에게 신경통까지 있다면 더 많은 경우의 수가 나온다. 결론적으로 증상의 원인에 맞춘 '맞춤 수술법'을 설계해야 한다. 아마도 다양한 발목관절염 수술 중 어떤 것을 선택할지는 의사마다 판단이 다를 것이다. 이 판단의 결과는 의사의 역량에 따라 성패가 좌우되기 쉬우므로 꼭 족부 수술 경험이 많은 의사를 찾아가길 권하고 싶다.

**'족부족관절 전문의'가**
**더 궁금하다면?**

### 죽고 사는 질환은 아니지만

사실 족부 문제는 대부분 죽고 사는 심각한 질환은 아니다. 하지만 일상생활에 매우 깊은 영향을 미친다는 것은 누구나 인정하는 부분이다. 내 발로 마음껏 다니며 원하는 활동을 하는 데 제약이 생긴다면 생활의 질이 심각하게 떨어질 수밖에 없기 때문이다. 서울대학교병원과 서울아산병원에서 근무할 때 만난 환자들은 대학병원 특성상 대부분 중증환자였다. 발 관련 수술은 암이나 당뇨 등 중증 질환자의 합병증을 치료할 목적일 때가 많았다. 중증 질환 환자들이 많다 보니 아무래도 무지외반증과 같이 당장 생명에 지장이 없는 족부족관절 질환자는 치료 순위가 밀릴 수밖에 없었고, 수술이 필요한 무지외반증 환자들도 심각한 상태가 아니면 일정상 수술하기가 어려웠다. 수술을 두 달 전 예약한 무지외반증 환자가 당일에 발생한 타과 응급 환자로 인해 수술이 지연되어 새벽 1시에 수술한 적도 있다. 나도 수술실이 날 때까지 기다리느라 힘들었지만, 그 시간까지 금식하고 수술을 대기한 환자의 고충은 말할 것도 없었을 것이다.

당장 생명에는 지장이 없지만, 일상생활에 큰 지장을 주는 족부족관절 질환자들에게 스트레칭이나 의료용 깔창 외에는 처방해줄 수 있는 게 없어서 안타까웠다. 개원한 후, 무지외반증 환자들에게도 수술과 같은 적극적인 치료를 언제든, 환자들이 원할 때 해줄 수 있게 되어 큰 만족감을 느낀다. 적어도 필자를 찾아오는 족부족관절 환자들은 다른 중증 질환에 밀리지 않고, 가장 존중받고 치료받을 수 있게 하고 싶다. 더 이상 불편함을 감수하지 말고 적극적으로 치료를 받길 바란다.

## '언제 될 수 있나요?' 물으면 '언제부터 뛰어야 하는지' 묻는다

"언제부터 운동할 수 있나요?"

이렇게 묻는 환자에게 거꾸로 "언제부터 해야 하나요?"라고 묻는다.

몇 해 전, 입시를 한 달 앞둔 발레 전공 고등학생이 필자를 찾았다. 힘줄염이 있었는데 다른 병원에서는 모두 수술하고 그 대학교의 실기 시험은 포기하는 게 좋겠다는 이야기를 들었다고 했다. 그렇지 않으면 더 큰 후유증이 남을 수 있다고……. 환자는 포기하라는 말이 듣고 싶어 병원에 온 것이 아니다. 어떻게 해서든지 실기 시험을 볼 수 있는 방법을 찾고 싶은 것이지.

힘줄염은 일단 2~3주간 쉬는 것이 통상적인 치료법이다. 하지만 입시를 한 달 앞둔 학생에게 2~3주간 쉬라고 처방하기는 힘든 상황이었다. 이런 특별한 상황이라면 일반적인 치료와는 다르게 접근해야 한다. 환자의 상황에 맞춰 단기적으로는 관절 기능을 사용할 수 있도록 하고 장기적으로는 손상된 관절을 회복할 수 있게 목표를 나눠 설계하는 등 최선의 방법을 찾으면 된다.

이 학생에게는 최대한 짧게, 1주간 휴식기를 가지게 하고 이후 1~2주간 물리치료와 체외충격파로 집중 치료를 했다. 그리고 2~3주째부터는 가볍게 발레를 할 수 있도록 도왔다. 입시 직전에는 필요한 경우 주사나 약을 처방했다. 학생은 연습을 거쳐 입시를 무사히 치렀다고 감사 인사를 전해왔고, 남은 치료는 입시 이후에 추가로 받았다.

내가 이렇게 생각하게 된 계기는 대한스포츠의학회에서 2012년

런던올림픽에서 금메달을 딴 유도 선수 김재범의 인터뷰를 직접 듣고 나서다. 김재범 선수가 올림픽 3개월 전에 어깨를 심하게 다쳤는데, 모든 병원에서 힘줄 손상이 심하니 수술을 당장 받아야 한다고 했다는 것이다. 김재범 선수는 자신의 모든 것을 바쳐 올림픽을 목표로 했는데, 수술을 받고 올림픽을 뛰지 못하는 것은 절대 안 된다고 생각했고 모든 수술을 거부했다. 하지만 그는 올림픽에 나가 한쪽 어깨를 거의 쓰지 못하면서도 금메달을 땄다. 이를 어떻게 봐야 할 것인가? 의사로서 어떤 권유를 해야 했는가? 같은 정형외과 의사로서 고민할 부분이 많은 이야기였다.

그래서 지금은 운동선수들이나 발레리나 같은 경우는 치료법을 일반인과 다르게 적용해야 한다고 생각한다. 그들이 잘 뛸 수 있게 해야 한다. 정형외과 의사의 목표는 단순히 뼈를 붙이고 인대를 재건하는 것이 아니라, 걷게 하고 더 나아가 하고 싶은 것을 하며 살아가게 하는 데 있다. 운동선수 치료에 있어 의사는 주연이 아니라 조연이다.

"언제부터 뛸 수 있나요?"

정형외과 전공의 시절에 환자에게 이런 질문을 처음 받고 매우 당황했었다. 30대 초반의 미국인 암 환자였는데, 입원 후 나에게 한 첫 번째 질문이다. 그는 오른쪽 다리에 생긴 '방골막 골육종'으로 수술받기 위해 입원했었다. 방골막 골육종은 팔다리뼈에 생기는 암인 '골육종'의 일종으로 흔치 않은 암이다. 환자와의 첫 만남이었으므로 당연히 '수술하면 잘 살 수 있느냐', '문제없이 완치되겠느냐'를 물어보리라 생각했다. 하지만 내 예상은 빗나갔다. 그의 질문은 '언제 뛸 수 있냐'는 것이었다. 다행히 그는 골육종 중에서도 비교적 예후가 좋은 케이스여서 수술을 잘 받고 퇴원했다. 이후 경과도 양호했다. 아마 지금쯤 어딘가에서 암밴드에 핸드폰을 걸고, 블루투스 헤드폰을 쓰고 열심히 달리고 있으리라.

당시 '언제 뛸 수 있느냐'는 질문은 매우 생소했다. 왜냐하면, 그때 만났던 환자들이 하는 질문은 대부분 '수술할 때 안 아플까요?' '수술하면 완치될 수 있을까요?'였다. 그런 질문에 나는 아주 친절하게 대답해줬다.

"그럼요. 수술하면 아프지 않게 지내실 수 있습니다."

하지만 '언제부터 뛸 수 있느냐?'는 외국인 암 환자의 질문에 초보 의사였던 나는 당황해서 바로 대답하지 못했다. 생각해 보지 못했던 질문이었던 것 같다. 정확하게는 크게 중요하지 않다고 생각했던 질문이었다.

벌써 오래된 이야기다. 이제는 단순히 오래 사는 것이 중요한 세상이 아니다. 여가를 즐기고, 하고 싶은 일을 하면서 재미있게 살 수 있느냐가 더 중요하게 되었다. 그래서인지 환자들의 질문도 많이 바뀌었다.

"등산을 좋아하는데, 치료하고 산에 갈 수 있나요?"

"사진 찍는 게 취미인데, 언제 정도면 몽골에 가서 사진 찍는 게 가능할까요?"

"축구는 언제부터 할 수 있을까요?"

골절 환자에게 단순히 뼈를 붙여주는 것이 중요했던 단계를 지나, 수술 후에도 이전에 즐기던 여가생활과 운동을 다시 할 수 있는지, 더 나아가 정상적으로 일상에 복귀할 때까지의 시간을 얼마나 단축할 수 있는지가 중요해졌다.

그리고 이제 '언제부터 될 수 있냐'는 환자들의 질문은 이제 내가 가장 잘 대답할 수 있는 예상 질문이 됐다.

# 수술하기 무섭지만, 해야 하는 거 아닌가?

"수술하고 싶으세요, 안 하고 싶으세요?"

이렇게 질문하면 환자들은 당황한 표정을 짓는다. '아니 그걸 왜 환자인 나에게?'라는 의미가 담겨있는 듯하다. 하지만 같은 질환이라도 통증이나 불편감은 환자에 따라 다를 수밖에 없다. 족부 수술의 필요성은 환자의 불편감에 따라 결정되므로 필자는 자꾸 환자에게 얼마나 불편한지를 물어보고, 좀 더 과장하면 수술할지 말지도 환자에게 물어보곤 한다. 극단적으로 아무리 무지외반증이 심한 상태라 해도 환자가 '그냥 참고 신발을 조절해서 지내보겠다'고 하면 그것도 괜찮은 방법이라고 이야기한다. 그만큼 수술은 환자의 각오가 필요한 일이다.

“수술 이후의 경과나 결과에 대해서는 제가 말씀드릴 수 있습니다만, 수술의 필요성은 환자분의 불편감 정도와 직접 연관되기 때문에 환자분과 가족분의 판단이 중요합니다.”

참으로 모호한 말이지만, 족부족관절 전문의로서 해줄 수 있는 매우 솔직한 답변이다.

사실 발과 발목에 생기는 통증은 신경병성 통증(138쪽 참고)이 아닌 관절의 이상과 관련된 경우 대부분 수술하면 도움을 받는다. 그렇다고 모든 환자를 수술할 수는 없다.

수술은 언제, 어떤 환자가 하는 것이 좋을까?

수술에 대한 거부감도 문제지만 비용은 물론, 입원이나 기타 내원으로 직장이나 학교를 쉬어야 하는 시간 등 수술로 발생하는 기회비용을 고려해야 한다. 또한 수술 후 생길 수 있는 통증, 합병증과 같은 다양한 조건들을 따져보고 문제점보다 현재의 불편감이 더 클 때, 결과적으로 수술하는 것이 안 하는 것보다 좋다고 판단될 때 시행해도 늦지 않다.

## 수술은 꼭 필요한 때를 가려서 시행해야 하는 정밀 타격이다

필자를 찾는 환자 중 약 10명에 2~3명은 발목인대파열 환자들이다. 대부분 일반 정형외과에서 발목인대파열로 진단받고 수술을 권유받은 상태에서 찾아온다. 절반은 수술을 받으라고 하니 이왕이면 족부족관절 전문의에게 수술을 받겠다는 환자고, 나머지 절반은 수술해야 한다는데 정말로 수술이 필요한 상태인지 확인하려는 환자다.

발목인대파열 치료법에 대해서는 뒤에서 자세하게 다루겠지만 (182쪽 참고) 수술 때문에 병원을 찾아오는 환자들을 진료하다 보면 잘못된 정보가 너무 많이 퍼져 있다는 생각이 들어서 좀 더 자세하게 설명하려고 한다.

많은 사람, 대부분이라고 해도 좋을 만큼 발목 인대가 파열되면 수술을 해야 한다고 알고 있다. '파열'이라고 하면 인대에 심각한 손상이 가해져 큰일 날 것 같은 느낌이 든다. 하지만 상처도 피부가 살짝 벗겨진 정도부터 피가 철철 흐르는 정도까지 매우 다양한 것처럼 인대파열도 마찬가지로 손상의 경중이 있다. 문제는 발목을 접질려서 조금 부은 정도여도 MRI를 찍으면 인대파열이 발견될 수 있다는 것이다.

그럼, 인대파열이 보인다면 무조건 수술해야 할까?

파열되었으니 수술이 필요하다는 말은 그냥 들으면 매우 합리적으로 들린다. 그러나 원칙적인 치료 지침과는 다소 차이가 있다. 기본 원칙은 급성 인대파열이라면 수술하지 않는 것이지만 점점 이 원칙이 흔들리고 있다. 실제로 단순 급성 인대파열 환자에게 수술을 권하는 병원들이 많다. 대부분 '수술을 하지 않으면 불안정성이 남아서 관절염으로 이어질 수 있다'고 말한다. 하지만 관절염으로 진행하는 비율에 대해서는 아직 명확히 밝혀지지 않았다. 인터넷에 인대파열 수술에 대한 정확하지 않은 정보가 넘쳐나 환자들도 자연스럽게 인대가 파열되면 수술을 해야 한다는 것을 그대로 받아들이고 있는 것 같다. 어떤 환자들은 오히려 필자에게 '인대가 파열되면 수술을 해야 한다는데, 왜 수술을 하지 않고 비수술적 치료부터 하자고 하냐'고 의문을 제기하는 경우도 있을 정도다. 이런 환자는 '수술하지 않아도 된다'고 설득하는 것이 오히려 힘들게 느껴진다.

인대파열 수술은 족부족관절 전문의가 아닌 일반 정형외과 의사라도 대부분 쉽게 시행할 수 있다. 문제는 수술이 아니다. 한 번 발목을 접질린 후 제대로 치료하지 않으면 발목이 불안정해져서 자주 접질리는 만성적인 인대파열로 넘어갈 수 있으므로 급성이 만성으로 넘어가지 않도록 해야 하는데, 이때 꼭 필요한 초기 치료는 수술보다는 깁스(단하지 석고고정)다. 보존적 치료만으로도 10명 중 7~8명은 잘 회복되어 만성적인 인대파열로 인한 발목 불안정성이 남지 않는다. 그리고 발목의 불안정성은 대부분 운동치료로 좋아질 수 있다.

막상 수술을 했는데 정확하게 문제가 해결이 안 된다면 이것이야말로 더 큰 문제다.

발목인대파열 수술을 하고도 지속적인 발목 외측부 통증을 호소하는 환자가 있었다. 일반적으로 발목 인대가 파열되면 느슨해진 발목 인대를 어떻게 강하고 튼튼하게 봉합할지 수술에 집중한다. 통증의 원인이 인대가 아닐 수 있다는 점을 대부분 간과한다. 인대가 아니라 오히려 발목에 있는 뼛조각이나 동반된 연골 손상이 통증의 원인인 경우도 많다.

다른 병원에서 수술하고 필자를 찾은 환자가 이런 문제로 통증이 지속되어 내원한 상황이라 다시 수술했던 기억이 난다.

실제로 발목 바깥쪽 인대 부위의 통증을 호소해 검사로 파열 부위를 확인했지만, 진짜 원인은 따로 있는 경우도 많다. 대표적으로 외측부의 골극이 부딪혀 발생하는 '충돌 증후군'이 있다. 이 질환은 인대가 파열되었다고 해도 골극(뼈 가시)을 제거해야 통증이 좋아지는데, 그렇지 못하면 수술 이후에도 똑같은 통증이 지속될 가능성이 높다. 또한 신경병성 통증(138쪽 참고)이라면 실제 MRI나 X-Ray 검사상 인대의 손상이 발견되더라도 통증의 원인이 인대 때문은 아닌 경우가 많다. 이런 환자는 신경병성 통증에 대한 운동치료나 약물치료가 사전에 이뤄지고 나서 수술 시행 여부를 결정해야 한다.

물론, 수술이 꼭 필요한 케이스도 당연히 있다. 동반 손상이 있거나, 뼛조각이 떨어져 나갔거나, 연골이 같이 손상되었거나, 뼈 구조상 통증이 오래갈 가능성이 높거나, 운동선수처럼 적절한 시기에 회복이 필요하거나……. 하지만 이런 상태가 아닌데도 '인대가 파열되었는데 수술을 안 하면 나중에 발목관절염이 생길 수 있습니다.'라고 말하는 것은 약간은 과장된 이야기라 할 수 있다.

이처럼 수술은 매우 복잡한 원인과 예후 등을 까다롭게 판단하고 결정한 후 시행해야 하는 부분이다. 설령 정확한 진단을 내렸다 하더라도 수술의 기술 자체가 부족하여 수술 결과가 만족스럽지 않을 수도 있다. 족부족관절 질환이나 외상은 전체 환자에서 차지하는 비중이 크지 않아 족부족관절 전문의가 아니라면 수술의 Learning curve(수술을 잘 할 수 있을 때까지 필요한 수술 경험)가 오래 걸리기 때문이다.

여러 가지 이유로 빨리 수술을 받고 싶어서 필자를 찾아온 환자에게는 나도 수술을 시행한다. 수술을 받고 싶다고 찾아온 환자에게 수술하지 않아도 된다고 설득하는 것은 더 어려운 일일뿐 아니라 그만큼 불편감이 크고, 수술해서라도 해결하고 싶은 상태로 판단하고 수술을 시행한다. 수술 결과 자체는 나쁘지 않고, 회복 기간의 일부 단축도 가능하다.

수술해도 좋고 안 해도 좋다는, 어떻게 보면 결론 없는 이런 이야기를 하는 이유는 수술을 받더라도 잘못된 정보에 의한 것이 아니라, 환자 자신의 상태에 따른 결정이어야 된다는 생각에서다. 자신의 상태가 어떤지, 수술은 어떤 경우에 필요한지, 수술의 장단점은 무엇인지, 무엇보다 내가 수술이 필요한 상태인지 제대로 정보를 얻기 바란다.

수술은 정밀 타격이다. 스텔스기 같은 정밀 타격이 꼭 필요할 때를 가려서 시행해야 한다.

### 더 나빠질까 봐 예방하려고 수술할 필요는 없습니다

족부족관절에 문제가 발생했을 때 가장 중요한 것은 환자가 지극히 주관적으로 판단하는 '자신의 증상'이다. 보통 수술 또는 비수술 치료를 잘한다고 표방한 병원들이 많지만, 족부족관절 문제는 오로지 수술로만 해결할 수 있을 때가 꽤 많다. 수술에 대한 걱정 때문에 반드시 수술이 필요함에도 불구하고 수술하지 않아 오랫동안 통증으로 고생하는 환자들을 종종 본다. 환자가 겁이 나 수술을 원치 않거나, 의사가 의학적 결단을 내리지 못해 보존적 치료를 지속하는 경우다. '수술'이라는 특이성 때문에 쉽게 결정하지 못하는 것이다.

족부족관절 질환에 있어서 적극적인 치료를 권할 때 필자가 가장 먼저 따져보는 것은 '지금 당장 아픈지 아닌지'다. 지금의 통증을 어떻게 해결해줄 것인가, 이것이 중요하다. 이 말은 즉, 환자가 지금 얼마나 불편한지가 수술을 결정하는 첫 번째 요인이라는 뜻이다. 그럼 이때 의사가 할 일은 무엇인가? 아프다고 하니 이제 수술을 해주면 될까?

너무 아프다고 통증을 호소하는 환자에게 걸어보라고 하면 막상 아프다고 하면서도 잘 걷는다. 반대로 많이 아프지는 않다고 하면서도 걸어보라고 하면 잘 못 걷는 사람이 있다. 의사는 환자가 호소하는 증상을 객관적으로 평가할 책임이 있다. 예를 들어 관절염이 매우 심한데 의외로 통증 없이 잘 다니는 사람이 많다. 그래도 가끔 아프긴 하니까 검진차 병원에 가면 '관절염이 매우 심각하니 수술을 해야 한다'는 이야기를 들을 수도 있다. 본인 스스로 적극적인 치료를 원하지 않을 수 있지만 '수술하지 않으면 앞으로 악화한다'고 하니 '그러면 수술해야 되나?' 고민하는 게 당연하다. 그러나 다시 한번 말하지만, 수술 여부를 결정하는 데 가장 중요한 것은 주관적인 증상이며 환자 자신의 결정 사항이다. 족부족관절 질환은 암처럼 발견하자마자 수술로 제거해야 하는 질환이 아니기 때문이다.

### 끝까지 말렸어야지요, 해달라고 해 주면 어떡합니까?

"이런 결과가 예상됐으면 나를 끝까지 말렸어야지, 이게 말이 됩니까?"

지방에서 올라온 40대 남성 환자였다. 종아리 부분, 그중에서도 비골근에 통증이 있는데 온갖 병원에 가도 원인을 찾지 못했다. 어느 병원에서는 MRI상 비골근에 파열이 보인다고 하고, 다른 병원에서는 아무 이상이 없다고 했다. 내가 봐도 MRI상에는 별다른 문제가 없어 보였다. 파열이 있을 수 있어도 수술이 필요한 상태는 아니었다. 그래도 환자가 통증을 계속 호소하니 깔창을 처방해주었는데 증상은 나아지지 않았다. 급기야 환자는 두세 달에 한 번씩 외래를 올 때마다 수술해달라고 호소했다. 증상이 나아지지 않아도 괜찮으니 힘줄에 염증이 있는지 꼭 열어서 확인해야겠다는 것이다. 반년 넘게 수술을 말렸지만, 환자의 지속적인 요구에 결국 버티지 못하고 불편한 마음으로 수술을 시행했다. 그리고 안타깝지만 예상했던 대로 수술 후에도 통증은 지속되었다.

이 환자처럼 수술만 하면 모든 것이 좋아질 것이라고 기대하는 사람이 많다. 하지만 수술은 만병통치 치료법이 아니다. MRI나 X-Ray 검사에 이상이 있다 하더라도 이것이 증상과 직접 연관되지 않은 케이스가 꽤 있으며, 이런 환자는 수술의 효과가 상대적으로 낮을 수밖에 없다. 신경병성 통증(138쪽 참고)처럼 원인을 알 수 없는 통증도 많다. 관절이나 힘줄, 인대 등이 손상되어 생긴 통증이 아니라, 신경 회로에서 이상이 발생한 것이라 아직 명확한 원인과 치료법이 밝혀지지 않았다. '저리다', '화끈거린다'는 등의 통증을 호소하는 신경병성 통증은 감각이 전달되는 과정의 문제이기 때문에 수술로 해결이 안 된다. 만약 신경병성 통증과 다른 구조적인 문제, 예를 들면 평발이나 관절염이나 무지외반증 같은 질환이 함께 있어서 그것이 문제일까 싶어 구조적인 문제를 해결하는 수술을 해도 통증은 나아지지 않는다. 병원에 가면 분명 수술은 잘 되었다는데 환자는 계속 아프다. 통증의 원인이 구조적인 게 아니라 신경이기 때문이다. 그런 경우, 환자는 수술이 잘못되었다고 생각할 수밖에 없다.

수술은 많이 아플 때 하는 게 아니라 수술하면 통증이 확실히 좋아질 것 같을 때, 혹은 지금의 불편감이 확실히 해결될 수 있을 때만 해야 한다. 적어도 필자는 내 판단으로 환자가 좋아질 수 있는 수술만 선택적으로 시행하려고 한다. 그러나 의사도 사람인지라 간혹 이런 원칙이 흔들릴 때가 있다. 앞서 말한 환자와 같은 사건을 겪게 되면서 그럴 때 가끔 흐트러졌던 원칙을 다시 한번 바로잡는다.

설사 증상이 나아지지 않고 통증이 지속되고 있는 환자라고 해도 수술적 치료의 효과가 불명확할 때는 보존적 치료를 지속해 나가는 것이 나의 원칙이다.

명의란 어떤 의사일까? 필자는 수술하면 결과가 좋을 만한 사람을 잘 선택하는 의사가 족부 명의라 생각한다. 물론 이 증상, 이 수술로 확실히 좋아질 수 있는가를 가리는 판단력과 뛰어난 수술 기술도 당연히 중요하다. 그것은 명의의 기본 전제다. 하지만 의사가 최선을 다해 수술한다고 해서 항상 좋은 결과가 따라오는 것은 아니다. 때로는 어떤 수술을 어떻게 할지보다 어떤 환자를 수술할지 잘 선택해야 하고, 그 능력이 최고의 기술일 수 있다. 그렇기 때문에 수술 여부를 결정할 때 단순히 환자의 몸 상태만 고려하지 않는다. 때때로 환자의 성향을 잘 파악하는 과정이 꼭 필요하다.

'의사의 치료 지침을 얼마나 믿고 잘 따라오는가?' 이것을 '순응도'라고 표현하는데, 순응도는 수술 후 회복과 재활 여부를 결정하는 중요한 요소다. 환자가 재활 과정을 잘 따라오지 않는다면 수술 후 원하는 결과를 기대하기 어려우므로 의사들은 순응도를 잘 살펴야 한다.

좋은 예후는 의사와 환자가 함께 만들어가는 것이기 때문이다.

### 제 가족이라면 이 수술을 할 겁니다

환자가 '나는 너무 불편하다. 수술해서 괜찮아진다면 수술을 하고 싶다.'고 결정하면 그다음부터 의사의 영역이다. 의사는 여러 수술법 중 어떤 수술을 하는 게 좋겠다고 조언한다. 환자가 수술하기로 결정했는데 수술 방법 중 어떤 것을 선택할지 고민할 때 의사는 '이 수술법이 좋습니다.'라고 조금은 자신 있게 이야기하는 사람이어야 한다.

필자도 진료를 시작했을 초창기 때는 환자에게 각 수술의 장단점을 설명하고 어떤 것을 선택할지 물어봤다. 그것이 정보를 더 많이 주고, 소통하는 방법이라고 생각했다. 가령 발목관절염이 심한 환자가 발목인공관절술과 발목고정술 중에서 하나를 결정해야 한다면, 이에 대해 장단점을 설명하고 선택을 권했었다. 하지만 지금은 어떤 수술이 필요한지 아닌지를 분명히 말한다. 5~10분간의 제한된 진료 시간에 환자가 수술 방법을 결정하기는 매우 어렵다는 것을 깨달았다. 발목인공관절술과 발목고정술, 이 두 가지 수술 중 무엇을 택할지는 의사마다 의견 차이가 크다. 전문적인 학회에서 온종일 토론해도 모자랄 정도의 문제다. 이를 환자에게 설명하고 결정하라고 하는 것은 오히려 의학적 결정을 환자에게 미루는 것일 수 있다. 그래서 나는 환자에게 이렇게 말하기 시작했다.

"A, B 두 가지 수술의 장단점이 있는데, 환자분께는 ○○○한 이유로 A 수술을 더 권한다."

그리고 "제 가족이라면 A 수술을 하시라 하겠다."라고 덧붙인다. 내 판단이 모두 맞진 않겠지만 그래도 최선을 다해 고민했음을 간접적으로 표현하는 것이다.

수술이 필요한 환자들은 인터넷 검색과 지인을 통해 수술 잘하는 의사를 수소문한다. 물론 정형외과 의사가 수술을 잘하는 것은 매우 중요하다. 하지만 수술을 잘하는 것 이전에 중요한 것은 수술할지 말지 결정하는 것이고, 수술할지 말지 결정하는 기준은 수술했을 때 지금의 불편한 증상이 확실히 좋아지는지 여부가 아닐까? 의사가 이것을 잘 판단하기 위해서는 많은 족부 환자를 만나서 다양한 수술을 해 보아야 하고, 바꿔 말하면 환자는 족부 수술 경험이 많은 의사를 찾아가야 한다는 뜻이 된다.

필자는 족부족관절 전문의로서 최근 수년간 매년 2,000건 이상의 수술을 시행했다. 하지만 그래도 아직까지 어떤 환자에게 어떤 수술을 시행하는 것이 좋을지는 항상 고민되는 부분이자 풀리지 않는 숙제다.

Info.

## 당뇨발, 가장 어려운 족부 질환

당뇨발은 족부 치료 중에 가장 어렵고, 경험이 많이 필요한 질환이다. 게다가 결과가 좋지 않은 케이스가 많아서 의사들도 꺼리는 질환이다. 그래서 아무리 족부족관절 전문의라도, 기저질환이 있고 상태가 좋지 않은 환자들이 몰리는 대형 대학병원 의사가 아니면 당뇨발 환자를 만나기 어렵다. 필자도 서울대병원과 서울아산병원에서 1년에 약 200명의 당뇨발 절단 수술을 시행했었고, 수술 외에도 굉장히 다양한 과정을 겪었다.

당뇨발은 어떤 환자를 어떻게 수술할 것인지 결정하는 과정이 매우 어렵다. 실제 육안으로 보이는 당뇨성 족부 궤양은 빙산의 일각일 때가 많기 때문이다. 눈으로 봤을 때 발가락만 좋지 않더라도, 실제로는 혈류 공급이 저하되어 안 좋은 범위가 훨씬 넓을 수 있다. 발가락만 보고 수술했다가 괴사 부위가 굉장히 넓어지는 케이스를 자주 경험했다. 이 때문에 혈류에 대한 평가가 반드시 필요하다.

당뇨발 치료 방법 중 하나인 절단술은 2가지를 고려해야 한다. 첫째, 현재의 감염이 잘 조절되도록 확실히 절단해야 하고 둘째, 환자가 기능적으로 잘 사용할 수 있도록 최대한 남겨야 한다. 모순적인 표현이지만 중요한 표현이다. 괴사나 감염 조절 목적으로 본다면 큰 부위를 절단하는 것이 유리하겠지만, 이후 활동이나 생활 측면에서 본다면 발의 기능을 할 수 있을 정도로 충분히 살리는 것이 중요하다. 이 두 가지를 가장 적절한 수준에서 결정하는 것이 어렵고, 이를 위해서는 경험 많은 족부족관절 전문의의 판단이 정말 중요하다고 할 수 있겠다. 어디까지 절단해야 할지, 열어두고 배농시킨 상처를 언제 봉합해야 할지 등등 여러 과정을 잘 판단해야 하므로…….

# 중요한 건
# 수술만이 아니다

## 휴식과 재활의 밸런스가 중요하다

"이제 하나도 안 아파요. 정말 좋아요."

아킬레스건파열로 수술한 20대 남성 환자가 있었다. 수술 후 3주째에 통깁스를 풀고, 그 이후부터는 2~3개월 동안 계속 보조기를 착용해야 한다고 설명을 듣고 퇴원했다. 수술 한 달 뒤 예정대로 외래를 왔는데 보조기를 하지 않고 왔다. 그러면서 '보조기를 안 해도 하나도 아프지 않고 너무 좋다'며 '그래서 1주일 정도 보조기 없이 생활을 했다'고 한다. 걱정스러워하는 나와는 달리 정작 본인은 수술이 잘된 것 같다며 매우 만족해했다.

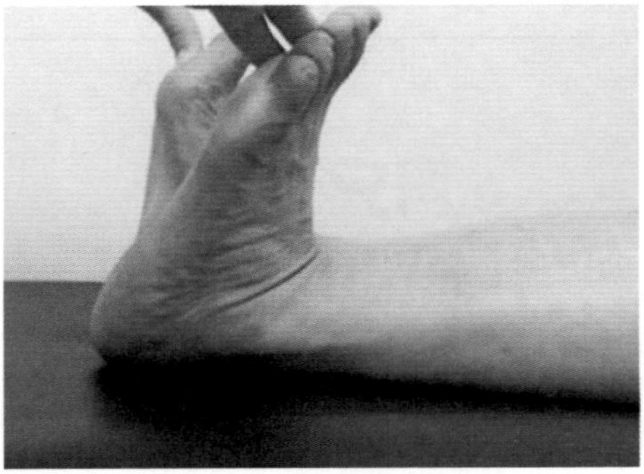

**[사진 4] 좌측 아킬레스건 재활을 제대로 하지 않아**
**좌측 발목 운동 범위가 늘어난 환자 사진**(출처: Clinics in Orthopedic Surgery, 2020)

아킬레스건파열 수술 후 2~3개월 보조기를 착용하고 재활하는 기간은 매우 중요하다. 보조기를 착용하지 않고 활동하면 아킬레스건이 늘어난 상태로 붙을 수 있고, 이렇게 되면 걷거나 활동할 때 움직임이 어려울 수 있다.

걱정스러운 마음을 애써 누르며 발목을 들어 올려 각도를 재어봤더니, 역시나 20도 정도만 올라가야 하는데 30도 가까이 올라간다. 아킬레스건이 늘어난 것이다. 이 환자는 그나마 빨리 알게 되어 한 달 만에 다시 보조기를 착용하게 했지만 만약 통증이 없다고 수개월간 보조기 없이 생활했다면 어땠을까? 아킬레스건이 전체적으로 늘어났으므로 늘어난 아킬레스건을 특정 부위만 잘라 붙여 길이를 맞춘다고 해도 전체 아킬레스건의 긴장도가 회복되지 않는다. 늘어난 고

무줄을 잘라 길이를 맞춰 붙여도 탄력이 살아나진 않는 것처럼 말이다.

아킬레스건이 늘어난다고 항상 생활에 막대한 지장이 생기는 것은 아니다. 다른 쪽 다리보다 근력이 조금 약해지고 축구나 농구, 달리기 등 활동적인 운동을 할 때에만 제한이 오면서 약간 절뚝거리는 정도다. 운동을 즐기는 사람이라면 좋아하는 운동을 원하는 만큼 할 수 없게 될 수 있다. 생활에 불편함을 주는 것은 아니라고 해도 삶의 질은 충분히 떨어뜨리지 않는가? 재활이 중요한 점이 여기에 있다. 치료를 잘 받아도 재활 과정을 충실히 따라오지 않으면 원하는 만큼 회복될 수 없다.

앞서 예로 든 아킬레스건파열 수술 환자처럼 너무 일찍 본인의 생활로 돌아가는 것도 문제지만, 깁스를 너무 늦게 풀거나 재활 치료를 늦게 시작해도 다리 근력이 빠져서 전체적인 근육의 밸런스를 회복시키기 어려울 수 있다. 젊은 사람은 그나마 회복이 잘되지만, 나이가 많은 환자에게는 치명적일 수 있다. 특히 노인은 깁스나 수술 후 휴식기간 동안 근력이 많이 떨어지면 다시 활동하기 어려워지기도 한다. 그런데 깁스나 수술한 후에는 절대 발을 디디면 안 된다고 말하는 병원들이 많다. 반대로 나는 깁스를 하고도 빨리 걸으라고 재촉한다. 솔직히 수술한 의사의 관점에서 보면 환자가 너무 빨리 움직이면 불안할 수 있다. 나사 고정이 혹시 삐뚤어지지는 않을까, 걱정하기도 한다. 환자도 이런 걱정이 드는 것은 마찬가지다. 그러나 깁스한 발로 목발을 짚고 천천히 걷는 정도로 수술 시 사용한 나사 등의 내고정물은 빠지지 않는다. 뼈가 너무 약하거나 고정이 약한 환자에게는 시기를 조금 늦출 수는 있지만 일반적으로 그런 상황은 많지 않다. 근력을 위해 조심히 움직이는 것이 훨씬 좋다.

그렇다면 언제까지 쉬고 언제부터 재활을 시작해야 할까? 손상 조직 관점에서 보면 무조건 쉬는 게 좋고, 근육 관점에서 보면 재활을 빨리 시작하는 게 좋다. 부러진 뼈만 보면 오래 쉴수록 더 잘 붙을 것이다. 그러나 발은 체중 부하가 되는 부위라서 근력이 기하급수적으로 떨어진다. 의사가 휴식기와 재활기가 적절하게 교차되도록 시기를 정해주는 것이 중요하다.

일반적으로 1개월 정도 휴식을 하고 1개월 후부터는 휴식을 줄이면서 재활을 시작한다. 그리고 2개월이 넘어가면 휴식은 그만하고 재활에만 집중한다. 물론 이는 진단과 손상 정도에 따라 달라진다. 발목염좌나 발목 골절, 족저근막염, 아킬레스건염 등의 질환은 모두 초반에 치료를 잘 받고 1개월 정도 휴식기를 가져야 한다. '조금 불편하긴 해도 걸을 수는 있으니까' 혹은 '크게 아프지 않다'고 다시 예전의 활동을 시작하면 얼마 안 가서 다시 통증이 나타난다.

급성기에는 잘 치료받고 쉬면 회복이 잘되는데, 회복기를 잘 지키지 않아서 회복이 될 만하면 다시 손상되고, 다시 회복될 만하면 손상되는 일이 반복되면 결국 만성 손상으로 넘어간다. 이렇게 급성기에 적절하게 치료하지 않아서 만성적인 손상으로 넘어가면 조직의 탄력이 떨어져 생기 있는 조직이 아닌 죽은 조직으로 바뀌는 불가역적인 조직 손상이 발생할 수 있다. 기본적으로 인대나 힘줄이 손상되면 평균 4~6주가 지나야 좋아지므로 무리하지 말고 반드시 일정 기간의 휴식기를 지킨 후 좋아하는 운동을 시작하는 등 일상으로 돌아가자.

### 깔창은 매우 효과적인 치료법이다

수술적 치료만큼 비수술적 치료 방법도 다양하다. 물리치료와 약물치료가 대표적이고, 체외충격파와 같은 기구치료와 기타 보조기나 깁스 등 질환의 종류와 상태에 맞춰 적합한 치료를 하게 된다.

"그런 거로 나아진다고요?"

깔창을 쓰자고 하면 환자들은 의구심을 드러낸다.

'주사 치료나 체외충격파나 해주지 보험도 안 되는 깔창을 맞추라니…….'

대놓고 말은 못 하지만 그런 표정이다. 특히 몇 년씩 통증으로 고생한 환자라면 더더욱 신뢰하지 않는 편이다. 아플 때마다 소염제 먹고 주사 맞고 물리치료를 받으면서 좋아졌다 나빠졌다 반복하던 증상인데, 겨우 깔창으로 나아지겠는가? 그런데 이런 환자들일수록 깔창을 쓰고 정말 좋아졌다고 기뻐하는 경우가 많다.

의료용 깔창의 목적은 무너진 아치와 발목 관절을 제자리로 유지

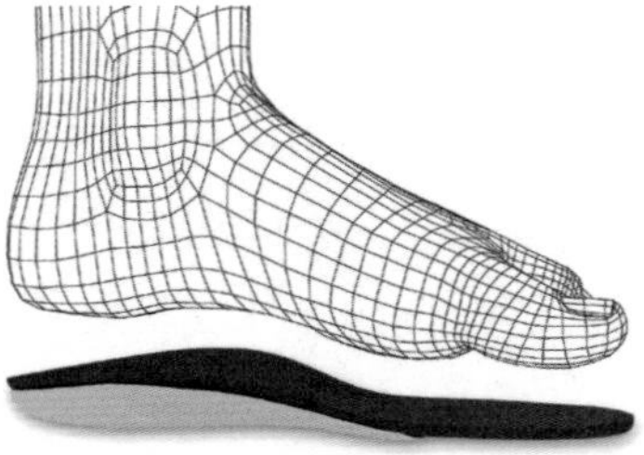

**[그림 6] 의료용 깔창**

시켜서 정상적인 발 모양으로 만들어 주는 것이다.

사람마다 발의 아치 굴곡이 다르고 나이나 발의 모양, 통증 위치가 다르므로 개개인의 특성에 맞춰 깔창의 탄성이나 강도, 패드 두께 등이 다르게 설계된다. 수술보다 심리적인 면이나 비용적인 면에서 부담이 적어 비교적 쉽게 시도해 볼 수 있는 치료법이다.

실제로 환자를 괴롭히는 족부족관절 질환은 급성이 아닌 만성적인 경우가 많다. 이러한 질환은 대부분 발의 구조적인 문제로 생기므로 오랜 기간 특정 부위의 통증이 발생한다. 이런 환자들은 수술이나 다른 치료가 무서워 참고 지내는 경우가 많다. 그런데 이런 만성 질환은 생각보다 쉬운 해결 방법이 있다. 바로 깔창이다. 특히 족저근막염 환자에게는 체외충격파보다 깔창이 효과가 더 좋다.

하지만 보험이 안 되기 때문에 병원도 환자도 깔창 제작에 부담이 있다. 체외충격파나 도수치료, 초음파치료를 받는 것이 좋겠다고 하면 대부분의 환자는 정형외과에서 행하는 치료 중 하나라고 생각하고 큰 거부감 없이 받아들이지만, 깔창을 맞추는 게 좋겠다고 하면 '한번 생각해보겠다.'는 환자들이 의외로 많다. 진료실에서는 깔창을 맞추겠다고 대답하고 나가서는 깔창은 다음에 하겠다고 돌아간다. 깔창은 약간 도움은 될 수 있지만 안 해도 다를 거 없는 보조기 정도로만 여기고, 치료라고는 생각하지 않는 것 같다. 그러나 깔창은 족부 질환에 있어서 즉각적으로 통증을 감소시키는 매우 효과적인 치료법이다.

예를 들어 발바닥 한 부분에 압력이 집중되어 통증이 나타나는 경우라면 압력이 집중되는 주변을 깔창으로 올려주어 압력을 분산시켜주는 식이다. 이런 증상은 깔창만으로 거의 즉각적으로 통증이 감소한다. 족저근막염, 무지외반증, 앞꿈치 통증들에 특히 효과적이며 발목관절염에도 자주 처방한다. 발목관절염은 인대파열 때문에 많이 발생하므로 발목 바깥쪽에 관절염이 있는 사람이 많다. 발목을 접질릴 때 대부분 발목이 바깥쪽으로 꺾이는 케이스가 많아 바깥쪽 관절이 눌리면서 복숭아뼈 아래쪽에 통증이 나타난다. 관절의 특정 부위가 눌리면서 나타나는 통증인 경우 눌리는 것을 해결해주지 않으면 다른 치료를 해도 효과가 크지 않다. 이 증상을 해결하는 방법은 깔창을 쓰거나 수술을 하거나 둘 중 하나다. 술 때문에 생긴 병이라면 술을 끊는 게 첫 번째이지, 술을 먹으면서 약 먹고 주사를 맞는 게 해결책이 될 리 없다. 마찬가지다. 바깥 관절이 눌려서 아프다면 눌리지 않게 만들어주는 게 첫 번째다. 만약 수술할 정도로 관절염이 심하지 않다면 깔창을 사용하는 것이 최적의 치료법이 되는 경우도 있다.

깔창의 가장 큰 장점은 구조적 문제를 해결하는 데 도움을 주지만, 구조 자체를 바꾸는 치료는 아니라는 점이다. 언제든지 원상 복귀가 가능하다. 깔창만 빼면 된다.

족부족관절 통증은 원인을 정확하게 모를 때도 많아서 이런저런 치료를 해보면서 방법을 찾아가기도 한다. 발 구조가 원인이라고 섣불리 진단해서 수술하면 돌이킬 수 없다. 설사 수술 후 증상이 나아지지 않았다고 해도 말이다. 예를 들어 앞꿈치 통증이 뼈 문제라고 진단해 뼈를 다듬는 수술을 진행했는데 통증이 비슷하게 유지된다면 그때서야 다른 원인을 들여다봐야 한다. 아마도 정확한 원인을 찾기 어려운 신경병성 통증일 가능성이 높다. 하지만 수술 전에 깔창을 사용해보면 수술까지 가지 않을 가능성이 높다. 그리고 만약 깔창으로 호전이 됐지만 호전 정도가 부족하거나, 깔창을 계속 사용할 수 없거나, 깔창을 쓰면 좋아지고, 깔창을 빼면 나빠진다면 이때 수술을 하면 좋다. 또한 활동을 어느 정도 할지에 따라서도 치료가 정해진다. 마라톤도 해야 하고 배드민턴도 쳐야 한다면 깔창으로 부족할 수 있다. 그렇다면 수술까지 할 수 있다.

실제로 깔창은 운동선수들에게 매우 중요한 아이템이다. 마라톤 선수들에게 깔창은 수영 선수의 수영복과 비유될 만큼 경기력에 큰 영향을 미친다. 사이클이나 축구, 농구, 테니스 선수 등 활동이 큰 운동을 하는 선수들도 깔창이 필요한 케이스가 매우 많다.

'만약 의료용 깔창도 보험으로 처리가 된다면 환자들이 좀 더 적극적으로 받아들일 텐데'하는 아쉬움이 있다.

### 발 건강의 절반 이상은 신발이 좌우한다

발을 바라보는 관점은 크게 두 가지로 나뉜다. 하나는 '예쁜 발', 다른 하나는 '건강한 발'이다. 족부 전문의로서 '건강한 발'에 좀 더 초점을 두지만, 환자들을 만나면 만날수록 '예쁜 발' 또한 무시할 수 없다는 것을 깨닫곤 한다. 그 예로 하이힐은 발뿐만 아니라 다른 관절에도 안 좋은 영향을 준다는 의학적 연구 결과들이 있지만, 인문사회학적 연구 중에는 하이힐이  여성의 매력을 증대시킨다는 결과도 존재한다.

과연 예쁘면서도 건강한 발은 공존할 수 있을까?

결론부터 말하면 예쁜 신발을 신는 발은 건강할 수 없다. 건강한 발이냐, 예쁜 신발이냐 양자택일이 있을 뿐이다. 하이힐은 무지외반증과 발뒤꿈치 통증의 원인이다. '조리'라고 불리는 얇은 플립플랍이나 바닥이 얇은 단화는 족저근막염을 유발할 수 있다. 앞볼이 좁고 딱딱한 에나멜 구두는 지간신경종을 악화시키고, 무지외반증과도 연관이 깊다. 그렇다면 발을 건강하게 관리하는 방법은 없을까?

척추나 어깨, 무릎 통증에 운동 만한 치료법이 없다는 것을 모르는 사람은 없다. 그러나 족부는 조금 다르다. 앞서 이야기했지만 발에는 근육이 별로 없다. 대부분 힘줄과 인대다. 그러니 운동을 통해 단련할 근육이 무릎이나 척추, 어깨 주변에 비해 매우 미약하다. 그렇다고 운동이 족부 질환의 예방과 재발을 막는 데 아무 효과가 없는 것은 아니다. 장기적으로 봤을 때는 치료 효과가 있다. 그래서 이 책의

Part 4에 족부 건강을 위한 운동법을 소개했다.

족부는 운동과는 조금 다른, 누구나 쉽고 간단하게 따라 할 수 있는 건강 비법이 있다. 바로 평상시 신발을 잘 골라 신는 것이다. 실제로 족부 질환 환자의 경우 신발만 잘 골라 신어도 어느 정도 즉각적으로 통증이 개선되는 것을 느낀다.

그럼 어떤 신발을 골라야 할까?

발 건강을 위해 추천하는 신발은 앞 볼이 넓고 바닥이 푹신하고 뒷굽이 2~3cm 정도 되는 신발이다.

적당한 굽은 발 아치의 기능을 돕기 때문에 관절을 보호하고 충격을 흡수하는 기능을 돕는다. 실내에서도 푹신한 실내화를 신는 것이 발 건강에 좋다. 발 건강에 좋다고 알려진 신발도 있다. 한때 유행했던 '마사이 신발'을 기억하시는지? 뒷굽이 둥근 신발로 발뒤꿈치에 미치는 압력을 줄이고, 발목 관절을 움직일 때 부담을 줄여준다. 주로 족저근막염이나 발목관절염 환자에게 어느 정도 효과가 있다. 하지만 무지외반증이나 앞꿈치 통증이 있는 환자에게는 오히려 증상을 악화시킬 수 있고, 보행 문제가 있는 사람은 균형을 못 잡고 넘어질 수 있다.

일반적으로 굽이 있는, 뒤꿈치가 앞꿈치보다 높은 신발은 좋지 않다. 발 앞쪽의 압력을 증가시키고 발목의 불안정성을 유발할 수 있기 때문이다. 하지만 아킬레스건염은 다르다. 뒤꿈치 뼈와 연결되는 아킬레스건에 미치는 압력을 최대한 감소시키는 것이 관건이므로, 뒷굽이 2~3cm 정도인 신발을 신어 아킬레스건에 미치는 압력을 줄여주는 것이 좋다. 만약 아킬레스건염 환자가 굽이 있는 신발은 나쁘리라 생각해 낮은 신발을 신는다면 통증이 더 심해질 수 있다.

족부 질환은 생각보다 다양하며 같은 질환이라도 환자에 따라 정도의 차이가 크다. 따라서 모든 발에 맞는 좋은 신발은 없다고 생각해 주길 바란다. 각각의 질환에 따라, 환자의 증상에 따라 적절한 선택을 하는 것이 중요하다.

'건강한 발과 신발'에 대해
더 궁금하다면?

Info.

**당뇨병 환자들에게 추천하는 신발**

- 볼이 넓고 푹신한, 특정 부위가 눌리지 않는 신발을 고른다.
- 가급적 한 치수 큰 것을 고른다.
- 신발을 새로 살 때는 발이 부어 있는 저녁에 구입할 것을 추천한다.
- 새로 산 신발은 하루 종일 신지 말고, 1~2시간 신어 본 후 발에 익숙해지도록 한다. 그 후 차츰 시간을 늘려가는 것이 좋다.

# "걱정 말고 하고 싶은 것 다 하며 사세요"

'한 번 아프면 낫지도 않는다던데…….'

'이 운동은 이제 못하는 건가?'

'운동화만 신고 다닐 수도 없고 큰일이네.'

'더 심해지면 어떻게 하지?'

'이러다 못 걷는 거 아닌가?'

허리나 목이 아프면 '디스크가 터진 건 아닐까' 무릎이 아프면 '관절염은 아닐까' 어깨가 아프면 '오십견은 아닐까' 걱정하게 되는 다른 정형외과 질환처럼 족부족관절 질환을 앓는 사람들도 평생 갈 고질병이 시작된 건 아닌지 항상 불안해한다. 환자들이 그럴 때면 "걱정하지 마세요. 그리고 하고 싶은 것도 다 하실 수 있어요."라고 안심시킨다. 특히 하루 이틀 전부터 아프거나 다친 기억이 없다면 "약 먹고 쉬면 낫습니다!"라고 더 세게 말하곤 한다.

환자를 안심시키려고 하는 말일까? 그렇지 않다.

발이 아프다면 우선 언제부터, 왜 아팠는지를 따져보는 것이 중요하다. 한두 달 전부터 아팠는지, 하루나 이틀 전부터 아팠는지, 그리고 최근에 발목을 접질렸거나 다쳤는지, 특별한 원인이 없는지……. 이렇게 따져봤을 때 특별한 원인이 없이 갑자기 아픈 상황이라면 오히려 크게 걱정할 필요가 없다. 대부분 최근에 무리한 것이 원인인 경우가 많다. 직업적으로 활동을 많이 했다거나 필라테스나 요가를 새로 시작했다거나 주말에 오랜만에 등산을 다녀왔다든가 하는, 최근에 활동 양이나 방식에 변화가 생긴 것이 원인일 수 있다. 특히 건강을 위해 새로운 운동을 시작한 경우 발이나 발목 통증이 나타나는 일이 자주 있다.

필라테스나 요가가 발 통증과 무슨 상관이 있을까 싶겠지만, 간혹 맨발로 동작을 하면 발목 내측의 후경골근이 아픈 사람이 있다. 후경골근은 종아리부터 발목, 발등까지 연결된 근육으로 발바닥 아치를 형성하는 데도 매우 중요한 역할을 한다.

갑자기 주말에 무리해서 등산을 했다면 발 모양에 따라서 족저근막염이 나타나기도 하고, 요족이 있는 사람은 엄지발가락 앞쪽에 통증이 나타날 수 있다. 딱딱한 등산화에 눌려서 엄지나 새끼발가락이 아플 수도 있다.

이처럼 특별히 다친 일이 없는데 갑자기 통증이 시작됐다면 주로 과사용이 원인이므로 통증 지속 기간이 짧다면 일단 활동을 줄이고 진통제를 잘 먹으면서 며칠 지켜봐도 좋다.

그러나 통증 지속 기간이 한두 달이 넘어간다면 이건 조금 다르다. 더 적극적인 병원 치료가 필요하다. 그렇다고 해서 너무 많이 걱정할 필요는 없다. 왜냐고? 필자가 환자들에게 늘 하는 말이 있다.

"발은 아파도 죽지는 않으니까 너무 걱정하거나 심각하게 받아들이지 마세요. 어렵지 않게 해결하고 치료할 방법들이 많습니다."

의사에 따라서는 발목관절염 환자에게 '관절염이 진행될 수 있으니 아껴 쓰라'고 조언하기도 한다. 하지만 필자는 '굳이 관절 아낀다고 좋아하는 활동을 줄이며 살 필요는 없다'고 말해준다. 우선, 발목관절염이 있을 때 활동량을 줄여야 관절염의 진행을 막을 수 있다는 것은 논문으로 밝혀진 바가 없다. 게다가 만약 관절염이 더 진행된다고 하더라도 다른 해결책이 많이 있으니까 필자의 말을 믿고 맘껏 쓰시며 사시라고 조언한다. 예전에는 다들 60대 이상이 되어야 발목인공관절수술에 적합한 시기라고 했다. 발목 인공 관절 수명을 10~15년 정도라고 봤기 때문이다. 만약 40세에 발목 관절이 망가졌다면 절뚝거리며 다니면서 관절을 아끼고 60세까지 기다릴 것인가? 필자는 40대 환자에게 인공관절수술을 해도 괜찮다고 본다. 인공 관절 수명이 다하면 그때 가서 다시 다른 수술을 고려해보면 되니까.

"인공관절수술을 하시기에 너무 이른 나이이니까 등산을 하지 말고 되도록 관절을 아끼십시오."

'하지 말라'고 하는 것은 의사로서 가장 하기 쉬운 조언이다. 등산이 유일한 낙이라는 환자에게 등산하지 말라고 말하는 것이 맞는 것일까? 지금 당장 아프다면 잠시 하지 않는 것이 답이지만, 지금 당장 아프지 않은데 앞으로 나빠질 상황을 예방하기 위해 하지 말라고 하는 것은 다시 생각해 볼 필요가 있다. 인공 관절 수명이 기준이 아니라 환자의 입장에서 봐야 한다.

하고 싶은 것을 할 수 있게 만들어주는 것이 정형외과, 족부 전문의의 역할이 아닐까?

"운동하고 싶은 것 다 하세요. 그리고 아프시면 치료해서 또 뛸 수 있습니다."

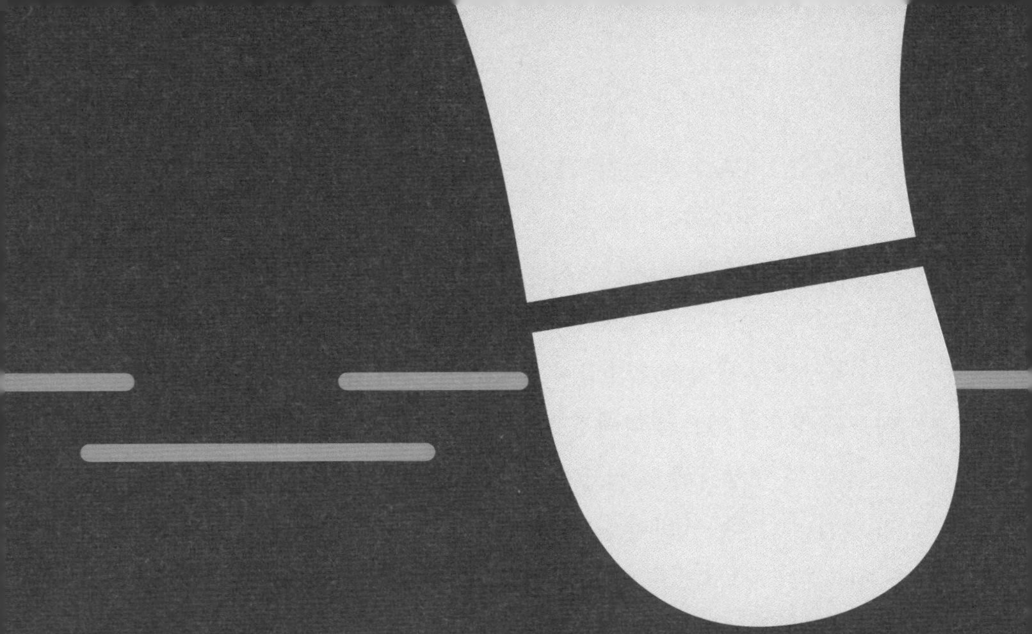

발은 26개의 뼈로 구성되어 있고, 인대, 근육 등이 굉장히 많아 발생하는 문제도 다양하다. 발이 아프면 병원을 방문해서 정확한 진단을 받아야 하는 게 당연하겠지만, 일상생활을 하다 보면 쉽게 병원을 방문하기 어려운 것도 사실이다. 이는 바빠서이기도 하지만, 허리나, 무릎이 심하게 아픈 것과는 다르게 발과 발목은 아파도 어느 정도의 활동이 가능하기 때문인 듯하다. Part 2에서는 흔히 겪지만 병원에 가야 할지 말아야 할지 고민되는 족부족관절 질환에 대해 소개하려고 한다. 그동안 걱정했던 발의 불편감에 대한 의문을 해소할 수 있기를 바란다.

PART 2

# 내 발목 잡는
# 족부족관절 질환

"신체의 7%밖에 안 되는 발·발목 참 말도 많고 탈도 많네!"

# 족부족관절 질환 한눈에 보기!

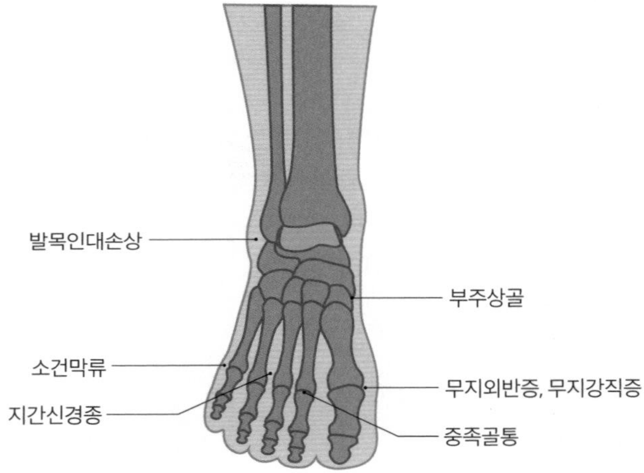


정면

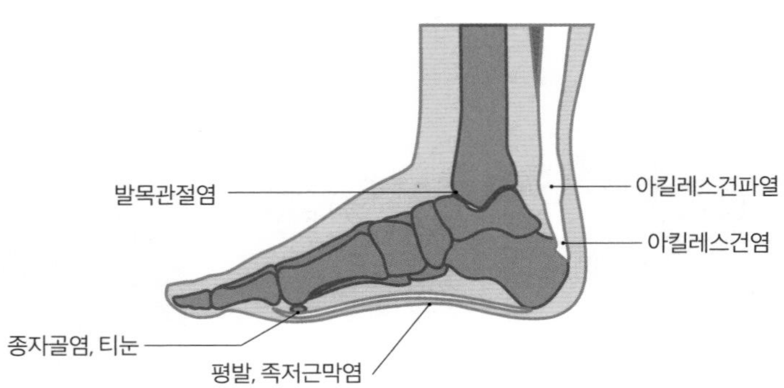


측면

# 쉽게 찾아보기! [자가진단]

# 모르는 사람도, 잘 아는 사람도 없는 족부 질환
## 평발(편평족)

평발(편평족)이 어떤 발인지 모르는 사람은 없을 것이다. 발바닥에 움푹 들어간 아치가 없이 평평한 발이 평발이다. 그런데 종종 자신이 평발이라고 오해하는 사람이 있다. 아치 부분이 없어 평발이라고 생각하지만, 거골의 위치가 X-Ray 검사에서 괜찮다면 평발이 아닐 가능성이 높다. 흔히 생각하듯 발바닥 아치가 바닥에 닿는 것과는 무관한 경우도 있기 때문이다. 가끔 특정 근육이 두껍거나 지방이 많으면 아치가 무너진 것처럼 보일 수 있다.

## 발바닥 아치가 바닥에 닿으면 평발이다?

앞쪽에서 설명한 것과 같이 의학적으로 정의하는 평발은 '거골이 발바닥 쪽으로 내려온 상태'다(25쪽 그림 3). 이 말은 뼈의 위치가 중요하지 발바닥의 살이 바닥에 닿는지 아닌지는 평발을 감별하는 기준이 아니라는 의미다. 그렇기 때문에 족부 문제로 정형외과를 방문했다면 반드시 체중 부하를 한 상태 즉, 서서 X-Ray 검사를 해야 정확한 진단이 가능하다. 평발이 되면 거골이 내려앉고 이로 인해 주상골이 발 내측으로 튀어나온 형태를 확인할 수 있다(사진 5).

더 심한 환자는 뒤에서 뒤꿈치를 봤을 때 바깥쪽으로 틀어진 것처럼 보이기도 한다(사진 6).

간혹 발목의 통증이 평발 때문인 줄 모르고 내원하는 환자가 있다. 평발이 되면 발 안쪽에서 발목으로 이어지는 후경골건(그림 7)이라는 힘줄이 뼈와 만나는 곳에 압력이 많이 가해지기 때문에 상대적으로 체중을 바깥쪽에 분산시키게 되어 발 바깥쪽으로 통증과 틀어짐이 발생하는 경우가 많다. 이런 증상의 원인을 잘못 진단하면 발목 인대

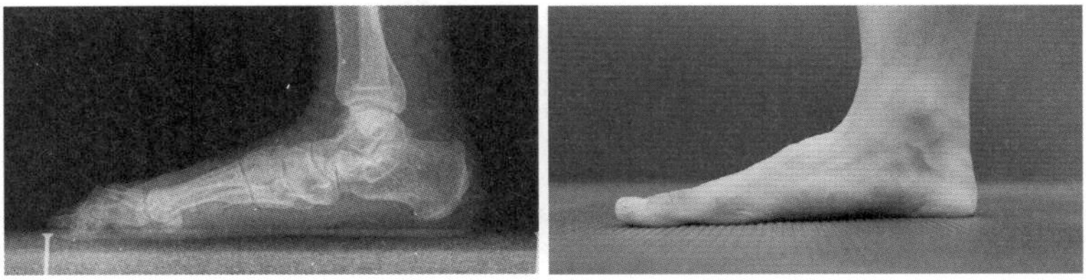

평발

**[사진 5] 평발 환자**

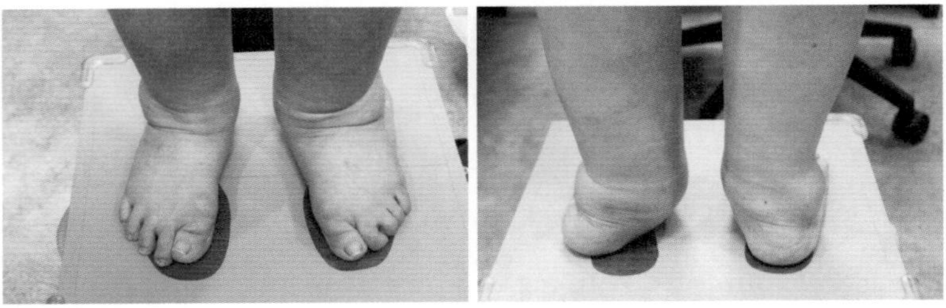

[사진 6] 심한 평발 환자(뒷꿈치가 외반됨)

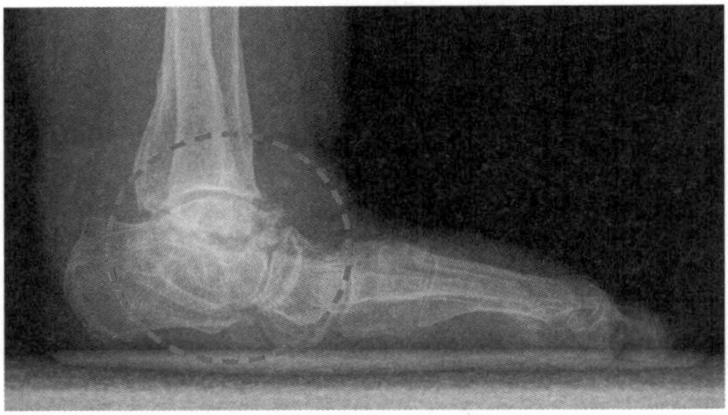

[사진 7] 심한 좌측 평발 환자의 X-Ray 검사 사진

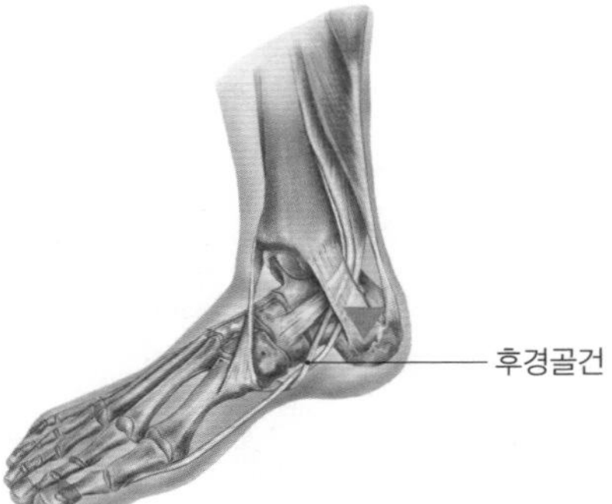


[그림 7] 후경골건

가 손상된 것으로 오인해 실제 필요한 치료가 아닌 다른 치료를 받기 쉽다.

### 평발에도 종류가 있다?

아치가 무너진 상태인 평발은 강직성 평발과 유연성 평발로 나뉜다. 강직성 평발은 체중을 싣지 않았을 때도 평발이 지속되며, 유연성 평발은 체중을 실었을 때만 평발이 발생된다. 유연성 평발은 자신이 평발인지 대부분 알지 못한다. 앉아 있을 때 발바닥을 보면 아치가 있기 때문이다. 일반적으로 유연성 평발보다는 강직성 평발에서 적극적인 치료가 필요하다.

### 나이가 들수록 아치가 중요하다

나이가 들면 자연스럽게 아치가 낮아질 수밖에 없다. 나이가 들면서 발생하는 후천적인 평발은 주로 뼈에 붙어 있는 힘줄에 문제가 생기고, 그로 인해 아치가 무너진다.

대표적인 원인으로 꼽히는 것이 후경골건의 약화다. 후경골건(그림 7)은 발바닥 안쪽에서 아치를 만들어주는 힘줄로, 과도하게 체중이 늘거나 오랫동안 서 있거나 걷는 경우, 밑창이 얇거나 딱딱한 신발을 많이 신는 경우 점점 약해져 평발이 될 수 있다.

이럴 때 의심해볼 수 있다!

**후천적 평발**

- 발뒤꿈치가 바깥쪽으로 기울어져 있다.
- 발목을 자주 접질린다(관절의 유연성).
- 신발 안쪽이 더 빨리 닳는다.
- 무지외반증이 생겼다.
- 발바닥과 종아리가 쉽게 피로해진다.
- 까치발을 못 한다.
- 다리가 X자나 O자로 휘어져 있다.

## 일상 관리법 6가지

① 평소 발바닥에 부담을 가중하는 하이힐이나 바닥이 얇고 딱딱한 신발을 쿠션이 좋은 운동화나 단화 등과 교대로 신어주는 것이 좋다. 남자도 키높이 구두는 되도록 자제하는 것이 좋다.

② 좋아하는 운동을 하거나 등산처럼 많이 걷는 활동을 할 때는 깔창을 사용하는 것도 평발로 인해 나타날 수 있는 불편한 증상을 예방하는 매우 효과적인 방법이다. 이때 사용하는 깔창은 가급적이면 발에 맞게 맞춤 제작한 것이 기성품보다 도움이 된다.

③ 아치를 잘 지키고 싶다면 과체중이 되지 않도록 조심한다.

④ 평소 발바닥 스트레칭과 근육 운동을 하는 것이 좋다. 발가락으로 물건을 집어 올리거나(296쪽), 뒤꿈치를 올리거나 내리는 동작(324쪽)이 도움이 된다.

⑤ 걸을 때 발뒤꿈치부터 발바닥, 발가락 순으로 바닥을 밀면서 걷는 습관을 들이자.

⑥ 평발 때문에 통증이 심하다면 우선 활동을 줄이고, 소염진통제를 복용하여 통증을 감소시키는 것이 원칙이다.

### 증상이 나타나는 초기에 치료해야 한다

평발 자체가 질병은 아니다. 코 높이가 사람마다 다르듯 아치 또한 높이가 다 다르다. 운동을 못하는 것도 아니다. 일반적이라 하긴 어렵지만 전 축구 국가대표 박지성 선수도 평발이다.

박지성 선수와 같은 예외적인 상황도 있지만, 평발을 가진 일반적인 사람들은 갑자기 많이 걷거나 무리한 운동을 하면 통증이 나타나거나 쉽게 발이 피로해지는 경향이 있다. 성인이 평발임에도 불구하고 일상생활에 큰 문제가 없다면 괜찮지만, 통증이 지속되거나 아치가 점점 더 무너진다면 치료를 받아야 한다. 당장의 통증을 해결하기 위함이기도 하나, 아치의 변형이 진행되면 힘줄이나 관절이 손상되어 발목관절염, 더 나아가 척추측만까지 발전할 수 있기 때문에 되도록 평발로 인한 증상이 나타나는 초기에 치료를 시작하는 것이 좋다.

평발은 보행·족압 분석 후 맞춤형 평발 깔창으로 도움을 받을 수 있다. 아치를 받쳐주어 힘줄에 가는 부담감을 줄여주는 것이 좋다. 또한 평발로 인해 무리가 된 힘줄에 약물치료나 물리치료를 통해 통증을 조절하고 염증을 가라앉힐 수 있다. 이는 평발이 많이 진행하지 않은 초기 평발 환자에 적절한 치료로 두 가지 치료를 동시에 받는 것이 효과적이며 후경골건 강화 운동(306쪽, 312쪽, 324쪽, 326쪽 참조)으로 치료의 효율을 높일 수 있다.

그러나 이러한 치료는 깔창으로 치료했을 때 아치가 보존되는 정도의 평발 환자에게 적합하다. 깔창을 사용하더라도 평발이 교정되지 않는 강직성 평발 환자는 수술이 필요할 수 있고, 깔창 착용이 오히려 불편감을 더 유발한다.

### 수술을 고려한다면

만약 다양한 방법으로 관리해 봐도 일상생활에 어려움이 크다면 수술을 고려해 볼 수 있다. 평발 수술은 발의 아치를 다시 만들어주는 치료인 만큼 수술 과정과 결과가 매우 다양하다. 발의 다른 힘줄을 아치를 만들어주는 위치로 이식하는 '힘줄 이식 수술'이 있는가 하면, 무

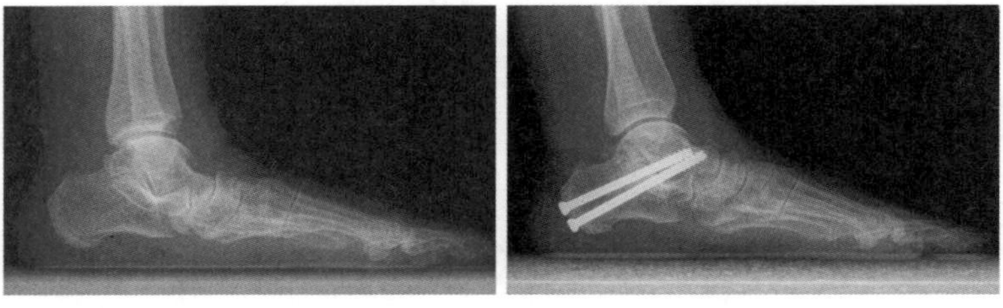

수술 전　　　　수술 후

**[사진 8] 거골하관절고정술 X-Ray 검사**

너진 거골을 들어올려 고정시키는 '거골하관절고정술(사진 8)'과 같은 교정술을 시행할 수 있다.

또한 평발의 진행이 매우 심하여 발목의 관절염까지 진행되었다면 발뿐만 아니라 발목 수술을 추가해야 하는 경우도 있으므로 평발의 진행 정도에 맞춘 다양한 치료 방법의 접근이 가능하다.

'평발'에 대해
더 궁금하다면?

'소아 평발'과 '성인 평발'에 대해
더 궁금하다면?

'소아 평발의 교정'에 대해
더 궁금하다면?

# 정형외과에 가야 하나? 피부과에 가야 하나?
## 티눈과 굳은살

한 중년의 남자 환자가 발을 절면서 진료실에 들어왔다. 발을 심하게 절어서 '발목 골절 수술을 하고 후유증이 있어서 왔나?' 했다. 그런데 발바닥 정중앙에 티눈이 있었다.

남들은 모르지만 나만 아는 고통, 티눈과 굳은살! 병원에 가야 할지 말아야 할지 고민된다면? 티눈 정도로 병원에 가야 하나 생각할 수 있지만 너무 아파서 일상생활이 힘들다면 꼭 내원하기를 권유한다. 생각보다 쉽게 해결될 수 있다.

그리고 흔히 피부과에 찾아가기 쉬운데, 손이나 발등에 생기는 티눈이나 굳은살은 피부과 치료를 받아도 좋지만, 발바닥에 생긴 티눈,

굳은살은 정형외과에서 발 모양에 대한 평가를 받아보는 것이 좋다.

### 티눈, 굳은살, 사마귀는 비슷하면서도 다르다

티눈과 비슷해 보이는 것으로 사마귀가 있다. 발바닥에 생긴 사마귀는 계속 눌리기 때문에 파고들면서 굳은살로 덮인다. 그래서 겉에서 봐선 사마귀인지 티눈인지 굳은살인지 구분이 잘 안 된다.

가장 쉬운 구분법은 압력을 가해 눌러보는 것이다.

- 위에서 눌렀을 때 굉장히 아프면 **티눈**
- 위나 옆으로 눌렀을 때 안 아프면 **굳은살**
- 옆으로 짜듯이 누를 때 아프면 **사마귀**

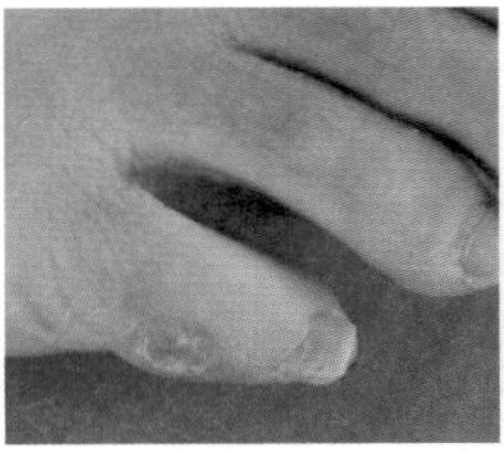

티눈

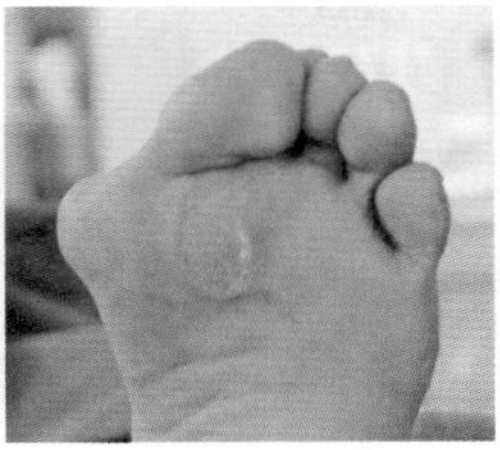

굳은살

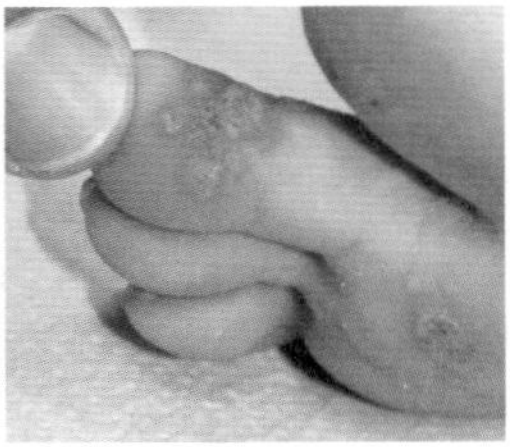

사마귀

**[사진 9] 비슷하면서도 다른 티눈, 굳은살, 사마귀**

병원에 내원해 깎아보면 좀 더 정확하게 감별할 수 있다.

- 깎았을 때 안에 사과 씨처럼 하얀 병변이 보이면 **티눈**

• 깎았을 때 아무 것도 보이지 않으면 **굳은살**

• 깎았을 때 빨간 피처럼 점(모세혈관)이 보이면 **사마귀**

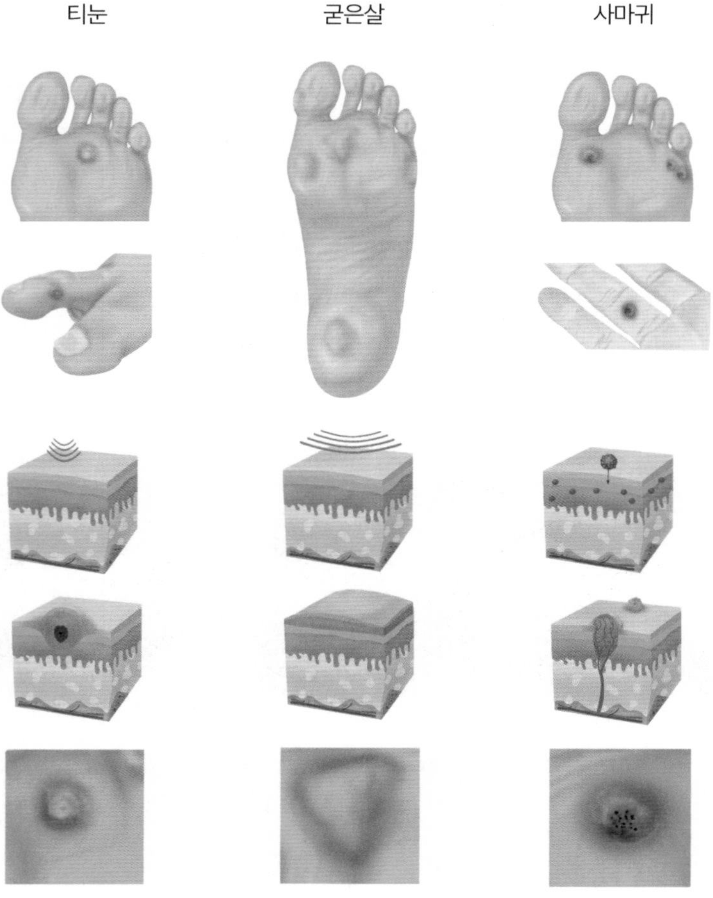


**[그림 8] 티눈, 굳은살, 사마귀 모식도**

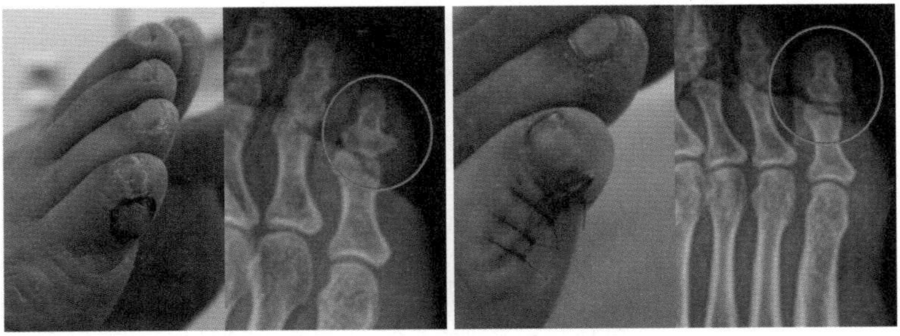

[사진 10] 뼈가 튀어나와서 생긴 티눈 환자의 수술 전후 X-Ray 검사

뼈가 튀어나온 게 원인인지 알아보기 위해 X-Ray 검사를 하기도 한다.

어린이에게는 사마귀가 생기지 굳은살이나 티눈은 거의 생기지 않는다. 티눈이나 굳은살의 원인을 살펴보면 쉽게 이해된다. 굳은살이나 티눈은 특정 부위에 반복적으로 압력이 가해지는 것이 원인이다. 예를 들어 요족이 있으면 발 앞쪽에 압력이 증가해 발바닥 쪽에 티눈이나 굳은살이 생기고, 새끼발가락 뼈가 튀어나와서 바깥쪽에 티눈이나 굳은살이 생기는 식이다. 따라서 어린이는 관절이 유연하고 뼈가 아직 다 자라기 전이므로 특정 부위에 압력이 가해지더라도 상대적으로 티눈이나 굳은살이 안 생긴다. 하지만 성인이 될수록 관절이 굳고 유연성이 떨어지므로 특정 부위에 압력이 높아지면 티눈이나 굳은살이 생길 가능성이 높아진다. 이런 원리로 만약 어린이에게 티눈이나 굳은살처럼 보이는 병변이 생겼다면 사마귀일 확률이 높다.

## 가족에게 전염될까 봐 걱정돼요

전염이 되는지 묻는 환자들도 있다. 티눈과 굳은살은 기본적으로 전염되지 않지만 사마귀는 전염된다. 바이러스 감염이 원인이기 때문이다. 한두 번 스친다고 사마귀가 전염되는 것은 아니지만 상처 등을 통해 전염될 수 있다. 사마귀는 뼈 문제라기보다는 바이러스 감염이므로 정형외과 치료보다는 피부과 치료를 권한다. 피부과에서 냉동치료를 하거나 블레오마이신이라고 하는 주사약을 사용하여 치료한다.

## 신발과 깔창이면 대부분 해결된다

티눈이나 굳은살은 마찰이나 압력이 원인이므로 압력이 제거되면 대부분 자연적으로 소실된다. 즉, 두꺼워진 병변을 깎아내고 신발 안에 패드를 까는 치료를 한다. 티눈 주변에 패드를 붙여 티눈이 눌리지 않도록 하는 것이 포인트다. 패드로 해결이 안 되는 경우에는 맞춤 깔창을 사용한다.

새끼발가락에도 티눈과 굳은살이 많이 생기는데 일차적 해결은 발볼이 넓은 신발을 신는 것이다. 당연한 말이지만 다섯 번째 발가락이 눌리지 않으면 아프지 않다. 항상 넓은 신발을 신는 것이 중요하고 이렇게 신발만 바꿔도 저절로 없어지는 경우가 많다.

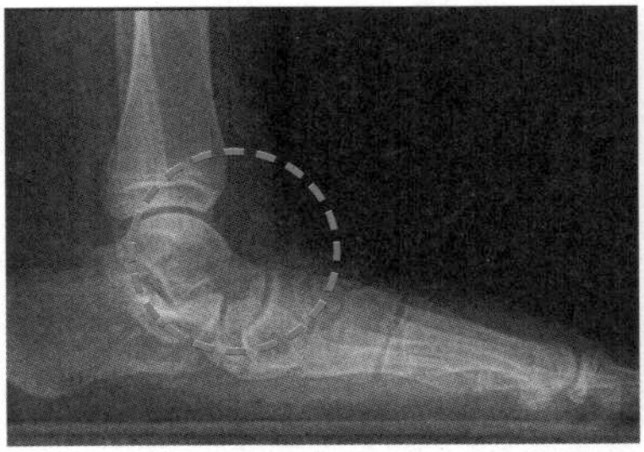

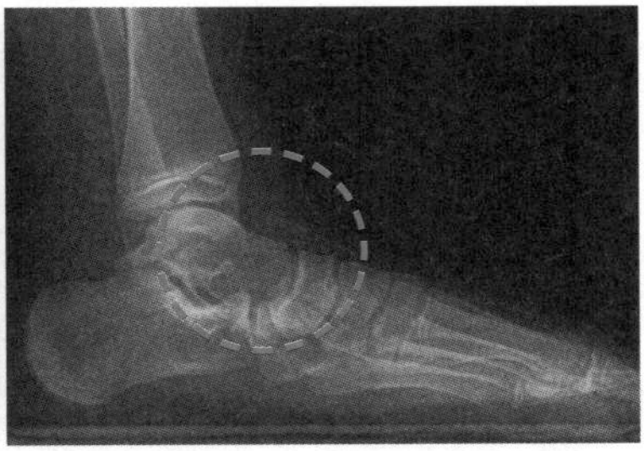

깔창 착용 전 3개월 후

**[사진 11] 깔창으로 아치가 호전된 환자의 X-Ray 검사**

## 수술을 고려한다면

여성 환자가 예쁜 신발을 절대로 포기할 수 없다고 하면 수술을 권한다. 뼈가 돌출되어 계속 재발하는 환자도 근본적인 원인을 해결하기 위해 뼈를 다듬는 수술을 고려해 볼 수 있다.

한 번은 새끼발가락의 티눈 때문에 몇 년간 이것저것 안 해 본 것이 없지만 계속 재발해 고통스러웠다는 중년 남성 환자가 찾아왔다. 피부를 절개해서 튀어나온 뼈를 다듬고 봉합하는 수술을 했더니, 지긋지긋한 통증이 감쪽같이 사라졌다며 매우 만족해했다. 그리고 몇 달 후 아들과 함께 다시 찾아왔다. 아들도 자신과 발이 똑같이 생겨서 같은 부위에 티눈이 있다며 수술해달라고 했다. 이런저런 치료를 해봐도 소용이 없던 티눈 환자들은 수술 후 만족도가 매우 높은 편이다.

수술은 뼈를 다듬는 위치에 따라 조금씩 방법이 다른데 발가락에

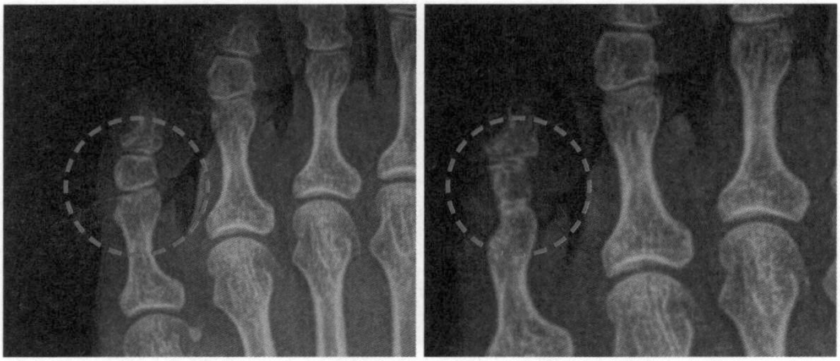

수술 전 수술 후

**[사진 12] 티눈 수술 환자의 전후 X-Ray 검사**

생기는 것은 간단하게 국소 마취나 수면 마취한 후, 부분적으로 뼈를 제거한다. 보통 10분 정도 소요되며, 이후 회복 기간이 1~2주 필요하다. 발바닥 쪽의 티눈이나 굳은살은 중족골(그림 1)의 길이를 단축시키는 수술을 해야 하는데 수술 시간이 20~30분 정도 걸린다. 회복 기간은 2~3주 정도 걸리고, 약 2mm의 나사를 고정한 후 추후 제거한다.

'티눈과 굳은살'에 대해
더 궁금하다면?

# 앞꿈치가 아파요
## 종자골염, 중족골통, 지간신경종

많은 사람이 걸을 때 발바닥이 아프면 족저근막염이 아닐까 생각하지만 앞꿈치가 아프다면 다른 질환을 의심해 보아야 한다. 앞꿈치에 통증을 일으키는 질환은 크게 3가지로 나눌 수 있다.

첫째, 엄지발가락 아랫부분이 아픈 종자골염
둘째, 두 번째에서 네 번째 발가락 아랫부분이 아픈 중족골통
셋째, 발가락 사이(2~3번째 혹은 3~4번째 발가락 아래)가 주로 아픈 지간신경종

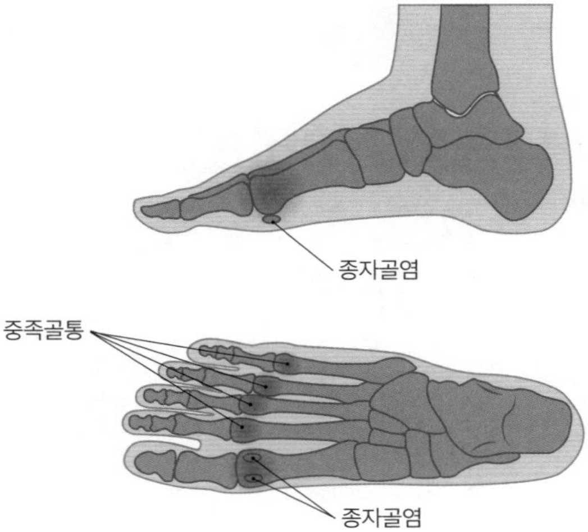


**[그림 9] 종자골염, 중족골통**

## 한 번 통증이 생기면 점점 심해지는 종자골염

우선 종자골염은 이름 그대로 종자골에 염증이 생기는 질환이다. 종자골은 엄지발가락 아래의 볼록한 부분에 있는 두 개의 뼈로(그림 9), 씨앗(종자)같이 생겼다고 해서 붙여진 이름이다. 종자골은 엄지발가락 관절을 보호하고 인대와 힘줄이 효율적으로 움직이게 하는 작은 뼈다. 그런데 종자골은 발바닥 중에서 쿠션이 가장 적은 부위 중 하나이기도 하다. 그래서 지속적으로 압력이나 물리력이 가해지면 그만큼 염증이 생기기 쉽다. 예를 들어 까치발하고 다니는 것과 같은 굽이 높은 구두를 신고 있거나 바닥이 딱딱하고 얇은 신발을 신고 다니는 것이 종자골염의 원인이 될 수 있다. 무용수나 운동선수에게도 흔히 발생하고, 과체중이거나 발바닥 아치가 높을 때, 조깅을 많이 하는 사람도 종자골에 과도한 압력이 가해져 염증이 생길 수 있다. 종자골염의 원인은 여러 가지지만 대부분 급성으로 생기기보다는 특별한 사건 없이 서서히 진행되므로 한번 통증이 생기면 점점 심해지면서 잘 낫지 않는다는 특징이 있다.

종자골염은 종자골에 큰 압력이 가해져 염증이 생긴 것이 원인이므로 우선 약이나 주사, 체외충격파, 물리치료 등을 통해 염증을 치료하고, 깔창이나 패드 등을 통해 종자골에 가해지는 압력을 줄여주는 치료를 한다.

종자골염을 예방하기 위해서는 실내에서는 가능한 맨발로 다니기보다는 푹신한 슬리퍼를 신고, 외부에서도 푹신한 신발을 신는 것이 좋다. 종자골이 손상되었거나 치료를 해도 염증이 나아지지 않는다

**이럴 때 의심해 볼 수 있다!**

**종자골염**
**'이럴 때 엄지발가락 아래가 아프다면 의심해 볼 수 있다!'**

- 걸을 때
- 서 있을 때
- 까치발로 서 있을 때
- 높은 구두를 신고 있을 때
- 딱딱한 신발을 신고 있을 때
- 실내에서 맨발로 다닐 때
- 누르면 통증이 있을 때
- 엄지발가락을 올릴 때

면 종자골을 제거하는 수술이 필요할 수 있다.

### 108배 하고 중족골통에 걸린 환자

앞꿈치에서도 두 번째부터 네 번째 발가락 아랫부분이 아프다면 중족골통을 의심해 볼 수 있다.

최근 108배를 시작했는데 왼쪽 발 앞꿈치가 아프다는 환자가 찾아왔다. 며칠 전부터는 발을 딛기만 해도 찌릿찌릿한 통증이 있어 걷는 것도 불편하다고 했다. 통증 부위를 눌러 압통을 확인하고 X-Ray 검사를 해본 결과, 중족골통으로 진단되었다.

종자골염과 중족골통의 증상 자체는 비슷하다. 종자골염은 종자골이라고 하는 작은 콩알같이 생긴 뼈에 통증이나 염증이 생긴 것이고 중족골통은 발목뼈와 발가락뼈 사이에 있는 다섯 쌍의 발뼈인 종족골(그림 9)의 앞쪽에 통증이나 염증이 생긴 것이다. 쉽게 이야기하면 엄지발가락(제1중족골) 아래쪽이 아프면 종자골염일 가능성이 높고, 2, 3, 4, 5중족골 아래쪽이 아프면 중족골통이라고 보면 된다.

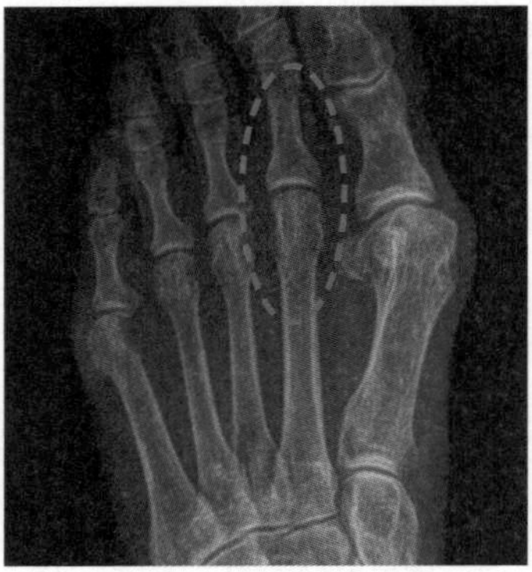

**[사진 13] 발가락이 길어서 중족골통이 생긴 환자의 X-Ray 검사**

중족골의 머리가 발가락과 연결

되어 있어 중족골의 머리 부분에 강한 압력이 가해지면 통증이 나타날 수 있다. 강한 압력이 통증을 유발하는 것이기 때문에 통증 부위에 티눈이나 굳은살이 동반될 때가 많다. 그런데 이렇게 굳은살이 한 번 배기면 그 부위에 더 큰 압력이 발생해 통증이 심해진다.

중족골통의 원인은 여러 가지다. 우선 발바닥 살의 위축이 원인이 될 수 있다. 나이가 들면 얼굴 살이 빠지는 것처럼 발바닥 살도 탄력이 떨어지고 위축된다. 발바닥 살이 얇아지면, 쿠션 효과가 줄어드는 것이므로 그로 인해 통증이 유발된다. 중년 이후에 발생하는 중족골통은 대부분 이런 케이스다.

두 번째로 꼽을 수 있는 원인은 중족골의 길이다. 중족골통이 있는 사람의 X-Ray 검사를 보면 중족골이 긴 경우가 많다(사진 13). 중족골이 길면 걸을 때 중족골 머리 부위에 압력이 쏠려 통증이 생기기 쉽다. 목이 길어 슬픈 짐승은 기린, 발가락이 길어 아픈 질환은 중족골통이다.

그 외에는 무지외반증이 심하면 엄지발가락으로 가야 하는 압력이 줄고 두 번째, 세 번째, 네 번째 발가락이 엄지가 받는 힘까지 다 받아야 해서 중족골통이 생길 수 있다. 또한 발가락이 굽은 경우, 아킬레스건이 짧은 경우도 중족골의 머리에 가해지는 압력이 높아져 중족골통이 생길 수 있다.

중족골통 역시 종자골염과 마찬가지로 해당 부위에 과도한 압력

이럴 때 의심해 볼 수 있다!

**중족골통**

- 발가락을 움직일 때 또는 걸을 때 앞꿈치가 아프다.
- 발바닥 앞쪽에 굳은살이 생겼다.
- 실내에서 맨발로 다닐 때 앞꿈치가 아프다.

이 가해지는 것이 원인이므로 원인을 제거하는 것이 치료의 기본이다. 해당 부위에 가해지는 압력을 고루 분산시키기 위해 깔창이나 패드 등을 이용한다. 실내에서는 푹신한 실내화, 실외에서도 쿠션이 있는 운동화를 신고, 되도록 압력이 앞꿈치로 쏠리는 하이힐은 피한다. 굽이 높은 신발을 신어야 한다면 통굽이 그나마 앞꿈치에 실리는 압력을 줄여준다. 발바닥이 너무 얇거나 딱딱한 신발도 좋지 않다. 통증이 있을 때는 냉수 족욕이나 냉찜질하는 것도 도움이 된다.

앞의 108배를 한 후 앞꿈치가 아프기 시작했다는 환자는 중족골이 긴 것이 원인이었다. 맨발로 방석만 놓고 108배를 하다 보니 가뜩이나 긴 두 번째 중족골에 압력이 너무 과해졌던 것이다. 염증을 가라앉힌 후, 108배를 할 때 푹신한 요가 매트를 깔고 평소에도 중족골 압력을 감소시키는 맞춤 깔창을 사용했더니 통증이 사라졌다며 매우 만족해했다. 이처럼 발바닥 통증은 깔창이나 패드로 생각보다 간단히 해결되는 경우가 많다.

중족골이 긴 사람이 깔창이나 패드 등으로 통증이 나아지지 않는다면 근본적인 해결법인 수술을 고려해 볼 수 있다. 상대적으로 주변 뼈에 비해 특정 중족골이 길면 바닥을 더 누르게 되고, 통증이 발생하게 된다. 발가락뼈가 길어서 생긴 통증이므로 뼈의 길이를 줄여주는 것이다. 수술 후 회복 기간은 한 달 정도 소요되며 환자들의 만족도는 매우 높은 편이다. 그도 그럴 것이, 신발을 신고 나가는 순간 고통이 시작되던 사람들에게 평생 걱정 없이 마음껏 걸을 수 있게 된다는 것은 기적처럼 느껴지기도 하니까 말이다.

### 족저근막염보다 오히려 더 자주 발생하는 질환, 지간신경종

마지막으로 발바닥 앞꿈치 통증은 지간신경종 때문일 수도 있다. 빈도상으로 앞의 두 가지 질환보다 더 높고, 통증도 더 심하고 오래갈 때가 많다. 흔히 발바닥이 아프면 족저근막염이라고 자가진단하는 사람이 많은데, 발바닥 통증은 족저근막염보다는 오히려 지간신경종이 더 많은 편이다.

지간신경종은 발가락으로 이어지는 신경 주변의 조직이 단단해지면서 발가락 뿌리 부분에서 압박을 받아 통증이 나타나는 질환이다. 따라서 발가락 주변 앞꿈치 부위가 화끈거리고 욱신거리며 발가락이 찌릿한 증상이 나타난다.

이름 자체가 지간신경'종'이라서 종양이나 혹으로 생각할 수 있다. 실제로 둥글게 혹처럼 생기는 경우도 있지만, 신경 주변의 유착이나

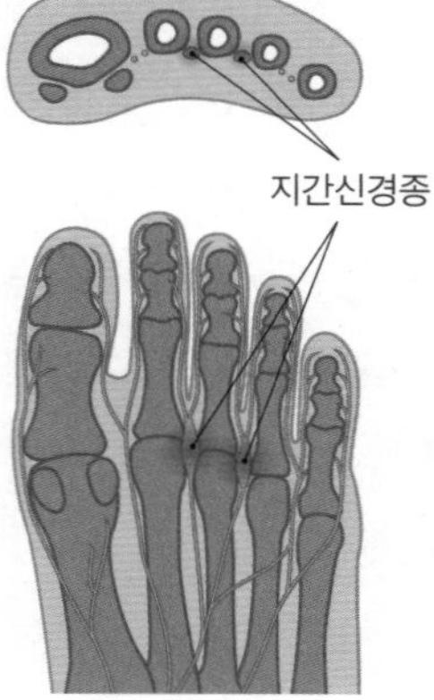


[그림 10] 지간신경종

염증이 발생하면서 두꺼워져 증상이 나타날 때도 있다. 지간신경종은 무지외반증이나 중족골통 등 다른 족부 질환과 함께 나타나날 때가 많아 통증의 원인 질환이 무엇인지를 판단해내는 것이 관건이다.

신경종의 크기가 작거나 증상이 심하지 않으면 소염제, 주사치료, 발바닥 패드 등을 이용해서 증상을 관리할 수 있다. 그러나 신경종이 커서 이런 치료법으로 통증이 사라지지 않으면 신경종을 제거하는 수술을 고려할 수 있다. 단점은 신경에서 자란 혹을 떼어내는 수술이기 때문에 혹을 제거하는 과정에서 신경도 일부 제거될 수밖에 없고, 이로 인해 수술 후에 발가락 사이의 감각이 없어지는 부작용이

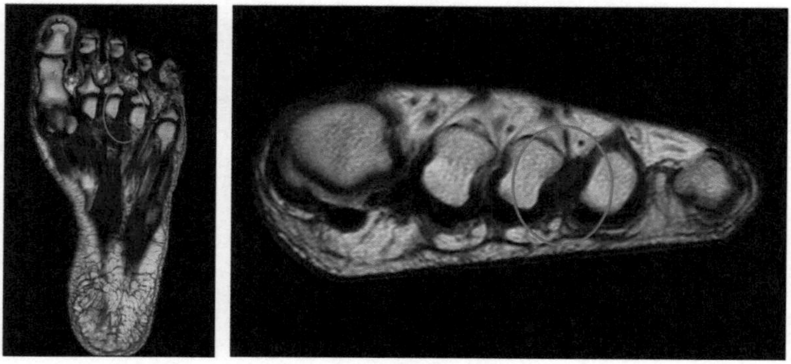

[사진 14] 지간신경종 환자의 MRI 사진

생길 수 있다는 것이다. 따라서 수술은 모든 치료법을 시도해본 후에 마지막으로 선택할 수 있는 방법이다. 신경종으로 인한 통증이 너무 심하다면 이런 부작용을 감수하고 수술을 고려해볼 수 있는데 수술 전 환자와 이에 대한 충분한 상의가 필요하다.

지간신경종은 당뇨나 고혈압처럼 생활 관리가 중요한 질환이다. 지금 당장 증상이 있지 않더라도 평소 관리를 잘해야 한다. 관리만 잘하면 지간신경종으로 인한 다른 문제가 발생하지 않는다. 통증이 생기면 병원 치료를 받고, 증상이 없더라도 평소 발볼이 좁거나 굽이 높은 구두는 피하고 바닥이 푹신한 신발을 신는 것이 좋다. 발볼이 좁은 구두를 신더라도 중간중간 신발을 벗고 발가락 사이를 벌려주거나 움직여준다.

하지만 생활 관리가 힘든 환자도 있다. 지간신경종으로 필자를 찾아온 스님이 있었다. 바닥이 얇은 고무신은 이 스님의 지간신경종을 악화시키는 가장 큰 원인이었다. 또한 지간신경종은 울퉁불퉁한 길을 걸으면 통증이 심해지는데 이분은 산사에서 지내므로 산길을 다닐 수밖에 없었다. 그래서 깔창을 권해드렸다. 신경이 압박받지 않도록 주변 부분을 깔창이나 패드로 받쳐주면 통증을 줄일 수 있다.

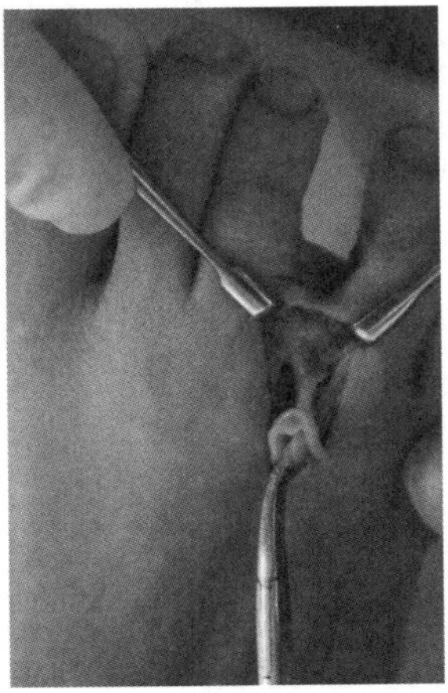
[사진 15] 지간신경종 수술

지간신경종은 말초신경통이 동반될

이럴 때 의심해볼 수 있다!

### 지간신경종

- 앞꿈치와 발가락, 발가락 끝에 통증이 있다.
- 발가락 사이를 눌렀을 때 아프다.
- 신발을 벗거나 푹신한 신발을 신으면 괜찮아진다.
- 발가락이 저리고 무감각하다.
- 걸을 때 발 앞쪽에 타는 듯한 통증이 나타난다.

때가 많은데 이런 경우는 말초신경통을 조절할 수 있는 약물치료를 하는 것이 효과적이다. 이때 사용하는 약물은 일반적인 소염진통제와는 차이가 있다. 간혹 항우울제로 분류된 약물도 있어 환자들이 놀랄 때도 있는데, 말초신경통에 항우울제를 통증 조절 목적으로 사용하는 것은 미국이나 유럽에서도 가이드라인으로 제시하는 검증된 방법이므로 걱정하지 않아도 된다.

지간신경종으로 통증이 생기면 고통이 발이 아닌 종아리나 허벅지까지 올라오지 않을지 걱정하는 환자들이 많은데, 그럴 땐 '지간신경종은 대부분 발에 국한된 증상만 일으키니 걱정하지 마시라'고 안심시켜드리고 있다.

'종자골염, 중족골통, 지간신경종'에 대해
더 궁금하다면?

# 엄지발가락에 생기는 퇴행성 관절염
## 무지강직증

평상시에는 괜찮은데 걸으면 엄지발가락 쪽이 아프다는 환자가 찾아왔다. 무지외반증 때문인가 싶어 발볼이 넓은 신발도 신어보고 푹신한 운동화도 신어봤지만 통증이 조금도 나아지지 않고 점점 더 심해졌다고 한다. 환자의 발을 살펴보니 엄지발가락 관절 위쪽 부분이 튀어나와 있었다. 그 부분을 누르니까 아프다며 통증을 호소했고 엄지발가락을 이리저리 움직여보니 관절의 가동 범위가 많이 좁아져 있었다. 무지강직증이 의심되었다.

무지강직증은 엄지발가락에 생기는 퇴행성 관절염이라고 보면 된다. 일반적으로 퇴행성 관절염이 진행되는 과정을 보면 연골이 닳으면

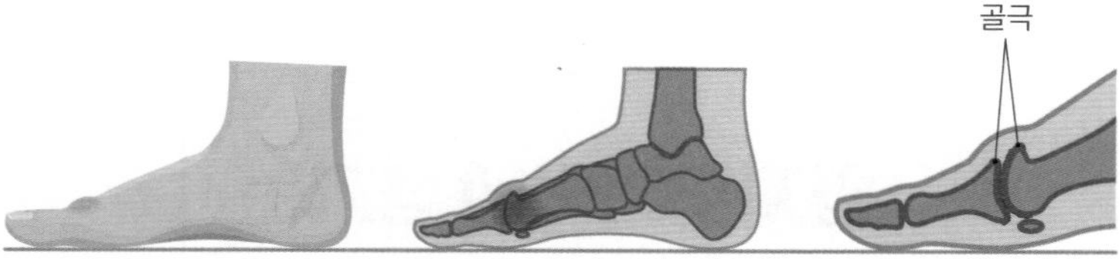


[그림 11] 무지강직증

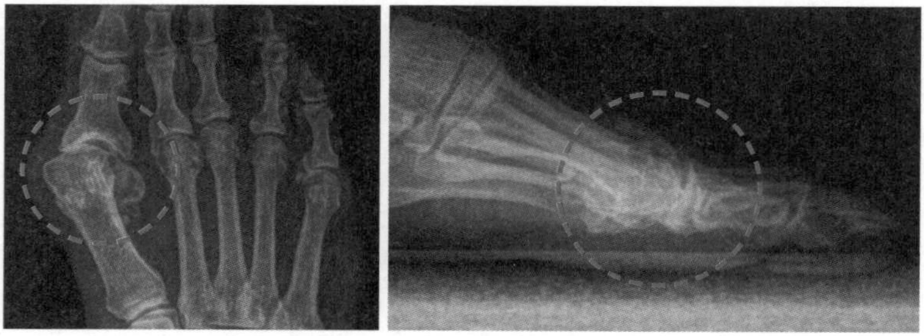

[사진 16] 무지강직증 환자의 X-Ray 검사

서 관절이 좁아지고 관절 움직임의 가동 범위가 줄어든다. 그러면서 뼈의 가시 같은 골극이 자라고 더 진행되면서 관절 간격이 좁아진다.

무지강직증이 있으면 엄지발가락이 발등 쪽으로 젖혀지는 동작이 잘 되지 않고 통증이 나타난다. 걷는 동작을 생각해 보자. 발을 차며 앞으로 걸어갈 때, 뒤꿈치가 들어 올려지면 자연스럽게 엄지발가락이 발등 쪽으로 젖혀진다. 이때 엄지발가락에 골극이 있으면 발등뼈와 골극이 부딪치면서 관절의 가동 범위가 줄어들고 통증이 나타난다. 엄지발가락 뼈의 변형이라서 무지외반증과 동반되는 경우가 많지만 무지외반증 없이 무지강직증만 나타날 수 있다. 대부분 평소 신는 신발과는 상관이 없고, 걸을 때, 특히 엄지발가락이 발등 쪽으로 많이 젖혀지는 오르막길에서 통증이 더 심해진다.

관절염이 엄지발가락에만 생기는 것은 아니다. 발가락 관절염이기 때문에 다른 발가락에도 생길 수 있다. 두 번째 발가락에도 잘 생긴다. 그러나 '무지강직증'이라는 질환명은 엄지발가락에만 국한해서 쓰고, 두 번째 발가락에 생긴 관절염에는 '제2중족 족지 관절의 관절염'으로 명명한다.

이럴 때 의심해 볼 수 있다!

### 무지강직증

- 발가락 관절이 뻣뻣해서 잘 안 움직인다.
- 걸을 때 발가락이 아프다.
- 특히 오르막을 걸을 때 더 아프다.
- 엄지발가락 관절이 울퉁불퉁하고 두꺼워졌다.
- 엄지발가락을 위아래로 움직이면 아프다.
- 맨발로 걸을 때 특히 더 아프다.
- 등산할 때 많이 아프다.

치료는 일반적인 관절염과 같다. 우선 통증이 있다는 것은 염증이 있다는 신호이므로 걷는 시간을 줄이고 소염진통제를 복용하면서 물리치료를 받는다. 이와 같은 보존적 치료로 어느 정도 통증 조절이 가능하지만 깔창으로 엄지발가락을 들어 올리는 동작을 줄여주면 통증 관리에 큰 도움이 된다. 이와 같은 치료로 호전되지 않으면 위로 튀어나온 골극을 제거해주는 수술을 고려해 봐야 한다. 관절 간격이 좁아져 있다면 엄지발가락 뼈를 줄여 관절 간격을 넓혀주는 수술이 도움이 된다. 통증이 심하고 관절의 변형도 심각한 수준이라면 엄지발가락 관절을 아예 유합시켜 관절이 움직이지 못하도록 고정하는 수술을 하기도 한다. 이처럼 환자의 상태에 따라 적합한 수술법을 적용해야 하므로 경험이 많은 족부 전문의를 찾아가는 것이 중요하다.

관절염으로 인한 통증이므로 습관도 중요하다. 엄지발가락 관절에 무리가 가지 않도록 맨발로 다니는 습관을 줄이고 실내에서도 가급적 실내화를 신는 것이 좋다. 하지만 무지강직증 증상이 나타나면 관절염이 더 이상 진행하지 않도록 조기에 진단을 받아 치료하는 것이 무엇보다 중요하다.

류마티스 관절염이나 통증이 있으면 무지강직증이 발생하기 쉬우므로 정기적으로 족부 검진이나 검사를 받기를 권유하고 싶다.

**'무지강직증'에 대해**
**더 궁금하다면?**

# 발등이 퉁퉁 부어 슬리퍼를 반만 걸친 채 내원한 환자
# 봉와직염

20대 남성이 진료실에 한쪽 발에 슬리퍼를 반만 걸친 채 발을 질질 끌며 들어섰다. 발등이 퉁퉁 부어 있었다. 며칠 전부터 발이 아팠는데 농구를 무리하게 해서 그런가 싶어 대수롭지 않게 여겼다고 한다. 그런데 시간이 지날수록 점점 더 부어오르고 아파서 바닥에 발을 딛는 것도 힘들어졌다. 골절된 것은 아닌지 걱정이 되어 찾아온 환자였다. 증상을 듣고 발을 만져보니 봉와직염으로 판단되었다.

봉와직염은 진피와 피하 조직에 나타나는 급성 세균 감염증의 하나로, 세균이 침범한 부위에 홍반, 열감, 부종, 통증 등이 나타나는 것이 특징이다.

## 남자들은 한 번씩 겪어봤을 질환

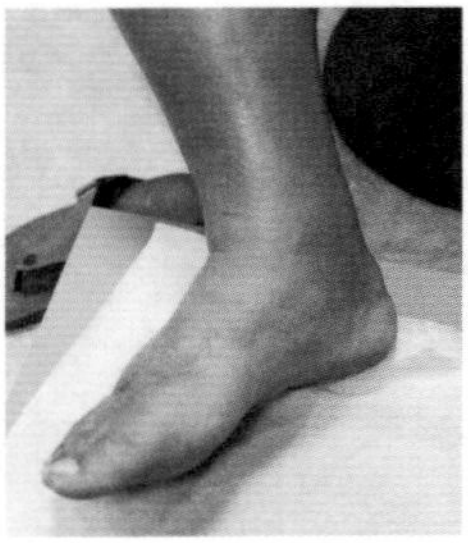

[사진 17] 봉와직염 환자

봉와직염이 발생하는 가장 흔한 원인은 무좀, 발가락 사이의 짓무름이다. 피부가 옷이나 양말, 신발에 쓸릴 때 또는 벌레나 모기에 물렸을 때도 피부 감염으로 봉와직염이 발생할 수 있다. 대표 케이스가 등산이나 군대에서 행군한 후 정강이나 발등에 생기는 것이다. 등산하고 발이 많이 붓고, 누르면 아프고 붉어진다면 꼭 검사를 받아야 한다.

봉와직염은 기본적으로 임상 증상으로 의사가 판단하는 것이 중요하다. 세균 감염증이기 때문에 조직을 떼어 균 배양 검사를 할 수 있지만, 실제로 많이 시행하지는 않는다. 균 배양 검사를 할 만큼 농양(고름)이 나오지 않고, 피부만 붉어지는 경우가 많기 때문이다. 혈액 검사로 염증 수치가 높아져 있는 것을 확인하면 조금 더 확실하게 봉와직염을 의심할 수 있다. 그러나 초기거나 증상이 심하지 않다면 혈액 검사에서 정상으로 나올 수 있으므로 주의한다. 통풍도 비슷한 증상을 보이지만, 통증 자체가 훨씬 심하고 혈액 검사를 해보면 요산 수치가 증가되어 있다. 또한 발등이나 정강이보다는 주로 발가락 관절, 특히 엄지발가락 쪽에 증상이 나타난다는 차이점이 있다.

## 초기 증상에는 냉찜질이 효과적이다

봉와직염 초기에는 최대한 발 사용을 줄이고 냉찜질하면서 항생제를 복용한다. 증상이 나아지지 않고 전신 발열이나 고름이 차면 입원해서 정맥 주사로 항생제를 맞아야 하고 심하면 수술이 필요할 수 있다. 따라서 발이 붓고 열감이 있으면서 전신 발열이 동반된다면 반드시 병원을 방문해야 한다. 특히 고혈압이나 당뇨, 심장 질환 등 기저질환이 있다면 더욱더 적극적으로 병원 치료를 받아야 한다.

한 번 봉와직염이 나타나서 치료를 했는데, 그 이후에도 반복적으로 같은 부위에 봉와직염이 발생할 때가 있다. 봉와직염은 피부가 얇아지면서 피하 조직에서 감염이 일어난 것이라, 얇아진 피부가 그대로 고착되면 이후 반복적으로 그 자리에서 봉와직염이 재발할 수 있다. 이미 피부가 이런 상태가 되었다면 예방 방법은 없다고 봐야 한다. 그래서 증상이 발생하면 초기에 적극적으로 치료를 받는 것이 가장 현명한 방법이다.

'봉와직염'에 대해
더 궁금하다면?

이럴 때 의심해 볼 수 있다!

**봉와직염**
**'이런 증상이 동반된다면 의심해 볼 수 있다!'**

- 통증 및 해당 부위의 부종과 열감, 압통
- 전신 오한이나 발열
- 등산 등 과한 활동 후 걷기 힘듦(절뚝거림)

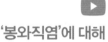

# 피로가 누적되어 뼈에 실금이 간 상태
## 피로골절

병원에 오는 사람들은 각양각색의 증상을 호소하지만 그중에서도 발이 아파서 걷기가 힘들다고 하는 경우 가장 먼저 하는 질문이 있다.

"어떤 일을 하시나요?"
"요즘 어떤 활동을 많이 하셨나요?"

이때 축구나 발레 등 전문적으로 운동을 하는 사람이라고 하면 피로골절은 아닌지 우선적으로 살펴본다.

피로골절은 뼈가 부러지지 않고 실금만 간 상태를 말한다. 일반적

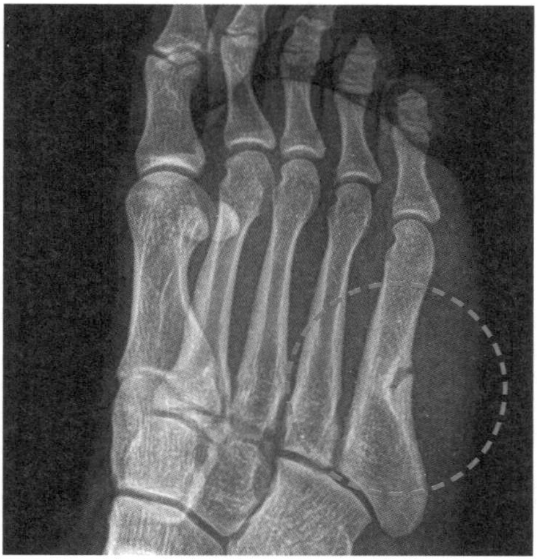

**[사진 18] 피로골절 환자의 X-Ray 검사**

으로 골절이라고 하면 강한 충격으로 단번에 뼈가 부러지거나 금이 간 것을 말하지만 말 그대로 피로 골절은 특정 부위에 압력이 누적되어 금이 간 상태라 본인 스스로 골절이 됐다는 자각을 하지 못한 상태로 병원을 찾는다.

지속적인 스트레스가 병을 키우듯, 대개 과도하고 반복적인 운동이나 동작을 하는 경우, 특정 부위의 근육만 반복적으로 쓰게 된다. 그로인해 근육 피로가 증가하고, 이 과정에서 근육이 뼈에 가해지는 압력을 흡수하지 못하게 되면서 뼈의 한 지점에 지속적으로 스트레스가 쌓여 실금이 간다. 따라서 피로골절은 대부분 오랜 기간 지속적으로 전문적인 운동을 했을 때 발생하기 쉽다. 그러나 뼈가 약한 사람은 오랜 기간 운동을 안 하다가 갑자기 무리하게 운동을 해도 발생할 수 있다.

## 운동선수에게서 많이 나타난다

피로골절 환자 대부분은 통증으로 인해 몇 주간 정상적인 보행을 하지 못한 상태에서 병원을 찾는다. 일상생활에 치명적인 문제가 될 만큼 아프지는 않지만 운동하기 힘들기 때문에 일반인보다는 운동선수들이 피로골절로 병원을 찾는 경우가 많다.

기본적으로 뼈가 부러질 정도의 큰 충격을 받은 사건이 없고 부기와 통증만 있으므로 뼈가 골절됐다는 생각을 못 한다. 쉬면 괜찮아지고 다시 활동을 하면 아프기를 반복하므로 단순히 염좌로 생각해 가볍게 여기고 생활하는 사람이 많다. 그러나 참을 만하다고 계속 무리하게 활동하면 뼈가 완전히 부러질 수도 있다. 운동 후, 통증이 1~2주 이상 지속되거나 불편하게 느껴진다면 병원에 와서 피로골절이 아닌지 확인해 봐야 한다.

환자가 어떤 일을 하는지, 어떤 활동을 오래 했는지, 물어보는 것이 중요한 데는 한 가지 이유가 더 있다. 피로골절 초기에는 골절 선이 명확하지 않아 X-Ray 검사를 해도 잘 보이지 않는다. X-Ray 검사 결과에만 의존하지 않고 환자의 히스토리와 증상을 확인한 후, 의사가 피로골절로 임상적 판단을 내리고 치료를 진행한다. 정확한 진단은 3~4주가 경과한 후, 다시 X-Ray 검사를 찍어보고 뼈가 붙으면서 자라난 골진이 보이면 그때 역으로 확진한다. 그렇기 때문에 어떤 활동을 많이 했는지, 압통이 있는지 확인하는 것이 피로골절 진단에 있어 매우 중요하다. 피로골절을 조기 진단하기 위해서는 피로골절 가능성을 의심하고 조기에 MRI를 찍는 것도 고려해야 한다. 운동선수나 발레리나의 경우는 특히 그렇다.

이럴 때 의심해 볼 수 있다!

**피로골절**

- 운동 후 발등, 발바닥, 정강이가 욱신거리는 통증이 3일 이상 지속된다.
- 같은 동작을 자주 반복한 후에 통증이 생겼다가 없어지기를 반복한다.
- 체중을 실어 발을 디딜 때 아프다.
- 발의 특정 부위를 누를 때 아프다.

### 하지 않는 것이 최선의 치료법, 피로도를 줄이는 것이 최고의 예방법

피로골절이 발생한 초기에 가장 중요한 것은 운동을 하지 않는 것이다. 좋아하는 운동을 잠시 내려두는 것이 좋아하는 운동으로 가장 빠르게 돌아갈 수 있는 길이라는 사실을 기억해야 한다. 대부분 보조기나 깁스 등으로 고정하고 약물치료와 물리치료를 병행한다. 운동선수나 무용수는 뼈 생성을 촉진시키는 주사제를 사용하여 골 유합을 촉진시켜 빨리 본업으로 돌아갈 수 있도록 치료 계획을 세운다. 최근에 나온 부갑상선 호르몬 성분의 테리파라타이드(Teriparatide)가 이를 가능하게 한다.

피로골절을 예방하기 위해 가장 중요한 것은 근육의 피로도를 줄이는 것이다. 원래 근육이 뼈로 가는 충격을 흡수하는 역할을 하는데, 근육에 피로가 쌓이면 이와 같은 역할을 못 해서 뼈의 특정 부위에 압력이 지속적으로 가서 실금이 생긴다. 따라서 운동 전후로 스트레칭이나 마사지를 충분히 해서 근육이 유연하게 유지될 수 있도록 관리해야 피로골절을 막을 수 있다.

### 열이 나는 봉와직염과 압통이 있는 피로골절

피로골절 초기에는 봉와직염과 비슷한 점이 꽤 많다. 과도한 활동이

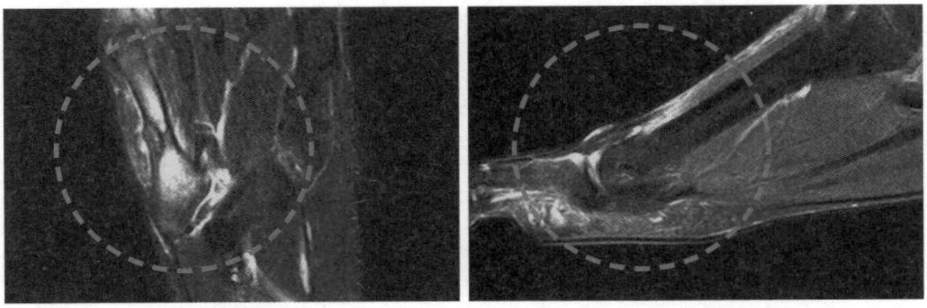

피로골절 환자
: 5번째 중족골 피로골절, 뼈 부위의 음영 증가

봉와직염 환자
: 연부조직의 음영 증가

**[사진 19] 피로골절과 봉와직염 환자의 MRI**

나 운동 이후에 발생할 수 있다는 점과 둘 다 부종과 통증이 나타난다는 것이다. 초기 증상이 비슷하므로 피로골절을 봉와직염으로 오해하기 쉽지만 피로골절은 골절된 특정 부위를 눌렀을 때 압통이 반드시 나타나고 봉와직염은 통증 부위가 명확하게 어디인지 구분이 안 간다는 차이점이 있다. 또한 피로골절은 열감이 심하지 않을 때가 많지만 봉와직염은 열감이 두드러지는 편이다. 구분이 어려울 때는 MRI 검사로 피로골절과 봉와직염을 구분할 수 있다.

두 질환은 치료 방법에 차이가 크므로 제대로 검사해 진단받아야 한다.

'피로골절'에대해
더 궁금하다면?

# 발에 뼈가 하나 더 있대요
## 부주상골, 삼각부골

사랑니는 사람마다 달라서 어떤 사람은 사랑니가 안 나기도 하고 어떤 사람은 4개가 모두 나기도 한다. 사랑니가 가지런히 나기도 하고 옆으로 비스듬히 누워서 나기도 하고 속에 숨어 있기도 하다. 발에도 사랑니 같은 뼈가 있다. 굳이 없어도 되는 뼈인데 사람에 따라 있기도 하고 없기도 하다. 부주상골과 삼각부골이 대표적이다. 부주상골과 삼각부골이 있다고 해서 모두 통증이 나타나는 것은 아니지만, 이 뼈를 압박하거나 부딪치는 동작을 많이 할 경우, 문제가 발생할 수 있다. 생각보다 흔한데 진단이 잘 되지 않아서 의외로 환자들이 고생하는 질환 중 하나라고 할 수 있다.

## 안쪽 복숭아뼈 아랫부분이 아프다면, 부주상골

발의 안쪽 복숭아뼈에서 아래로 조금 내려온 곳에 주상골이 있고, 주상골에 액세서리처럼 작은 뼈가 하나 더 달려있는데 이것이 부주상골이다. 100명 중 15명 정도에게 있으므로 결코 적은 숫자가 아니다. 부주상골이 있다고 해도 증상 자체가 심하지 않은 경우가 많다. 그러다가 발목을 삐끗하거나 사고를 당하는 등의 외상, 불편한 신발을 오래 신고 걸은 후, 안쪽 복숭아뼈 아래쪽에서 통증이 나타나 병원에 갔다가 부주상골 때문이라는 진단을 듣게 되는 케이스가 있다.

주상골에는 원래 후경골건(종아리 뒤쪽에서 안쪽 복숭아뼈 쪽으로 내

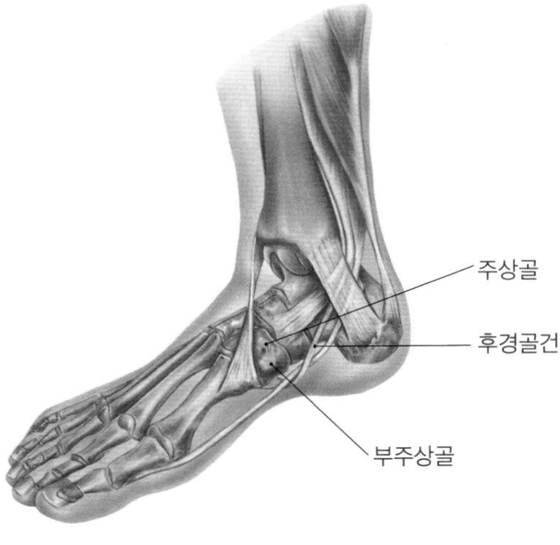


**[그림 12] 주상골, 부주상골, 후경골건**

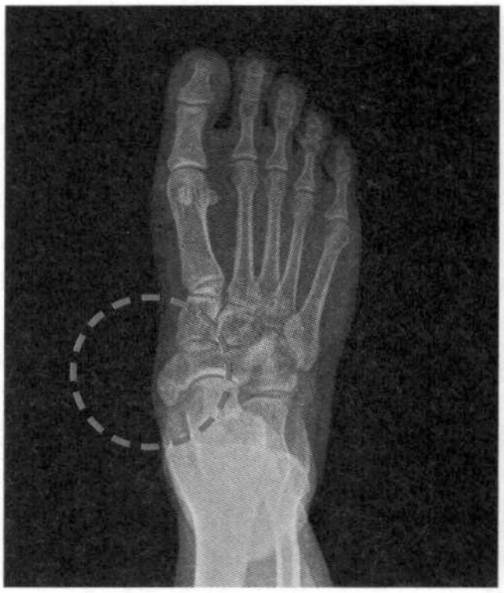
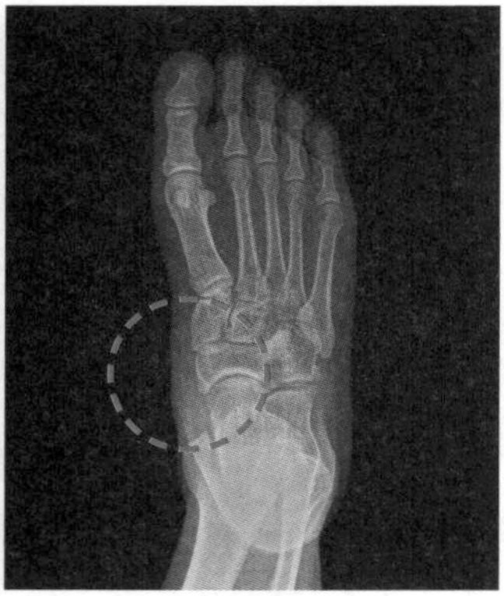

수술 전　　　　　　　　　　수술 후

**[사진 20] 부주상골 환자의 수술 전후 X-Ray 검사**

려오는 힘줄)이라고 하는 큰 힘줄이 붙는데, 부주상골이 있다 보니 후경골건이 주상골에 붙지 못하고 부주상골에 붙게 된다. 주상골과 부주상골은 인대로 연결되어 있어서 사실상 하나의 뼈처럼 움직이기 때문에 후경골건이 주상골이 아니라 부주상골을 잡아당겨도 발목을 움직이는 데 아무런 문제가 없다. 그런데 발목을 접질리게 되면 주상골과 부주상골 사이의 인대가 손상되고, 후경골건이 부주상골을 잡아당길 때 주상골과 부주상골 사이에서 통증이 발생한다. 이렇게 되면 통증 때문에 수술이 필요할 수 있다.

부주상골은 평발과 동반되어 나타날 때가 많다. 평발로 아치가 무너지면 부주상골이 더 도드라져서 통증을 악화시키기 때문이다. 이런 케이스는 평발 치료를 함께해야 한다. 평발은 밑창이 납작하고 얇은 단화에도 증상이 심하게 나타날 때가 많으므로 평소 아치를 지지해주는 신발을 신는 것이 좋다. 평발로 인해 발생하기도 하지만 반대로 '부주상골 증후군'을 방치해서 발바닥의 아치에 변형이 와서 평발이 되기도 한다. 후경골건은 발바닥 아치를 지지하는 매우 중요한 역할을 하는 힘줄이라, 부주상골로 후경골건에 손상이 오면 아치가 무너질 수 있다.

증상이 심하지 않다면 약물치료와 맞춤 깔창을 통한 교정치료를 한다. 맞춤형 깔창으로 후경골건이 부주상골에 가하는 힘을 줄이고 발의 아치를 높여 발뒤꿈치를 안쪽으로 휘게 해주는 것이다. 하지만 부주상골이 많이 튀어나와 있어서 깔창으로 해결이 안 되면 수술적 방법으로 부주상골을 제거해야 한다. 흔들리는 부주상골을 떼어내고 부주상골에 붙어 있던 후경골건을 당겨 원래의 주상골에 붙여 통증을 완화시키는 수술이다. 단, 부주상골이 크다면 후경골건을 당겨 주상골에 부착하기 어려워져 족부 전문의의 숙련된 기술이 필요하다.

### 발목을 펼 때 뒤꿈치가 아프다면, 삼각부골

부주상골과 함께 발에 흔하게 존재하는 '액세서리 뼈'가 삼각부골이다. 삼각부골은 거골의 뒤쪽에 생기는 액세서리처럼 달린 작은 뼈로, 10명 중 1~2명이 가지고 있다. 빈도는 높지만 증상을 유발하는 경우는 부주상골에 비해 낮은 편이다. 발목 뒤쪽에 비정상적으로 튀어나

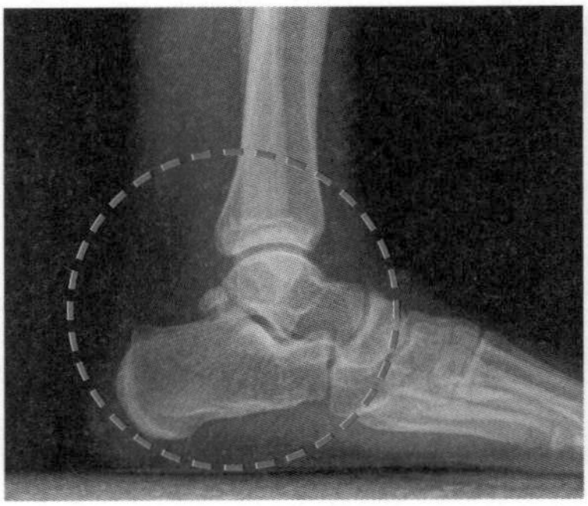

수술 전

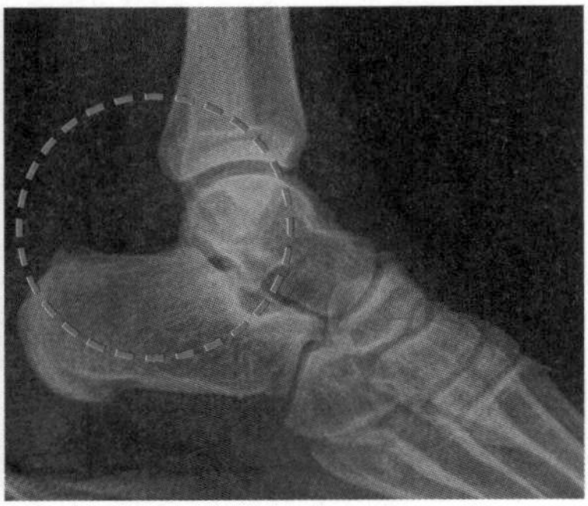

수술 후

**[사진 21] 삼각부골 환자의 X-Ray 검사**

온 뼈라서 발목을 세우는 동작을 할 때 발목 뒤쪽에서 부딪치며 통증을 유발한다. 댄서나 발레리나처럼 발끝으로 서는 동작을 많이 하는 경우, 수영을 할 때 발목을 펴서 발차기를 많이 하는 경우, 일상생활에서는 계단을 내려가는 동작에서 통증이 나타난다.

발뒤꿈치 쪽에 통증이 나타나기 때문에 아킬레스건염인가 싶어 병원을 찾았다가 삼각부골을 발견하는 환자가 많다. 통증이 아킬레스건보다는 조금 더 깊숙한 곳에서 나타난다. MRI상 삼각부골 주변의 염증이 심해도 정작 아킬레스건은 멀쩡할 수 있다.

증상이 심하지 않으면 소염제, 재활 치료를 해보고 그래도 안 나으면 삼각부골을 제거하는 수술을 고려해본다. 절개하거나 관절경(관절의 내부를 검사하는 데에 쓰는 일종의 내시경)으로 작은 구멍을 뚫고 삼각부골을 떼어내고 1~2주 정도 깁스를 한다. 삼각부골은 원래 불필요한 뼈이기 때문에 제거한다고 해도 수술 후에 별다른 부작용은 없는 편이다.

**'부주상골, 삼각부골'에 대해 더 궁금하다면?**

# 발바닥에 혹이 생겼어요
## 결절종, 표피낭, 혈관종

혹은 우리 몸 어디에서도 생길 수 있지만 발바닥에 생기면 참 곤란하다. 체중이 실리기 때문에 바닥에 직접 닿는 부분에 혹이 나면 심하던 약하던 불편감과 통증이 생긴다. 발바닥이 아니라 엄지발가락이나 새끼발가락에 생겨도 신발에 눌리게 되므로 우리 몸의 다른 부위에 생겼을 때보다 더 불편하고 더 심한 통증을 느끼게 된다.

그럼 발에 불편감을 유발하는 혹 중에서 가장 많이 생기는 혹은 무엇일까?

첫 번째가 결절종이고 그다음이 표피낭, 혈관종 순이다.

통증이 심한 순서는 반대로 혈관종, 표피낭, 결절종 순이다. 가장 흔한 결절종이 가장 통증이 없으므로 그나마 다행이다.

### 말랑말랑하고 통증 없는 혹, 결절종

우연히 발을 보니까 혹 같은 게 있고 만져보니 말랑말랑한데 통증은 없다면 흔히 '물혹'이라고 말하는 결절종이다. 우리 몸에 생기는 종양 중 가장 흔한 형태이고 우리 몸 어디에나 생길 수 있다. 물론 발에도 생길 수 있다. 왜 생기는지 원인은 명확하지 않지만 결절종이 발에 생겼다면 평소 꽉 끼거나 딱딱한 신발을 신은 것이 원인일 수 있다. 우스갯소리로 하는 말 중에, 예전 교수님들은 결절종 환자가 오면 두껍고 딱딱한 영어 원서를 가져오라고 하셨다고 한다. 결절종을 터트릴 목적으로 말이다. 그만큼 결절종은 크게 문제는 안 된다는 뜻이다. 뜻이다. 결절종은 발을 많이 쓰면 더 붓고 커지기도 하고 쉬면 줄어들기도 하지만 발바닥이나 튀어나온 뼈 주위에 생기면 신발에 눌려서 통증이 생긴다. 이런 케이스는 수술로 제거할 필요가 있지만, 통증이 없다면 굳이 제거하지 않아도 괜찮다.

결절종은 제거해도 재발을 잘한다는 특징이 있다. 사이(Rapport)가 좋았던 환자와 수술 후 틀어지기 딱 좋은 수술이 바로 이 수술이다. 환자 입장에서는 발에 혹이 생겨서 뼈 문제인가 싶어 걱정을 하며 병원에 왔는데 막상 초음파나 MRI 검사를 해보니 결절종이라고 하고, 심각한 문제가 아니라고 한다. 게다가 수술도 간단하다니 더 좋다. 그런데 수술을 잘 받았는데 얼마 안 가서 재발을 한다?! 불만스러울 수밖에 없다.

결절종을 근본적으로 완전히 제거하기란 쉽지 않다. 결절종은 힘줄막에서부터 생겨난 물혹이기 때문에 완전히 제거하려면 물혹이 자라난 힘줄까지 잘라내야 한다. 하지만 심각한 질환도 아닌 결절종을 제거하자고 힘줄까지 잘라낼 수는 없다. 게다가 비눗방울처럼 생긴 결절종을 터트리지 않고 제거하기란 쉽지 않다. 또한 수술한 부위에 혈종이 잘 생기는데, 이것 역시 재발 가능성을 높인다. 결절종이 신경을 누르고 있어 찌릿찌릿한 신경 증상이 있을 때도 수술 후 신경 증상이 남을 수 있다. 원래 결절종이 그런 질환이다. 의사로서도 어쩔 수 없다.

수술이 필요한 환자는 대부분 통증이 있고, 보행에 지장이 있는 환

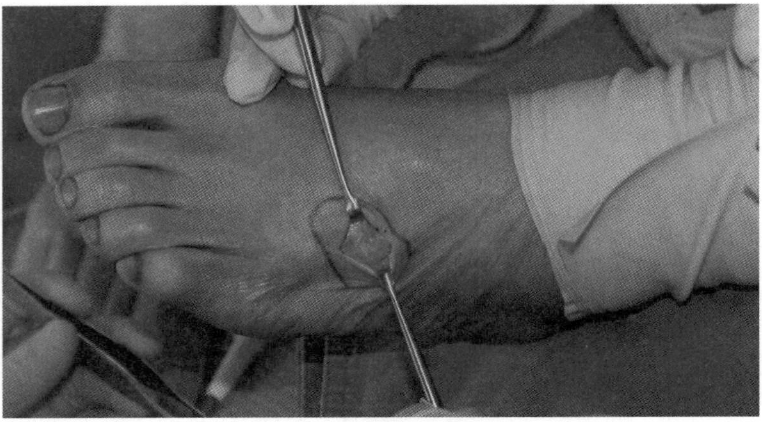

**[사진 22] 결절종 수술**

자나 결절종이 보기에 흉하거나 신발을 신기 불편할 정도로 심한 경우다. 그래서 수술 전에 환자에게 '만족감이 낮을 수 있고, 재발도 잘 하고, 흉터도 남는다'는 점을 충분히 설명하는 것이 중요하다.

### 딱딱하게 볼록 튀어나온 혹, 표피낭

이름 그대로 표피에서 생겨서 자라나는 종양으로 결절종과 마찬가지로 우리 몸 어디에나 생길 수 있다. 귓볼이나 엉덩이, 가슴, 등, 턱, 이마 등에 잘 생기며, 만져보면 딱딱하고 짜면 하얀 피지들이 나온다. 여드름처럼 작은 것부터 강낭콩만큼 큰 것도 있다.

집에서 무리해서 짜면 혈관이 터지고 감염되어 염증이 생기므로 병원에 와서 제거해야 한다. 일반적으로 표피낭은 통증이 꽤 심한 편이지만, 결절종보다 종양의 껍질이 두껍고 내부 물질도 비교적 딱딱

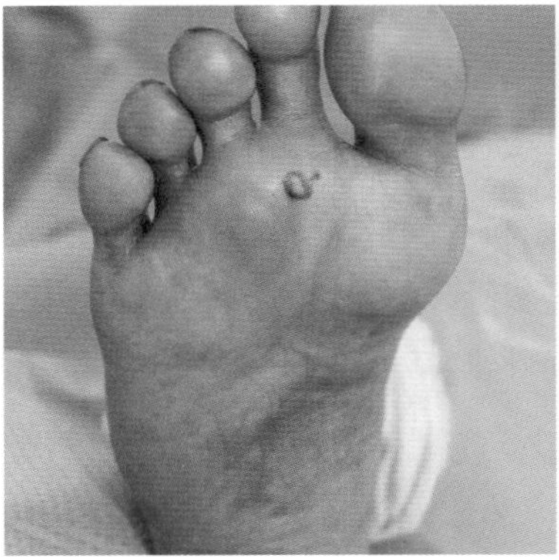

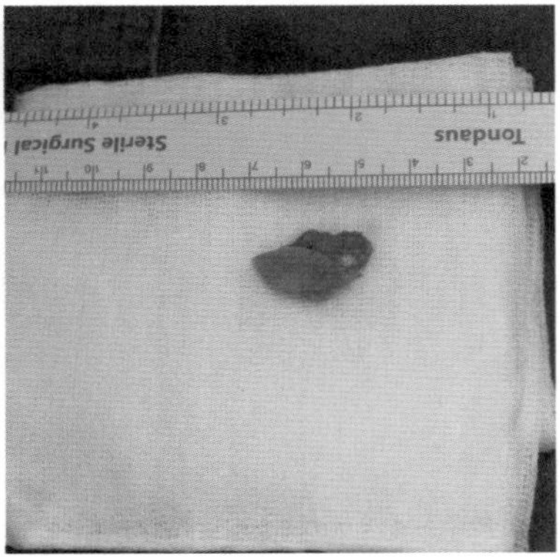


**[사진 23] 표피낭 수술**

해서 제거가 잘된다. 재발율도 상대적으로 적어 결절종과 달리 수술 후 환자의 만족도가 높아 환자와의 사이가 좋아질 수 있는 질환이다. 다만, 수술 시 표피낭의 출발이 되는 피부 일부를 반드시 제거해야 재발을 막을 수 있다.

간혹 표피낭을 티눈으로 오인해 피부과에서 레이저나 냉동치료를 받고 오는 환자가 있다. 정형외과 의사도 표피낭과 티눈이 헷갈릴 때가 꽤 있다. 그러나 티눈과 굳은살은 겉 피부가 두꺼워지지만, 결절종, 표피낭, 혈관종은 겉 피부 자체가 두꺼워지거나 변형되지 않는다는 큰 차이점이 있으니 참고하기 바란다.

### 붉은 반점처럼 생긴 혹, 혈관종

결절종과 표피낭처럼 혈관종도 발이나 발바닥에 혹처럼 생기지만, 붉은 반점처럼 보여 구분이 잘된다. 결절종이 관절이나 힘줄막에서 생기기 시작하고, 표피낭이 피부 표피에서부터 생긴다면 혈관종은 모세혈관에서 생긴다. 혈관종 역시 다른 혹과 마찬가지로 전신에 생길 수 있는데, 얼굴 등 다른 부위에 생기는 경우와 달리 발에 생기는 혈관종은 크기가 그렇게 크지 않다. 대부분 1cm 이하이고, 2~3mm에 불과할 때도 있다. 하지만 작은 고추가 맵듯이 작아도 통증은 가장 심하다.

혈관종은 수술로 제거하는 것 말고는 다른 치료법이 없다. 국소 마

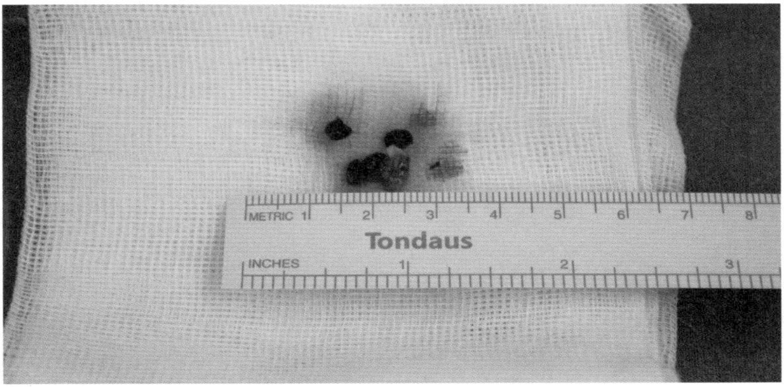


**[사진 24] 혈관종**

취로 간단히 제거할 수 있고 재발도 거의 없어 환자들의 만족감이 높다. 문제는 정확한 진단을 못 받는 환자가 많다는 것이다. 실제로 발바닥이 아프다고 물리치료만 받다가 나아지지 않아서 족부 전문의를 찾아왔다는 환자들이 꽤 있다. 비교하자면 결절종 수술이 사이 좋던 환자가 수술 후 재발해 사이가 나빠질 수 있는 수술이고 반대로 혈관종 수술은 진단이 어려워 통증 원인을 못 찾아 사이가 나빴던 환자가 수술 후 사이가 좋아지는 수술이라고 할 수 있다.

**'결절종, 표피낭'에 대해**
**더 궁금하다면?**

# 발을 끌며 걸어요
## 족하수(발목 처짐)

족하수는 한문으로 足下垂 영어로는 Foot Drop이라고 한다. 이름 그대로 발목을 들지 못해서 발이 아래로 떨어지는 증상이다. 발목을 아래로 내리는 동작과 안쪽으로 돌리는 동작은 잘되는데, 발목을 위로 올리는 동작과 바깥쪽으로 돌리는 동작이 잘 안된다.

실제로 족하수 증상이 나타나면 대부분은 신경과를 가야 할지, 정형외과를 가야 할지 잘 모른다. 사실 족하수를 전문적으로 진료하는 과가 명확하게 나누어져 있지 않기도 하다. 전등불이 꺼졌을 때 전구 문제인지, 스위치 문제인지 구분하는 것이 중요하듯 족하수도 발목을 잘 들어 올리지 못하는 증상이 발목 문제인지 신경(척추, 뇌) 문제인지 구분해야 한다.

발목의 힘줄이나 인대 문제로 인한 족하수라면 정형외과를 찾는 게 맞다. 하지만 신경 문제라고 해도 막상 신경과에서 발목에는 어떤 치료를 해야 하는지 잘 모를 때가 있다. 뇌졸중이나 뇌 손상 등 기타 뇌병변 장애와도 구별이 필요하다. 뇌병변 장애로 인해 족하수 증상이 나타날 때는 발등을 들어 올리는 기능만 떨어지는 것이 아니라, 하지 근력 전체가 약해지므로 족하수라고 진단하기는 어렵다.

족하수는 정확하게는 비골 신경이 손상될 때 생기는 증상이다. 비골 신경은 허리에서 출발하여 고관절과 무릎을 지나 발목으로 내려오기 때문에 대부분 허리, 고관절, 무릎 등의 각 위치에서 비골 신경이 손상되면 족하수가 나타날 수 있다. 외상으로 비골 신경이 손상된 것처럼 원인이 분명할 때도 있지만, 특별한 원인이나 외상 없이 특발성으로 손상이 나타나 발생하는 케이스도 많다.

최근 직장에서 대표로서 매우 많은 활동을 하는 50대 여성이 내원했다. 발목의 가동성이 현저히 떨어져 일상생활의 불편감을 호소했다. 허리나 무릎 MRI 검사상에서도 아무 이상이 없었고 특별한 외상이나 손상 없었지만 족하수로 진단되었다. 이렇게 비골 신경의 손상이 있지만 그 정도가 미미해 검사상으로 나타나지 않은 정도일 때, 무리해서 요가를 했다거나 감기처럼 신경에 안 좋은 문제가 일시적으로 발생하면 족하수가 나타날 수 있다. 이런 케이스는 대부분 재활로 2~3개월이 지나면 증상이 호전된다.

이럴 때 의심해 볼 수 있다!

**족하수**

- 발을 끌며 걷는다.
- 다리, 특히 무릎을 과하게 높이 들어 올리며 걷는다.
- 오르막을 오를 때 특히 힘들다.
- 절뚝거린다.
- 통증은 없다.

### 허리디스크와의 연관성

족하수는 허리 신경 문제인 경우가 많아서 간혹 족하수로 병원을 찾았다가 뒤늦게 허리디스크 진단을 받는 환자도 있다.

또한 30~40대에서 '이유 없는 신경의 정전'과 같은 상태로 병원을 찾는 환자도 있는데, 이는 발등을 들어 올리는 동작을 하는 신경이 일시적으로 정전된 것이라서 디스크나 협착증 없이도 유발될 수 있다. 근전도나 무릎, 허리 MRI 상 신경을 누르는 병변이 뚜렷하지 않다면 일단 재활 치료를 하면서 경과를 지켜봐야 한다. 신경의 일시적인 정전 상태가 원인이라면 2~3개월 지나면 저절로 호전되는 경우가 많지만, 6개월~1년이 지나도 증상이 호전되지 않는다면 족부 전문의가 외과적인 수술로 힘줄을 이식해 발목 운동성을 회복시킬 수 있다. 이 수술로도 부족하다면 발목을 90도로 만들어주는 발목 고정술을 시행하여 보행에 도움을 줄 수 있다(사진 25).

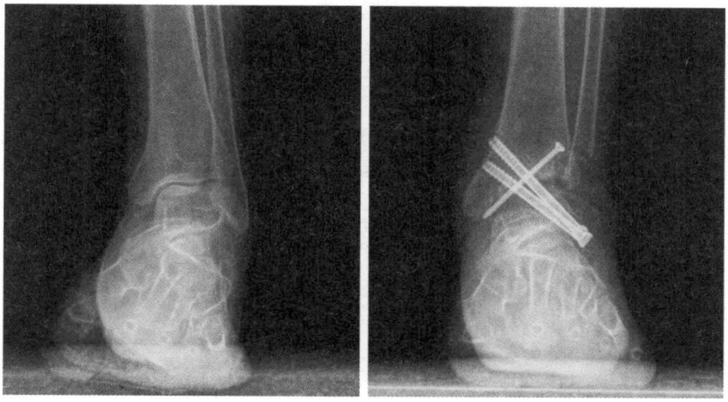

수술 전　　　　　　　　수술 후

**[사진 25] 족하수 환자의 발목 고정술 전후 X-Ray 검사**

## 보조기 착용이 중요하다

족하수가 발생했을 때 가장 시급한 치료는 보조기 착용이다. 족하수가 생기면 발등이 쳐져서 발을 끌고 다니게 되므로 걷기가 매우 불편해지고, 발등이 처진 상태가 너무 오래 지속되면 근육이 수축되어 신경이 회복되어도 발목의 움직임이 회복되지 않을 수 있다. 따라서 즉시 보조기를 착용하는 것이 중요하다.

'족하수'에 대해
더 궁금하다면?

# 직접 그린 발 통증 메모를 가지고 내원한 환자

## 신경병성 통증

70대 남성 환자가 진료실에 들어오자 종이 한 장을 꺼내 놓았다. 본인이 직접 아픈 부위를 모두 적어 놓은 종이였다. 언제부터 그랬는지, 어떻게 아픈지 자세히 표시가 되어 있었다. 소염진통제도 먹고 주사도 맞고 깔창도 깔아 봤지만 전혀 나아지지 않았다. X-Ray 검사부터 MRI까지 안 해본 검사가 없었다고 했다. 의사마다 '약간

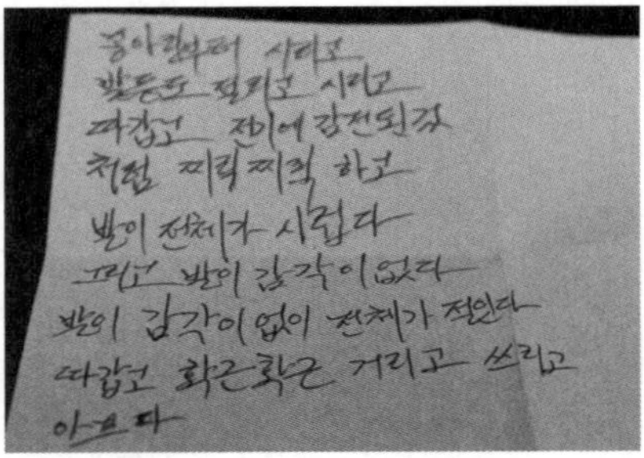


[사진 26] 신경병성 통증 환자가 가지고 온 메모

의 무지외반증이 있다', '약간의 관절염이 있다', '약간의 족저근막염이 있다'……. 진단이 모두 달랐다.

환자 이야기를 들어 보고 영상 검사 결과를 살펴봐도 통증의 원인이 관절 자체의 문제는 아닌 것으로 판단되었다. 이런 경우, 신경 전달 과정에 문제가 생겨 발생하는 신경병성 통증을 의심해 볼 수 있다.

### 통각 수용성 통증과 신경병성 통증

통증이 발생하는 기전은 크게 통각수용성 통증(Nociceptive pain)과 신경병성 통증(Neuropathic pain) 두 가지로 나뉜다. Nociceptive pain은 통각 수용성 통증은 동통을 느끼는 구조적 이상이 실제로 있는 경우다.

골절과 인대손상 등의 외상을 포함하여 관절염이나 힘줄염 등 직접적으로 통증이 발생할 수 있는 관절이나 연부 조직의 이상으로 통증을 느낀다면 통각 수용성 통증이고, 외부 반응이 뇌까지 전달되는 신경의 회로에서 문제가 발생하여 이상 감각이나 통증을 느끼게 된다면 신경병성 통증이다.

통각 수용성 통증일 경우, 자극이 3이라면 우리 뇌는 3의 자극을 똑같이 느끼지만 신경병성 통증이라면 실제 말단의 자극보다 우리 몸이 훨씬 더 큰 통증을 느끼게 되어 외부 자극이 1만 느껴져도 우리 뇌는 10만큼 통증을 느낀다.

당뇨나 호르몬 이상 등 명확한 신경 변화를 일으킬 원인이 있을 때도 나타지만, 원인 없이 통증이 생기기도 한다. 신경병성 통증은 단순한 통증이 아니라 주로 '불이 난 것처럼 화끈거린다', '저리다', '시리다', '스치기만 해도 아프다', '심할 때는 밤에 잠을 이루기도 힘들다'는 증상들을 호소한다. 대부분 병원에서 무지외반증이나 족저근막염 등과 같은 약간의 족저 질환이 있다는 진단을 받아서 소염제를 복용하고 물리치료나 깔창, 주사치료를 받아보지만 통증이 전혀 나아지지 않는다. 관절 자체의 문제가 아니기 때문이다.

일반 소염제나 물리치료는 전구를 갈아 끼우는 것과 비슷한 치료인데 전구가 아닌 전선에 이상이 있는 상황이라면 전구를 갈아 끼워서는 원인이 해결되지 않으므로 해당 치료로는 통증을 잡을 수 없는 것이다. 신경병성 통증은 신경회로에 대한 치료를 해야 한다. 신경의 변화나 변성을 가라앉히기 위해 항우울제 성분을 포함한 매우 다양한 약제가 사용된다.

### 과도한 스트레스로 심해질 수 있지만 더 악화하지는 않는다

갑자기 이런 신경병성 통증이 생겼다는 환자에게 묻는 질문이 있다.

"요즘 힘든 일이 있으셨나요?"

신경병성 통증의 특징 중 하나가 컨디션이 안 좋거나 스트레스를 받으면 더 심해지는 경향이 있다는 것이다. 스트레스는 신경계통의 이상을 유발할 수 있기 때문에 스트레스 관리가 중요하다. 통증에 너무 민감해지거나 집중되지 않게 운동이나 여가를 즐기는 것도 큰 도움이 된다.

갑상선 치료나 호르몬 치료를 받으면 신경병성 통증이 나타나기도 한다. 정확한 이유는 알 수 없지만, 호르몬의 이상이나 치료가 이러한 신경계통에 영향을 주기 때문이라고 생각된다.

'더 심해지면 다리 전체, 혹은 전신으로 통증이 번져 나가는 것은 아닐까' 걱정하는 환자들이 많다. 다른 부위로 악화되지는 않으므로 그런 걱정은 접어 두어도 좋다. 아직까지 치료법에 대해 잘 알려지지 않은 질환이지만 한 가지 확실한 점은 대부분 더 심해지지는 않고, 수술이 필요한 구조적 이상도 만들지 않는다는 점이다.

### 운동하세요!

한 가지 더! 신경병성 통증을 겪고 있다면 운동을 해도 괜찮다.

'발이 아플 때 운동을 하면 더 나빠지는 것은 아닐까' 싶어 스스로 활동을 제약하는 경우가 많은데 신경병성 통증은 예외다. 발에 있는 신경을 회복시키기 위해서라도 운동하는 것은 도움이 된다.

정형외과 의사 입장으로 보면 신경병성 통증은 이래저래 다루기 꽤 까다로운 질환이다. 진료실에서 본 신경병성 통증 환자의 1/3은 약물치료로 굉장히 만족할 만큼 증상이 좋아지고, 1/3은 완전히는 아니더라도 어느 정도 좋아진다. 그러나 나머지 1/3은 약물치료에도 별다른 증상 변화가 나타나지 않는다. 안타깝게도 이런 케이스는 결국 통증에 익숙해지면서 살아가는 수밖에 없다. 아직까지 신경회로가 통증의 원인이 되는 증상은 명확한 원인이 밝혀지지 않았고, 약물이 작용하는 기전도 완전히 알려져 있지 않으므로 경험적으로 약물을 사용한다. 화끈거리거나 저린 증상은 비교적 약에 대한 반응이 양호한 반면 시린 증상 등은 해결이 잘 되지 않는 경우가 많다. 신경병성 통증은 아직까지는 연구가 많이 필요한 질환이다.

'신경병성 통증'에 대해
더 궁금하다면?

PLUS PAGE

# 질문 있어요!
# 사소하지만 궁금한 족부족관절 질환 Q&A

## Q 우리 아이가 평발인 것 같아요.

병원을 찾는 사람들이 평발에 대해 가장 궁금해하는 것은 크게 두 가지다.

첫째, "우리 아이가 평발인가요?"

둘째, "평발이면 군대에 안 가나요?"

소아 평발과 성인 평발은 구분해서 살펴보아야 한다. 발바닥뼈를 천막이라고 하고 뼈에 이어져 있는 힘줄들을 기둥이라고 하면 기둥이 약해서 천막이 무너져 내린 것이 평발이다. 어린이 평발은 뼈가 다 안 자라서 천막이 쳐지지 않은 것이고 성인 평발은 천막이 잘 쳐져 있다가 기둥이 하나씩 무너져 내린 것에 비유할 수 있다.

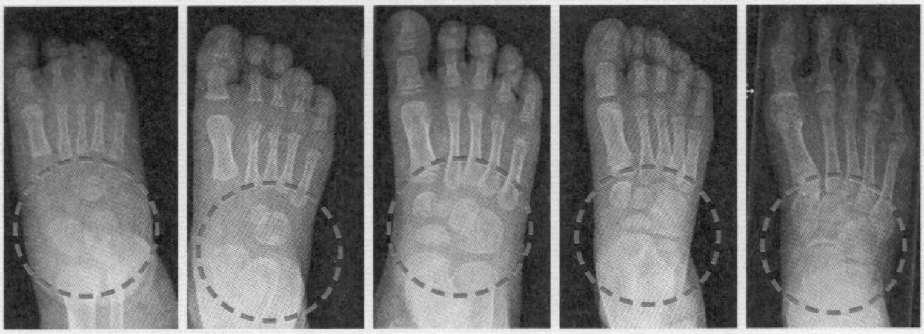

생후 6개월　　만 1세　　3세　　6세　　15세

**[사진 27] 소아의 나이대별 발 모양 X-Ray 검사**

발의 아치는 보통 만 10세까지 자란다.

소아는 정상적인 골격과 발바닥 아치가 있어도 아치를 유지시켜 주는 인대가 성인보다 느슨하므로 체중 부하 시 아치가 무너진 평발처럼 보인다. 그러나 성장하면서 뼈 발육이 인대, 힘줄보다 더 빨라 인대의 긴장도가 높아지고 발이 단단해져 만 10세 이후부터는 정상적인 발의 형태를 지니게 된다.

즉, 발바닥 아치는 만 5~6세에 나타나기 시작해 만 8~10세 이후에 완성되므로 통증이 없다면 굳이 교정 목적으로 치료할 필요는 없다. 우리 아이가 평발인지 걱정된다면 성장 과정을 꾸준히 관찰해야 한다. 성장 과정에서 선천적 평발이 의심되거나 뼈 변형이 동반되어 통증이 있다면 힘줄이나 뼈가 완전히 자라기 전에 아치가 잘 형성되도록 깔창 등으로 틀을 잘 잡아주면 도움이 된다.

소아 평발의 치료는 나이와 증상에 따라 나뉜다. 만 10세 이전에는 주로 1년에 한 번 정도 X-Ray 검사를 하면서 관찰하는데, 대부분 나

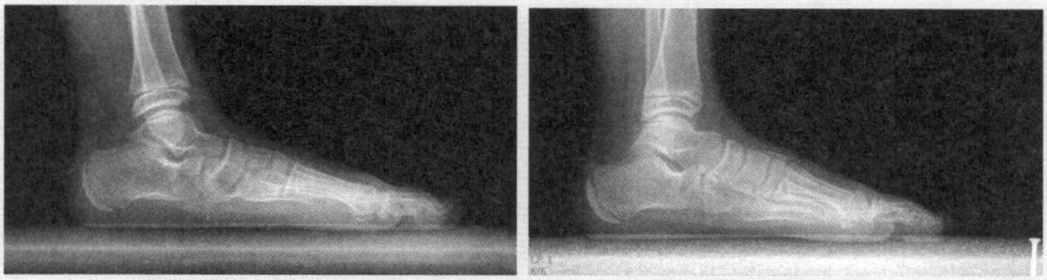

교정 전 교정 후

**[사진 28] 깔창으로 평발을 교정한 소아 환자(11세)의 교정 전후 X-Ray 검사**

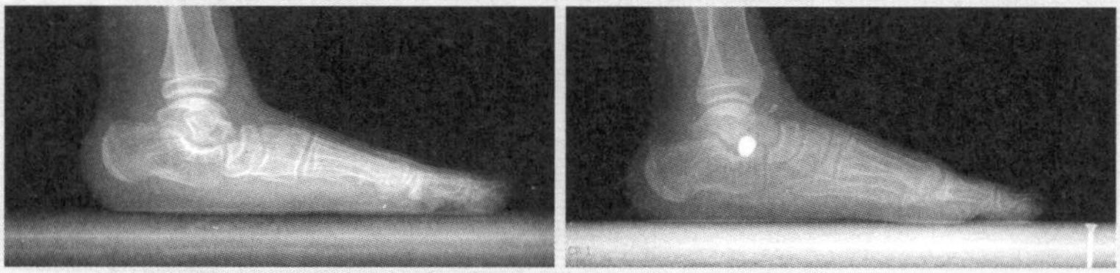

수술 전 수술 후

**[사진 29] 수술로 평발을 교정한 소아 환자(13세)의 수술 전후 X-Ray 검사**

이가 들면서 점차 아치가 형성되어 간다. 그러나 10세 이전에도 평발로 인한 통증이 발생하거나, 아킬레스건의 단축증이 동반된다면 깔창을 사용하고, 그래도 통증이 지속된다면 수술적인 치료를 고려한다. 수술은 뼈에 대해 교정술을 시행하면서 아킬레스건이 짧다면 이에 대한 연장술도 동시에 시행한다.

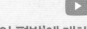

**'소아 평발'에 대해 더 궁금하다면?**

## Q 아이가 다리가 아프다는데 왜 아픈지 모르겠어요. 잘 놀긴 해요: 성장통과 세버씨병

유치원에 다닌다는 남자아이가 엄마와 함께 왔다. 전부터 아이가 놀이터에 나가 놀고 오면 저녁에 다리가 아프다고 이야기를 했는데, 최근에 축구 교실에 다니기 시작하면서 가끔 운동을 과하게 한 날이면 다리가 아프다며 울면서 잠을 못 잘 때가 있다고 했다. 주변에서는 성장통일 거라고 운동 쉬게 하면서 다리 주물러주면 괜찮아진다고는 하지만 혹시 다른 문제가 있는 건 아닌지, 성장통이라면 계속 운동을 쉬어야 하는지 걱정이 된다고 했다.

성장통이 의심되면 기본적으로 뼈에 문제가 없는지 확인하기 위해 X-Ray 검사를 한다. 아프다고는 하지만 걷는 데 문제가 없고, 눌러봤을 때 압통이 뚜렷하지 않다면 성장통일 가능성이 높다. 그런데 만약 아파서 걷기 힘들어한다면 성장통이 아닐 수 있으므로 꼭 병원에 데려와야 한다. 성장통이라면 그 정도로 통증이 심하지 않다.

### 많이 뛰어논 날 밤에 유독 아픈 성장통

성장통은 말 그대로 한창 성장기에 있는 만 4~10세 어린이가 겪는 통증으로 10명 중 8명이 경험할 정도로 매우 흔한 증상이다. 뼈가 자라면서 뼈를 둘러싼 인대, 힘줄, 근육 등이 잡아당겨지면서 통증이 생기는데, 그중에서도 인대가 가장 영향을 많이 받는다. 보통 무릎이나 발목, 허벅지, 정강이, 팔 등에서 통증이 나타나고, 특히 무릎이나 뒤꿈치에 통증이 나타나는 경우가 많다. 아이들은 대부분 낮보다 밤에 성장통이 나타나는데 성장호르몬이 밤 10시에서 12시 사이에 가장 많이 분비되기 때문인 것으로 생각된다.

앞의 어린이 환자는 검사 결과 별 다른 문제가 발견되지 않았고 전형적인 성장통으로 진단되었다. 성장통이라면 크게 걱정할 필요는 없다. 아이가 통증을 심하게 호소하더라도 성장통 때문이라면 큰 문제가 발생하지 않는다. 진통제 처방이 필요할 정도로 심하지도 않다.

아이가 성장통으로 힘들어한다면 성장통 예방에 효과적인 스트레칭을 자주 해주고, 통증을 호소할 때 보호자가 마사지와 찜질을 해주면 큰 도움이 된다.

Info.

### 성장통이 나타나면 엄마가 이렇게 해주세요!

**1. 아이에게 무리가 되는 심한 운동은 피하고 휴식을 충분히 취하도록 한다.**

성장통은 증상이 주로 밤에 나타나기 때문에 성장통이 심한 아이라도 낮 시간에는 활동을 많이 할 수 있어 주의를 기울여야 한다. 특히 1시간 이상 축구나 달리기, 농구나 줄넘기 같은 점프 운동은 성장판에 무리를 줄 수 있으므로 피한다.

**2. 따뜻한 찜질을 해주거나 가볍게 주무르며 마사지한다.**

성장통은 어떤 한 지점에 국한되어 통증이 나타나지 않으므로 아픈 부위를 전체적으로 찜질해주거나 마사지해준다.

**3. 종아리 스트레칭을 시킨다.**

종아리 스트레칭으로 연부 조직을 충분히 늘려주면 성장통을 조절하는 데 많은 도움이 되므로 운동 전후나 집에서 종아리 스트레칭을 자주 하도록 지도한다.

| 성장통 증상 | 치료가 필요한 증상 |
|---|---|
| 주로 저녁에 통증이 나타나고 아침에는 소실된다. | 낮 시간에 활동에 지장이 있을 정도로 아파한다. |
| 통증의 지속 시간은 수분에서 1시간 정도이다. | 통증이 간헐적이지 않고 지속된다. |
| 통증의 정도는 가볍다. | 발을 디디기 힘들어한다. |
| 아픈 부위에 특별한 이상이 없다. | 열감, 발적, 부종, 발열이 있다. |
| 주로 근육에 통증이 나타나며 주무르면 통증이 줄어든다. | 관절을 움직일 때 통증이 더 심해진다. |
| 운동량이 많으면 통증이 더하다. | 다치고 나서 통증이 생겼다. |
| 통증은 주로 관절보다 근육, 성장판 주변에 통증이 나타난다. | 발가락 관절, 발목 관절 자체에 통증이 나타난다. |

**[표 1] 우리 아이, 성장통일까?**

성장통은 일시적으로 나타났다가 별다른 문제없이 좋아질 때가 많지만 외상성 질환이나 감염성 질환 또는 소아기 류마티스 질환 등을 성장통으로 오인하고 '시간이 지나면 나아지겠지'라고 생각해 방치하면 문제가 심해질 수 있다.

가장 문제가 되는 상황은 감염성 질환과 구분하지 못했을 때이다. 성장판에 생기는 골수염이나 관절에 생기는 화농성 관절염은 간혹 제때 진단·치료를 받지 못해 치명적인 문제로 진행될 수 있다. 소아 류마티스 역시 추후 관절 변형 문제를 초래할 수 있으므로 일반적인 성장통과 차이가 있다면 반드시 병원에 내원하여 혈액 검사와 MRI

등 추가적으로 검사를 받아볼 것을 권한다(표 1).

'성장통'에 대해
더 궁금하다면?

### 뒤꿈치가 아프다면 세버씨병

한창 성장기에 있는 아이들이 무릎이나 발목 등이 갑자기 아프다고 하면 대부분 단순 성장통이지만 유달리 뒤꿈치가 아프다고 하면 성장통 중에서도 '세버씨병(처음 발견한 사람의 이름인 Sever에서 유래)'일 수 있다. 세버씨병은 뒤꿈치 뼈의 손상인데(사진 30) 치료받지 않고 그대로 과도하게 활동하면 견열골절(관절을 삐어 힘줄이나 인대가 붙어 있는 곳의 뼈가 빠진 모양)이 생길 수 있다(사진 31). 따라서 초기 관리가 매우 중요하다.

세버씨병 역시 성장통처럼 뼈가 자라는 속도가 빠른 데 비해 힘줄이 이를 따라가지 못해 발생한다. 아킬레스건이 붙는 부위의 종골(발 뒤꿈치에 있는 뼈)에 성장판이 있는데, 다른 힘줄들 중에서도 아킬레스건이 가장 강력하게 종골을 잡아당겨 통증이 나타난다.

세버씨병은 만 10세 전후에 많이 발생한다. 이 나이 때 축구와 같은 달리기 운동을 많이 하면 아킬레스건이 성장 중인 종골을 강하게 잡아당기게 되면서 통증이 생긴다. 특히 무게가 실리는 운동, 서서하는 운동, 달리기 등을 하면 아킬레스건이 붙는 뒤꿈치에 큰 압력이 가해져 통증이 나타난다. 이때 휴식을 취하지 않고 계속 과도한 활동을 하면 뼈가 종골을 당겨서 벌어질 수 있으므로 조심해야 한다.

기본적으로 세버씨병을 포함해 성장통은 뼈 성장을 주변 연부 조직이 따라가지 못해 생기기 때문에 온찜질을 해서 연부조직을 이완시켜 주면 통증 완화에 좋다. 다만, 세버씨병은 운동을 많이 하는 어린이에게 생기므로 부종이 동반될 때는 냉찜질을 하는 것이 도움이 된다.

세버씨병은 한 번 발병하면 대개 회복 기간이 1~2개월 정도 걸리고 보통 이 기간이 지나면 재발하는 경우는 많지 않다. 하지만 드물게 증상이 나아졌다가 다시 재발하는 아이들도 있다. 이때는 다른 질환이 있는 것은 아닌지 명확히 구분할 필요가 있으므로 MRI 검사가 추

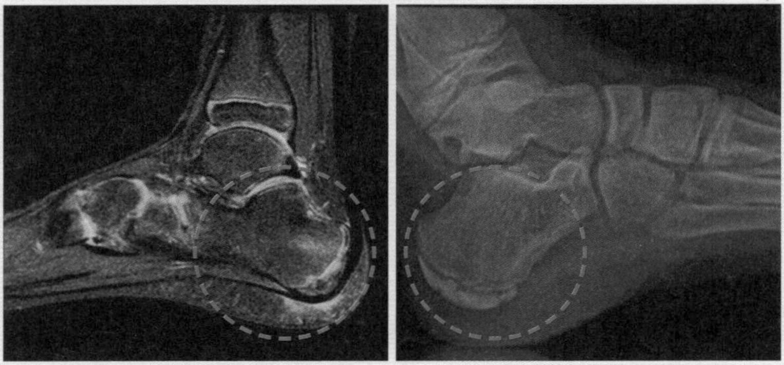

[사진 30] 세버씨병 환자의 X-Ray · MRI 검사

가적으로 필요할 수 있다.

예방을 위해서는 평소 너무 과한 운동(2~3시간 이상의 축구, 달리기 등)은 하지 않는 것이 좋다. 우리나라 유소년 야구선수의 경우 아무리 잘하는 선수도 1일 투구수가 95개 이상을 넘기지 않게 제한하고 있고, 미국에서는 14세 이하의 야구선수는 변화구를 던지지 못하게 하고 있다. 성장기 선수를 보호하기 위한 방안이다. 그만큼 성장판에 무리가 가는 운동을 많이 하는 것이 좋지 않고 한 번 손상된 부위가 다시 손상되지 않도록 조심해야 한다.

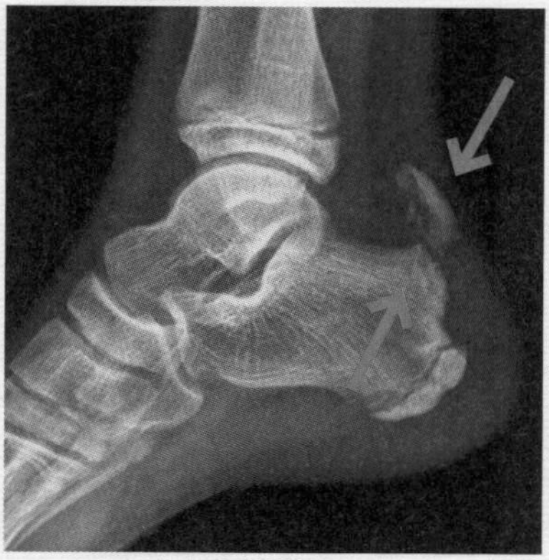
[사진 31] 견열골절 환자의 X-Ray 검사 사진

'세버씨병'에 대해
더 궁금하다면?

Info.

**세버씨병의 증상(만 10세 전후의 소아인 경우)**

- 많이 뛰거나 걸은 후 걷기 힘들 정도로 뒤꿈치가 아프다.
- 아침에 일어났을 때 뒤꿈치가 아프거나 더 뻣뻣하게 느껴진다.
- 뒤꿈치가 붓거나 빨개진다.

## Q 발목에서 '딱딱' 소리가 나요, 관절염일까요?

발목을 움직일 때 딱딱거리는 소리가 난다고 찾아오는 환자들이 종종 있다. 발목이 약해서 그런 것은 아닌지, 관절염이 되는 것은 아닌지, 그대로 두면 통증이 생기는 것은 아닌지 걱정한다. 이럴 때 꼭 물어보는 것이 있다.

"소리 나는 거 말고 다른 증상은 없으신가요?"

결론부터 말하자면 발목에서 나는 소리는 소리 외에 동반된 증상이 없다면 크게 걱정할 필요가 없다!

꼭 발목 관절에만 국한된 이야기는 아니다. 목이나 손, 손목, 무릎 등을 움직일 때 '딱딱' 소리가 나는 사람들이 있다. 여러분 중에서도 장난삼아 누가 소리가 크게 나는지 일부러 관절을 꺾어본 사람들이 있을 것이다. 크게 문제 될 것 없다. 이런 경우, 소리 나는 것을 병이라 받아들이지 말고 문제가 되지 않는 하나의 증상이라고 생각하면 좋을 것 같다. 그래도 소리가 영 불편하게 느껴진다면 검사를 통해서 적어도 '문제가 없다'는 것을 확인하는 것은 중요하지 않을까 싶다.

그렇다면 관절에서 소리가 왜 나는 것일까?

관절에서 나는 소리를 보통 탄발음(Crepitus)이라고 한다. 힘줄과 힘줄이 부딪치거나, 관절과 연골막이 부딪치면서 나는 소리다. 흔히 관절을 꺾을 때 '딱딱'하고 나는 소리는 연골하고 연골이 부딪칠 때 순간적으로 관절액이 없어지면서 발생한 음압 때문에 발생한다. 따라서 통증과는 상관이 없다.

혹시 평소에 발목을 자주 접질리는 사람에게 이런 소리가 더 자주 날까?

의학적인 증거는 없지만 개인적인 의견으로는 발목을 자주 접질리는 것과 탄발음은 관련이 없다고 본다. 자주 접질린다는 것은 발목이 불안정해서 흔들린다는 이야기인데, 탄발음이 나기 위해서는 오히려 그 반대여야 한다. 탄발음은 어느 정도 긴장이 유지된 상태에서 힘줄이 튕겨져야 나는 소리이기 때문이다. 발목에서 소리가 난다면 중요한 것은 이것이 병적인 것인지 아닌지를 감별하는 것이다. 소리가 크게 나는지, 발목 관절 안에서 나는지, 발목 관절 주변에서 나는지 보다는 소리가 나면서 통증이나 이질감, 불안정감 등 동반된 특별한 증상이 있는지 확인하는 것이 더 중요하다.

따라서 '발목에서 소리가 나면 병원에 가야 될까?' 묻는다면 소리 외에 다른 증상이 있는지를 살펴보라는 것이 나의 대답이다. 단순히 탄발음만 있다면 병이라고 할 수 없으므로 굳이 시간을 내서 병원에 올 필요가 없다. 그러나 소리 외에 통증이라든가 다른 불편한 증상이 있다면 병원에 와서 원인을 찾아보는 게 좋다.

실제로 이런 증상으로 필자를 찾는 환자들이 꽤 있다.

하지만 소리 외에 다른 증상이 없어 보일 때는 적극적으로 검사나 치료를 권하기 어렵다. 본인이 불편해하지만 지금 당장 큰 문제는 없어 보인다면 2~3개월 후에 다시 오시라고 말씀드린다. 그럼 그사이에 좋아졌다고 안 오는 환자들이 대부분이다. 몸의 컨디션은 매일매일 달라지고 힘줄도 미세하게 위치가 달라지기 때문이다.

'발목에서 나는 딱딱 소리'에 대해
더 궁금하다면?

## Q 통풍 때문에 발가락이 너무 아파요.

중년 남자가 '갑자기 엄지발가락이 아프고 만져보면 열감이 있다'고 찾아오면 제일 먼저 물어본다.

"혹시 어젯밤 회식하셨어요?"

통풍일 확률이 높아서다.

통풍은 혈액 내 요산 농도가 높아지면 이로 인해 발생한 날카로운 요산염 결정이 관절의 연골이나 힘줄 등에 염증과 극심한 통증을 유발하는 질환이다. 요산은 퓨린이라는 성분이 우리 몸에서 대사된 후 남은 찌꺼기인데 정상적이라면 소변을 통해서 배출이 되어야 한다. 그런데 퓨린 성분이 많은 술과 고기 등을 한 번에 많이 먹으면 미처 다 배출되지 못한 요산 때문에 갑자기 통풍 발작이 나타난다. 그래서 회식 이후에 통풍 발작으로 고생하는 사람이 매우 흔하다.

통풍은 관절에 요산염 결정이 쌓여 그 부위에 염증과 통증을 일으키기 때문에 처음 통풍 발작이 나타나면 엄지발가락이 아프고 퉁퉁 부어 정형외과를 찾는다. 음주 후 부딪쳐서 발가락 관절이나 인대를 다쳤나 싶어서 병원을 찾는 경우도 많다.

통풍이 의심되면 기본적인 X-Ray 검사를 통해 관절의 이상이 없는지 확인하고, 혈액 검사로 높아진 요산 수치를 확인한 후 정확한 진단을 내린다.

통풍으로 인한 관절 통증은 꼭 엄지발가락에 국한되는 것은 아니다. 통풍은 혈액 내 요산이 떠다니다가 관절에 가서 침착되어 염증과 통증을 유발하는 것이기 때문에 발가락, 발등, 발목, 뒷꿈치, 무릎, 손목, 손가락 등 어느 관절에서든 발생할 수 있다. 그중 가장 많이 발생

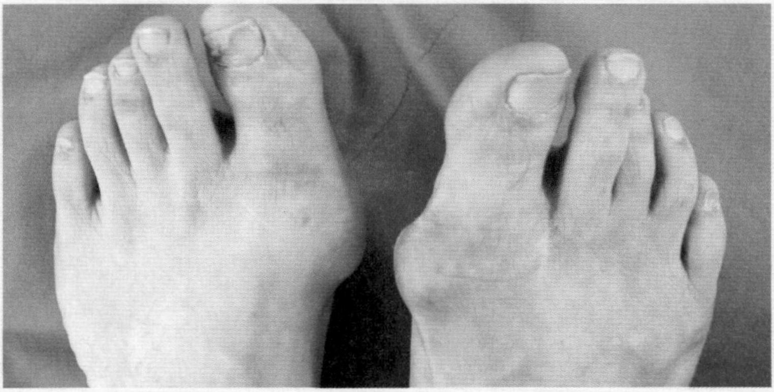

**[사진 32] 통풍 환자의 발**

하는 관절이 엄지발가락이다. 엄지발가락 외에도 발목 관절에서도 자주 발생하고, 드물게는 아킬레스건이나 발등 통증으로 내원해서 통풍 진단을 받는 경우도 있다.

대부분은 고기나 술을 먹은 다음 날 걷지도 못할 정도로 심하게 통증이 나타나서 병원을 찾는다. 엄지발가락이 아니라 발등이나 발목, 발꿈치 등에 통풍이 오면 통증 부위와 부종, 열감이 동반되는 증상 때문에 봉와직염으로 의심하게 될 때도 있다. 그러나 통풍은 봉와직염보다 통증이 훨씬 심하고 혈액 검사상 요산 수치가 높기 때문에 진단하는 데 어려움은 없다.

통풍 진단을 받고 요산 수치를 조절하기 위해 장기적인 약물치료가 필요한 사람은 내과를 방문하지만, 통풍은 기본적으로 정형외과에서 관절 상태를 확인하는 것이 필요하다. 통풍이 만성이 되면 관절의 뻣뻣함과 지속적인 통증이 발생하고 결국 관절 손상과 변형으로 인해 수술이 필요할 수도 있다.

통풍은 약물로 요산 수치를 조절하는 것도 중요하지만 생활 관리가 더 중요하다. 과식, 음주, 흡연 등은 통풍을 유발하고 악화시키는 주요 요인이므로 삼가야 한다. 퓨린 함유량이 많은 육류, 등 푸른 생선과 같은 음식 섭취도 줄일 필요가 있다. 기본적으로 통풍은 대사성 질환이다. 다른 대사성 질환인 당뇨병, 고지혈증, 심혈관계 질환에 유리한 저지방식, 저염식 등은 통풍 관리에도 효과적인 식이요법이

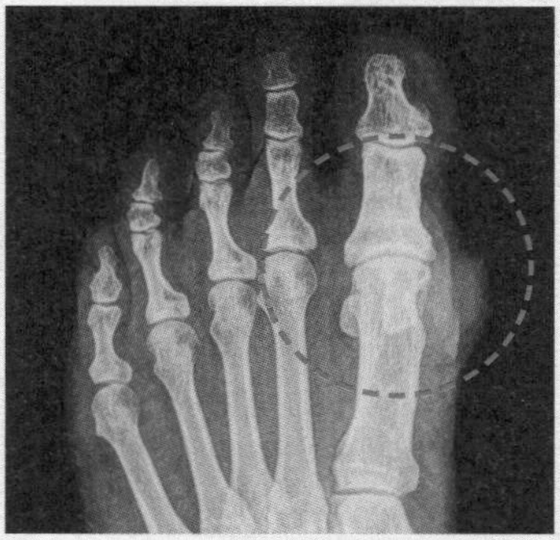

[사진 33] 통풍 때문에 관절이 손상·변형된 환자의 X-Ray 검사

다. 또한 비만은 그 자체로 요산 수치를 높이는 요인이므로 적절한 체중 관리가 필요하다.

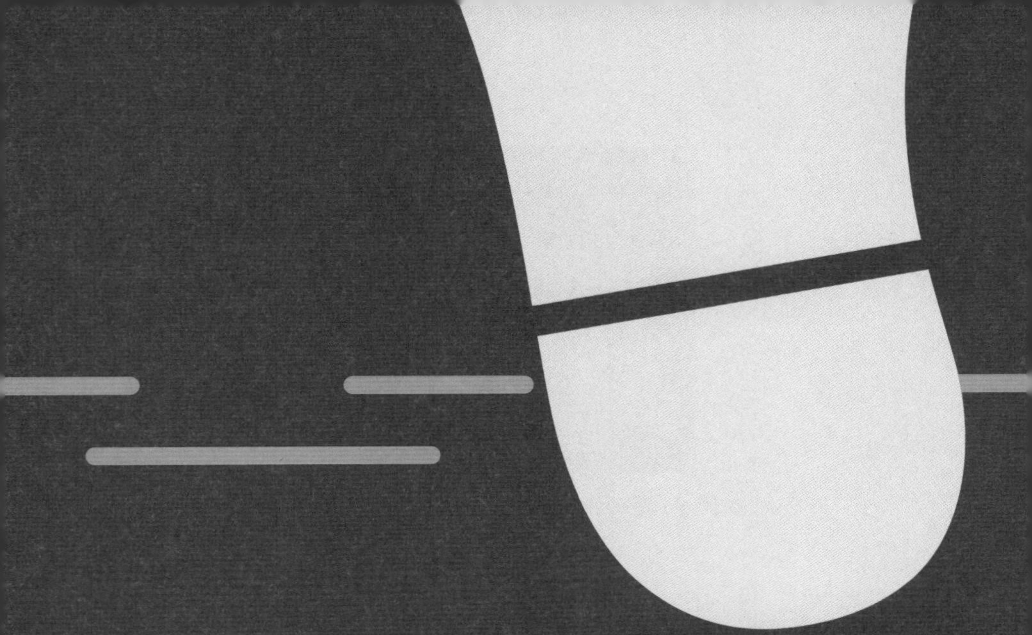

하루에도 수많은 사람들이 족부족관절 질환으로 병원을 찾아온다. 그중 대부분은 지금부터 소개할 5가지 질환을 겪고 있는 환자들이다. 이 질환들은 일상생활에서 쉽게 발생할 수 있는 흔한 질환이며 특히 환자를 더 불편하게 만드는 문제다. 인터넷이나 각종 미디어를 통해 다양한 정보를 쉽게 얻을 수 있으나 그만큼 어떤 것이 정확한 정보인지 가려내기 어렵다. 그렇게 우왕좌왕하는 사이 제대로 된 치료를 받지 못하면 고질병으로 진행할 수 있어 각별히 주의해야 한다.

정확한 진단과 그에 따른 치료, 성실한 재활이 뒤따른다면 고치기 힘든 병은 없다.

PART 3

# 명의가 알려주는 5대 족부족관절 질환의 모든 것

1

5대 족부족관절 질환

# 발목관절염

# 발목에도 관절염이 생기나요?

무릎관절염은 잘 알지만, 발목관절염은 잘 모르는 사람이 많다. 실제로 발생 빈도 자체가 무릎관절염에 비해 상대적으로 적기도 하다. 발목관절염 환자는 무릎관절염 환자의 약 5% 수준인 것으로 알려져 있다(22쪽 참조). 그런데 최근 발목관절염에 대한 관심이 점점 많아지고 있다. 외래로 방문하는 환자들의 질문도 매우 구체적이고 정교해졌다. 운동과 활동적인 생활을 많이 하게 되면서 이전에는 참고 버티었던 발목관절염을 적극적으로 치료하기 시작한 것이다. 이러한 변화에 맞춰 관련 연구가 많아지고, 수술 방법이 향상되면서 그냥 약을 먹으며 참고 지내라던 처방도 환자의 상태에 따라 다양하고 효과적으로 발전하고 있다.

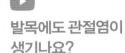

발목에도 관절염이
생기나요?

### 발목관절염의 원인

다른 부위 관절염과 발목관절염의 가장 큰 차이점은 발병 원인이다. 다른 부위의 관절염은 나이가 들어가면서 발생하는 퇴행성이 많지만 발목관절염은 외부 충격에 의한 손상이 원인인 경우가 더 많다. 임상적으로 봤을 때 발목 골절 환자 10명 중 3~4명에게서 발목관절염이 나타나며, 심각한 골절을 겪은 후에는 대부분 발목관절염이 생긴다. 따라서 발목관절염의 위험으로부터 벗어나기 위해서는 일상에서 겪게 되는 발목염좌와 골절 등을 제때, 적절히 치료하고 넘어가는 것이 매우 중요하다.

필자에게 진료받으러 오는 환자의 20~30%가 발목관절염 환자다. 발목 골절 후 수술이나 치료를 받았는데도 발목 통증이 지속되어 필자를 찾아왔다가 발목관절염 진단을 받는 환자가 가장 많다. 발목을 자주 접질리는 사람도 검사 후 발목관절염 진단을 받는 일이 많다.

보통은 이렇듯 외상 후에 발목관절염으로 진행되지만, 농사를 짓거나 건설 현장에서 일하는 사람과 같이 직업상 무거운 물건을 들거나 쪼그려 앉는 일을 많이 하는 사람도 발목관절염이 잘 생긴다. 그래서 외상 없이 발생하는 발목관절염은 도시보다 시골에서 더 많이 나타난다.

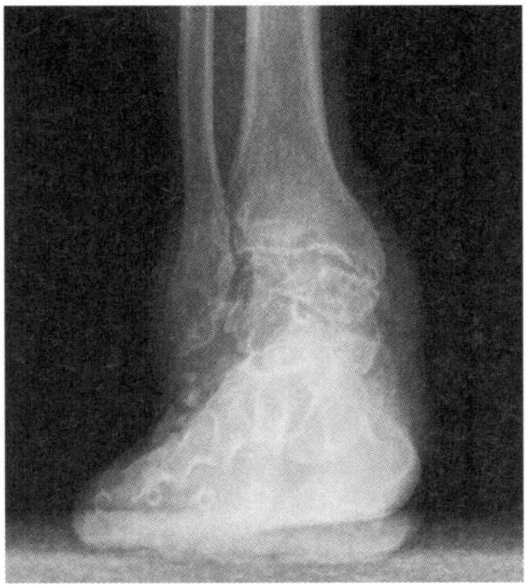

**[사진 34] 발목 골절 후 발목관절염이 생긴 환자의 X-Ray 검사**

이외에도 평발, 무지외반증, 통풍, 류마티스 관절염 등으로 인해 발목관절염이 유발될 수 있으므로 갑작스러운 체중 증가나 비만에 의해서도 나타날 수 있다.

## 발목관절염을 예방하려면 발목염좌를 조심하라

발목관절염을 예방하기 위한 핵심은 발목염좌가 발생하지 않게 하는 것이다. 그러기 위해서는 운동 전에 충분한 준비 운동과 스트레칭을 하여 갑작스러운 근육 위축으로 발목이 접질리는 것을 막아야 한다. 발목을 접질리거나 손상되는 것이 결국 발목관절염 발생의 위험성을 높일 수 있기 때문이다. 또한 걷는 자세는 자세도 중요하다.

팔(八)자걸음으로 걷지 말고 발끝이 정면을 향하게 걸어야 관절의 움직임이 원활해지고, 특정 부위로 압력이 집중되는 것을 막을 수 있다. 발볼이 넓고 쿠션이 있는 신발을 선택하는 것도 도움이 된다.

**발목관절염을 예방하려면**
**발목염좌를 조심하라**

Info.

### 평발이 발목관절염을 유발할 수 있다

발목관절염에 평발이 동반되거나 평발이 원인이 되어 발목관절염이 생길 수 있다. 이런 케이스는 관절염보다 평발을 먼저 치료하거나, 관절염 치료와 평발 치료를 병행해야 한다. 따라서 발목 통증이 평발 때문은 아닌지 꼭 확인해야 한다. 평발은 주로 서서, 체중 부하한 상태로 찍는 X-Ray 검사로 진단한다(사진 2). 평발이 유발한 발목관절염은 발목이 외반(Valgus)되는 특이한 형태를 지니게 되는데 이때는 반드시 일반적인 발목관절염과 구분해야 한다. 치료 방법이 달라지기 때문이다.

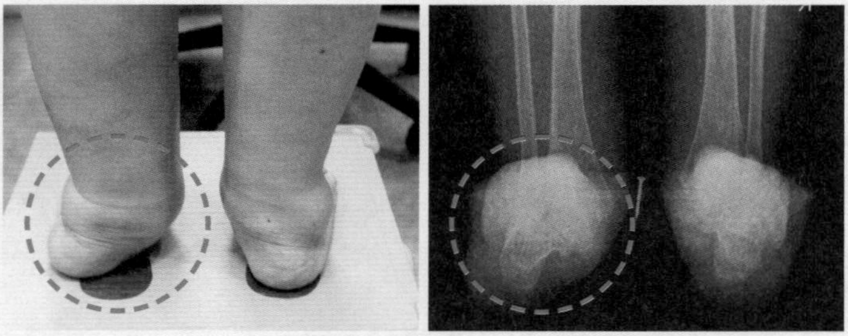

**[사진 35] 발목이 외반된 환자의 X-Ray 검사**

## 왜 이제 오셨어요?

발목관절염의 증상은 아주 경미한 정도부터 발을 딛거나 걷기 힘들 정도로 심한 경우까지 매우 다양하다. 보통 발목관절염은 1~4단계로 나뉘어 단계별로 치료법을 다르게 적용한다. 발목관절염이 진행되어 단계가 올라갈수록 수술 후 회복 과정에 더 많은 시간과 노력이 필요하고 예후에도 차이가 나므로 최대한 빨리 치료를 시작해야 좋은 예후를 기대할 수 있다.

수술 방법에 따라 차이가 있겠지만, 발목관절염이 완전히 진행하기 전인 1, 2, 3단계일 때 미리 치료하면 내 관절을 살릴 수 있다는 큰 장점이 있다.

1, 2단계 관절염은 보통 주사치료나 약물치료 등 보존적 치료를 하며, 만약 수술하게 된다면 골극(가시처럼 돋아난 뼈)을 제거하거나 관절경을 시행하는 등 비교적 방법이 간단하다.

3단계 관절염은 발목의 위쪽에서 교정하는 과상부절골술을 통해 내 발목 관절을 살리면서 치료할 수 있다.

관절염이 많이 진행된 4단계라도 발목인공관절 등과 같은 좋은 치료법이 있긴 하다. 하지만 결국 내 관절을 사용하지 못하게 되는 것이고, 수술 후 회복 과정도 2~3개월 이상 소요되기 때문에 부담감이 클 수밖에 없다. 다시 한번 강조하지만 발목관절염은 초기에 진단을 잘 받고, 정기적인 확인을 통해 더 나빠지지 않도록 진행을 막는 것이 매우 중요하다.

# 통증 양상으로 진단한다! 발목관절염의 4단계

발목관절염은 통증의 양상과 X-Ray 검사상 관절 간격으로 진단할 수 있다(표 2). 1, 2단계인 초기에는 주로 관절 주변에 자라난 골극(가시처럼 돋아난 뼈)이 충돌하면서 생기는 염증이 통증의 주원인이다. 발목이 붓고 아프긴 하지만 항상 아픈 게 아니라 무리한 활동으로 골극이 충돌되었을 때 일시적으로 통증이 심해진다. 3단계인 중기에는 관절염이 이미 진행되어 부기가 가라앉지 않고 통증이 지속되거나 걷는 것에 어려움을 느낀다. 발목관절염이 심한 4단계, 말기에는 발목 운동 범위가 매우 감소한다. 족저굴곡 및 족배굴곡(발가락 들기 및 뒤꿈치 들기)으로 실제 발목 운동 범위를 확인하고 이 범위가 반대쪽에 비해 감소되어 있다면 관절염이 이미 진행한 경우가 많다.

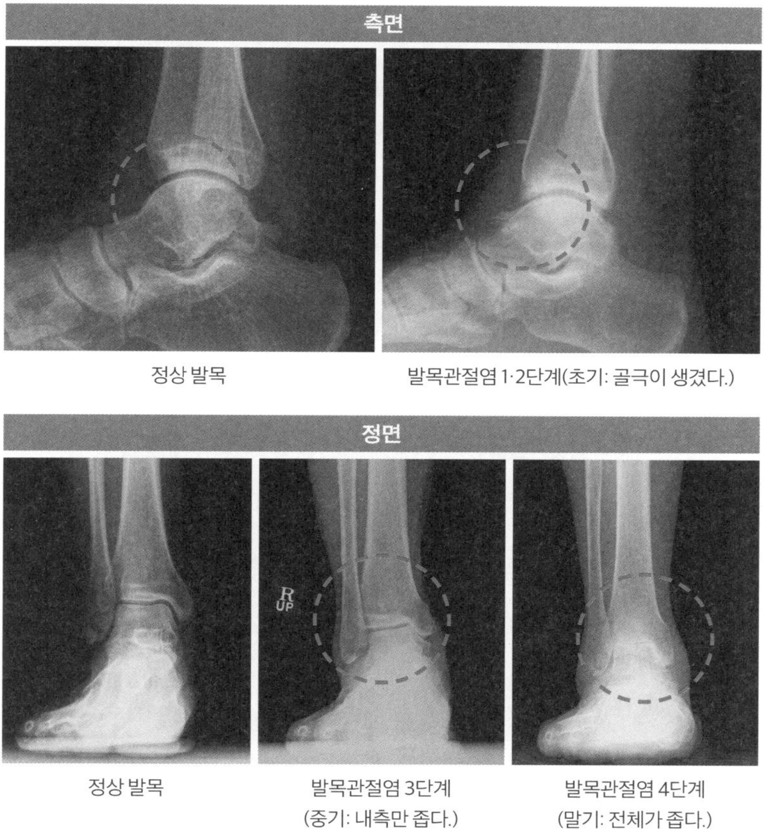


**[사진 36] 발목관절염 단계별 환자의 X-Ray 검사**

| 단계 | 1, 2단계(초기) | 3단계(중기) | 4단계(말기) |
|---|---|---|---|
| 통증 | • 발목이 붓고 시큰거린다.<br>• 찌르는 듯한 느낌이 있다.<br>• 쉬면 괜찮아진다. | • 아침에 바닥에 발을 디딜 때 발목이 시큰하고 많이 걸으면 붓고 아파서 보행이 힘들다. | • 발목이 항상 부어 있다.<br>• 발목 통증으로 일상생활이 어렵다.<br>• 발목의 운동 범위가 줄어든다. |
| 관절의 상태 | • 골극이 자라나고 관절이 경화되어 있다. | • 발목 내측 관절 간격이 좁아진다. | • 전체적으로 연골이 마모되고 관절 간격이 좁아진다. |
| 치료 | • 초기 활동 제한<br>• 약물치료, 주사치료, 깔창, 물리치료, 운동치료, 관절경수술(골극 제거술, 미세천공술) 등 | • 발목교정술(SMO: 과상부절골술) | • 발목인공관절수술, 발목고정술(유합술) |

**[표 2] 발목관절염 단계별 관절 상태와 통증, 대표적인 치료법**

# 운동보다 신발과 맞춤 깔창이 더 효과적이다

무릎관절염 환자에게는 운동치료가 매우 중요하게 여겨진다. 무릎관절 주위의 근육을 강화시키면 관절 간격을 유지시켜줄 수 있어 통증을 줄이는 데 도움이 되기 때문이다. 그래서인지 발목관절염 환자들도 어떤 운동을 해야 좋은지 많이 묻는다. 그런데 발목관절염은 기본적으로 운동보다는 어떤 신발을 신는지가 더 중요하다.

발목 관절은 격자구조에 꽉 껴있는 경골과 비골, 거골로 형성된다 (25쪽 그림 1). 발목은 상하 움직임도 있지만, 좌우 움직임도 크므로 발목관절염은 뼈에 가시처럼 자라난 골극이 서로 부딪히면서 통증이 나타나고 움직임이 제한되는 것에서 시작된다. 따라서 특정 부위의

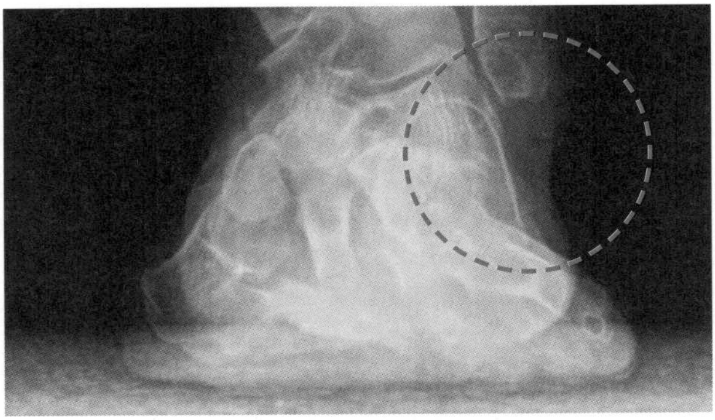

**[사진 37] 깔창과 신발로 증상이 완화된 환자의 X-Ray 검사**

통증이 심하다면 골극이 서로 부딪치지 않도록 맞춤 깔창이나 신발 등을 통해 압력을 분산시키는 방법을 찾는 것이 중요하다. 이에 비해 상대적으로 운동의 효과는 떨어지는 편이다.

관절 간격이 좁아지지 않은 초기 발목관절염이라면 체중을 조절해 발목으로 가는 압력을 최대한 줄이는 것으로도 더 악화하는 것을 막을 수 있다. 등산이나 기타 특정 운동 시 통증이 나타난다면 스트레칭을 하거나 아예 다른 운동으로 바꿀 것을 추천하기도 한다. 하지만 필자는 '발목관절염'이 아니라 '환자' 중심의 진료를 한다. 그래서 좋아하는 운동을 바꾸기보다는 적극적인 치료를 통해 해결하는 방법을 찾아보기를 권하는 편이다.

# 수술을 고려한다면

발목관절염 1, 2단계(초기)에는 약물치료나 주사치료를 통해 염증을 가라앉히고, 깔창으로 특정 부위의 압력과 골극 충돌을 보완해주어 통증을 감소시킨다. 또한 물리치료나 운동치료를 통해 주변 근육을 강화시켜 발목 관절로 가는 하중과 부담을 줄여주는 방식으로 치료를 진행한다. 무엇보다 초기에는 일시적으로 무리가 되거나 염증이 심해지는 시기에 증상이 오기 때문에 통증을 악화하는 무리한 활동을 줄이고 염증을 가라앉히는 주사나 약물치료를 통해 통증을 조절하면 괜찮은 상태로 지낼 수 있는 경우가 많다.

하지만 보존적 치료를 해도 생활하기 불편한 정도로 통증이 지속되는 환자는 수술을 고려할 수 있다. 일이나 운동을 많이 하고 싶은 목표가 있는 환자들도 수술을 고려한다.

다른 관절염과 비슷하게 발목도 날씨가 흐릴 때 통증이 더 심해질 수 있고, 오랜 시간 보행 시 피곤함과 무력감을 느끼며 동시에 부종과 압통이 동반된다. 부종은 일시적일 때가 많지만, 상태가 악화하면 부종이 지속될 수 있고 발목이 움직이는 범위가 제한되어가면서 서서히 굳고 뻣뻣해지다가 발목 형태가 변형된다. 이러한 불편이 지속되어도 수술을 고려해 볼 수 있다.

수술은 투자다. 얻을 수 있는 결과가 더 만족스러워야 투자하는 것처럼 나의 시간, 비용, 수술로 인한 통증, 마취의 무서움 등등을 감안해도 지금의 통증과 불편감이 크고, 향후 왕성한 활동에 대한 기대가 큰 사람들이 수술을 결정한다.

발목관절염 수술 방법은 관절염 단계에 따라 달라진다. 앞서 설명했지만 관절염의 단계는 수술 후 예후와 밀접하므로 되도록 초기 단계에서 치료를 시작하는 것이 좋다. 예를 들어 3단계 관절염은 조금 덜 심한 A와 더 심한 B로 나뉘는데 3A 단계의 환자는 비교적 예후가 양호한 편이지만, 3B는 수술 이후 통증이 남는 경우가 꽤 있다. 발목관절염은 더 악화되기 전에 수술적인 치료를 해야 좋은 결과로 이어질 수 있다는 사실을 기억하길 바란다.

## 발목관절경수술

### 상대적으로 수술 부담이 적어 만족도가 높다

골극을 깎는 수술이다. 동시에 부분적으로 연골이 벗겨지거나 손상이 있다면 그 부분에 골수자극술을 시행한다.

수술은 1cm 미만의 절개로 관절내시경과 수술 기구를 삽입하여 육안으로 관절 내부를 확인하면서 진행되는데, 발목 통증 부위 아래쪽 골수를 자극하여 이동한 줄기세포를 통해 연골 세포의 재생을 유도한다. 회복 과정은 [그림 13]과 같다. 미국정형외과 족부족관절학회의 수술 예후 평가 점수(AOFAS score)로 평가하자면 관절경 수술로 적절한 치료가 이루어진 환자의 만족도는 90~95점(100점 만점)으로 매우 높다. 단, 연골의 손상 범위가 넓지 않을 때, 정확한 진단이 내려진 국소적인 병변에 대해 시행했을 때만 증상의 호전을 기대할 수 있다.

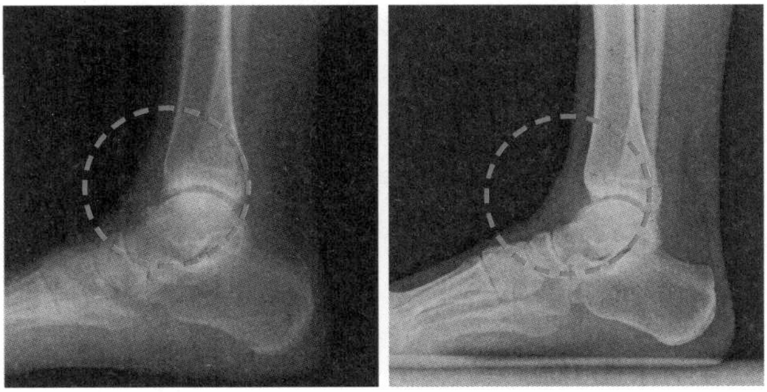

수술 전 수술 후

**[사진 38] 관절염 초기 환자의 관절경수술 전후 X-Ray 검사**
: 골극을 깎아 통증을 완화한다.

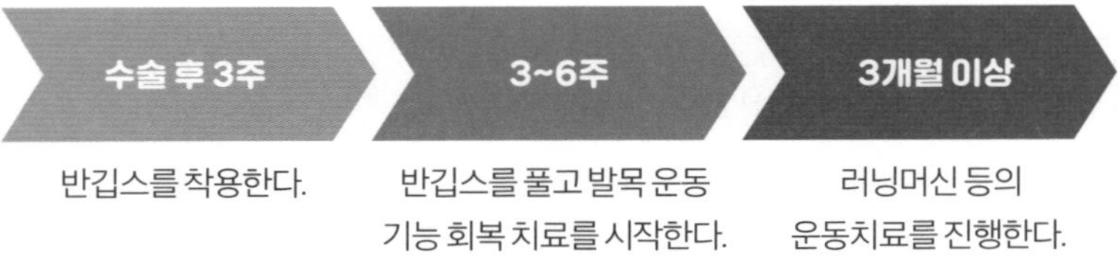
수술 후 3주
반깁스를 착용한다.
3~6주
반깁스를 풀고 발목 운동
기능 회복 치료를 시작한다.
3개월 이상
러닝머신 등의
운동치료를 진행한다.

**[그림 13] 발목관절경수술 후 회복 과정**

### 발목교정술(대표 수술법-과상부절골술 SMO: Supra Malleolar Osteotomy)

## 자신의 발목 관절을 유지할 수 있다

틀어진 발목을 교정해주는 수술법이다. 발목의 연골이 내측만 닳으면 발이 기울어지는데, 발목교정술로 체중 부하를 바깥쪽으로 옮겨주면 이미 닳은 내측 발목 연골의 압력을 감소시킬 수 있다.

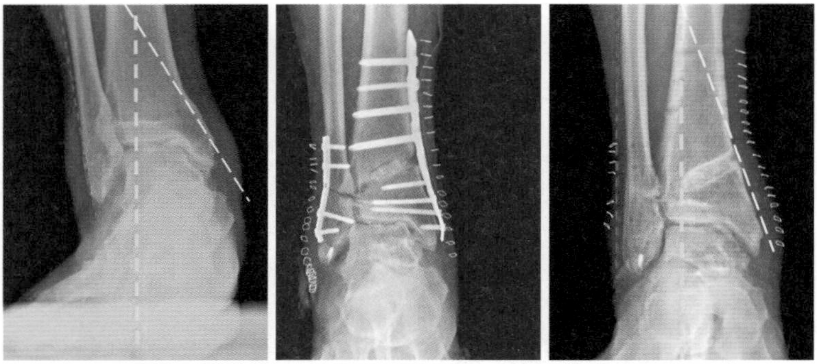

수술 전 수술 직후 수술 1년 후

**[사진 39] 발목관절염 3단계 이상 중기 환자의 발목교정술 전후 X-Ray 검사**
: 발목을 교정해 체중 부하를 외측 부위로 옮겨 이미 닳은 발목 연골의 압력을 감소시킨다.

수술 이후 재활을 통해 정상에 가까운 발목으로 회복할 수 있다(그림 14).

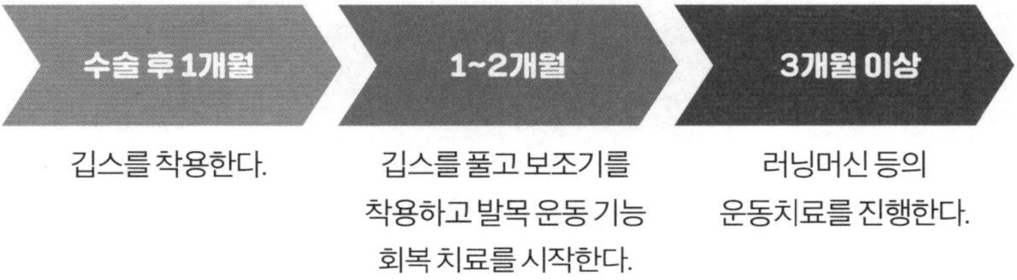
수술 후 1개월
1~2개월
3개월 이상
깁스를 착용한다.
깁스를 풀고 보조기를
착용하고 발목 운동 기능
회복 치료를 시작한다.
러닝머신 등의
운동치료를 진행한다.

**[그림 14] 발목교정술 후 회복 과정**

## 발목고정술(유합술)

### 한 번의 수술로 평생 고민 없이 사용한다

경골(정강이뼈)와 발목의 거골 사이를 인위적으로 고정하여 뼈를 붙이는 수술이다.

발목관절염 말기에는 발목인공관절수술을 할 수도 있지만 환자의 발목 관절 상태에 따라서 발목고정술(유합술)이 더 적합할 수 있다. 발목고정술로 수술하는 환자들은 주로

- 발목 관절염 말기 환자
- 발목 마비가 있는 환자
- 거골이 닳아 인공관절수술을 할 수 없는 환자
- 발목에 변형이 심해 인공 관절 수술을 할 수 없는 환자 등이다.

통증 조절은 미국정형외과 족부족관절학회의 수술 예후 평가 점수(AOFAS score) 90점 이상으로 양호하다. 발목 관절 움직임이 줄어

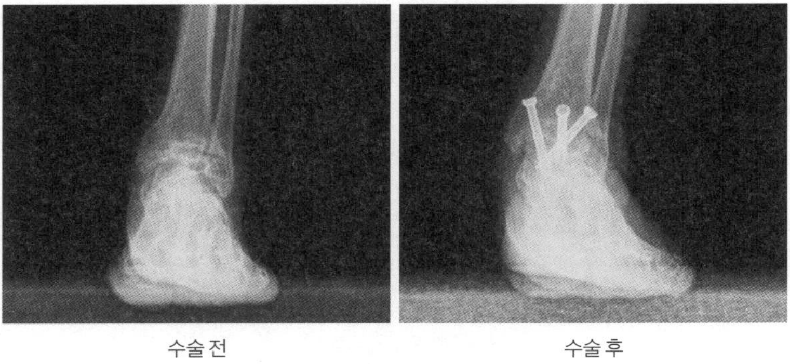
수술 전
수술 후

**[사진 40] 발목관절염 4단계 말기 환자의 발목고정술 전후 X-Ray 검사**
: 경골과 거골을 고정한다.

든다는 단점이 있지만, 이 수술을 받는 환자들은 이미 관절의 움직임이 많이 줄어든 상태에 적응을 해왔으므로 각도가 적게 나오는 부분에 대한 불편감은 오히려 생각보다 덜한 편이다. 다만, 발목 관절을 고정한 후 보행 시 발목 이외의 발등이나 발가락 관절의 움직임이 더 커져야 하므로 발목 관절이 아닌 발등이나 발가락 관절의 관절염이 발생하거나 통증이 발생하는 케이스가 꽤 있어 주의해야 한다. 회복 과정은 [그림 15]와 같다.

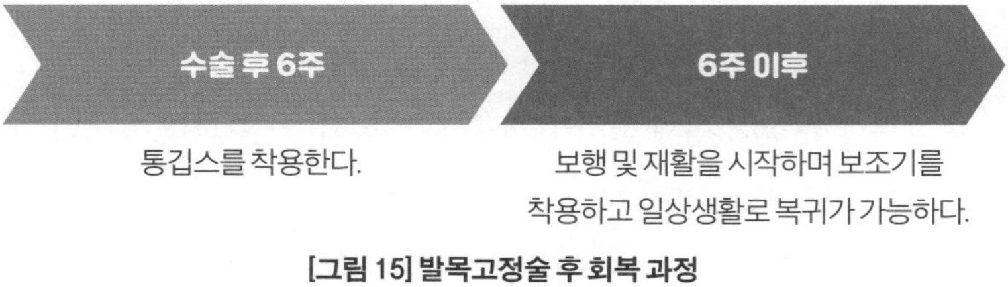
수술 후 6주
통깁스를 착용한다.
6주 이후
보행 및 재활을 시작하며 보조기를 착용하고 일상생활로 복귀가 가능하다.

**[그림 15] 발목고정술 후 회복 과정**

## 발목인공관절수술

### 수술 후 합병증이 없을, 적합한 환자인지 잘 판단해야 한다

발목 관절을 10mm 정도 깎아낸 후, 뼈의 표면에 인공 관절을 삽입하여 발목 연골 역할을 하게 하는 고난도 수술이다. 인공 관절의 수명에 대해 걱정하는 환자들이 많은데, 여러 시행착오를 거쳐 현재 사용하고 있는 발목 인공 관절의 수명은 이전에 비해 많이 향상된 상태다. 90% 이상 10년 넘게 사용하고, 15년 넘게 사용하는 환자들도 80% 이상으로 알려져 있다.

수술하면 통증도 사라지고 발목 운동 범위도 유지되므로 환자들의 만족도가 매우 높은 편이다. 하지만 이미 관절의 변형이 너무 심하거나 뼈가 약한 환자들에게 시행하면 조기에 인공 관절이 손상되어

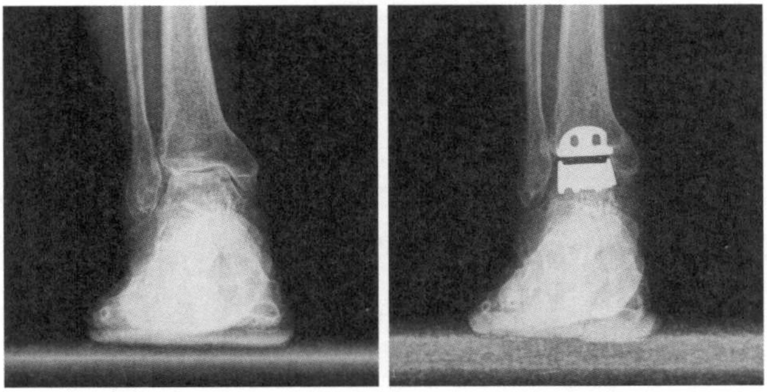

수술 전 수술 후

**[사진 41] 발목관절염 말기 환자의 인공관절수술 전후 X-Ray 검사**
: 인공 관절을 삽입한다.

교체해야 할 수 있으므로 인공관절수술이 적합한 환자인지 잘 판단하는 족부 전문의 역할이 중요한 수술 중 하나다. 회복 과정은 [그림 16]과 같다.

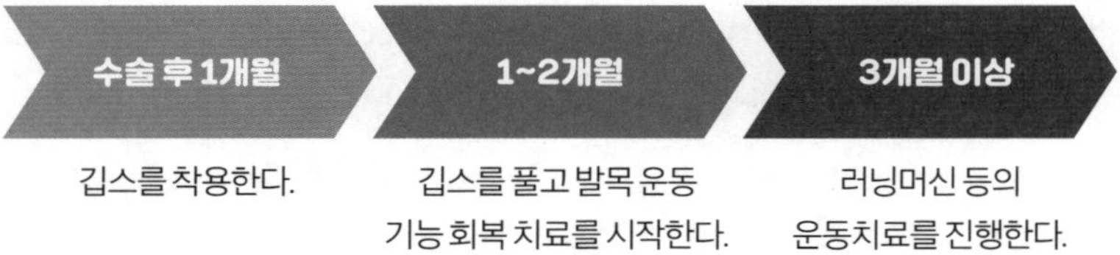
수술 후 1개월
1~2개월
3개월 이상
깁스를 착용한다.
깁스를 풀고 발목 운동
기능 회복 치료를 시작한다.
러닝머신 등의
운동치료를 진행한다.

[그림 16] 발목인공관절수술 후 회복 과정

Info.

## 발목은 인공관절수술을 하지 않는다?

"발목은 고정술을 하지, 인공관절수술은 하지 않는다고 하던데요?"

이렇게 묻는 환자들을 진료실에서 자주 접한다. 실제로도 고정술이 인공관절수술에 비해 더 많이 시행되고 있다. 발목관절염 수술 환자의 1/3은 인공관절수술을 받고 나머지 2/3 정도는 고정술을 한다. 반면, 족부 클리닉이 보편화된 미국에서는 우리나라보다는 좀 더 적극적으로 인공관절수술을 시행하고 있다. 최근 우리나라도 족부 전문의가 많아지면서 상대적으로 발목인공관절수술의 빈도가 높아지고 있는 추세다.

우리나라는 왜 고정술을 더 많이 시행할까?

발목인공관절수술을 시행하는 데 여러 어려움이 있기 때문이다. 우선 발목 인공 관절 기구 자체가 다른 관절 부위에 비해 수요가 부족해 인공 관절을 만드는 회사에서 상대적으로 관심이 적은 편이다. 대량 생산, 대량 판매가 안되기 때문에 이를 열심히 만드는 회사가 적어 인공 관절 기구 선택이 제한적이다. 미국이나 유럽 등 발목 인공 관절을 만드는 회사가 있는 나라는 비교적 적극적으로 인공관절수술을 하는데, 아직 우리나라는 국산 발목 인공 관절을 만드는 회사가 없어 인공 관절 기구 자체의 공급이 원활하지 않다. 필자 또한 국산 발목 인공 관절을 만들면 좋겠다고 생각하지만, 수요가 그만큼 따르지 않기 때문에 쉽지 않을 것이라 생각한다. 게다가 발목을 전공하는 족부 전공의가 상대적으로 적으며 타 관절의 인공 관절에 비해 술기가 어렵다는 점도 한몫한다고 본다. 발목인공관절수술은 익숙해지는 기간(Learning curve)이 오래 걸리기 때문에 인공관절수술에 대한 접근성이 다소 떨어진다. 이 때문에 환자들도 발목인공관절수술을 믿고 맡길 수 있는 병원이 상대적으로 적어 고민이다. 국내에 여러 발목 인공 관절 전문 기관들이 서로 정보를 공유하고, 데이터를 쌓아나갈 필요성이 있다고 생각한다.

# 운동을 처방합니다

발목인공관절수술 환자들을 위해 재활과 재발 방지에 도움을 주는 회복 단계별 추천 운동을 소개한다.

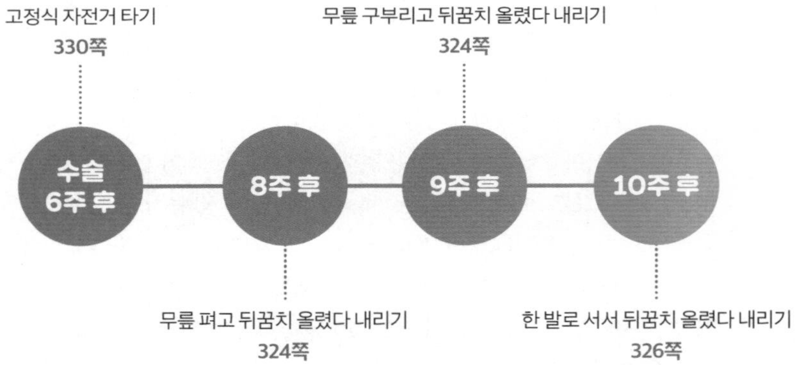


※ 수술 경과에 따라 운동이 구분되어 있으니 통증 정도와 수술 상태에 따라 의료진과 상의 후 자신에게 맞는 단계를 따라 한다.

2

5대 족부족관절 질환

# 발목인대손상

# "인대가 끊어졌대"
# 발목염좌와 인대파열

살면서 한 번쯤은 누구나 발목을 삐끗한다. 그럴 때 보통 어떻게 하는가? 아마 대부분은 그대로 방치하거나 파스를 붙이는 정도로 넘어갈 것이고, 조금 더 신경 쓰는 사람은 냉찜질을 하거나 압박 붕대를 감을 것이다. 이처럼 '발목을 삐었다'는 것은 그다지 위협적이지 않다. 하지만 발목인대손상은 절대 가볍게 넘겨서는 안 되는 질환이라는 점을 확실히 해두고 싶다.

흔히 '발목을 삐었다', '삐끗했다', '접질렸다', '꺾였다'라고 표현하는 부상은 모두 발목염좌에 해당한다. 갑작스러운 충격이나 운동으로 근막이나 인대가 상하거나 타박상으로 피하 조직이 상한 것을 말한다. 발목인대손상은 발목염좌의 일종이다.

발목인대손상으로 필자를 찾는 환자들의 유형은 거의 뚜렷하다. 대부분은 운동 중 발목을 접질려서이고 그 외에는 굽이 높은 신발을 신고 계단을 내려가거나 내리막을 걷다가, 높은 곳에서 뛰어내리다가, 물건을 잘못 밟아서 발목을 삐끗한 순이다.

발목인대손상을 포함한 발목염좌는 생활형 족부 질환이라고 불릴 정도로 비교적 흔하게 발생한다. 너무 흔하기 때문에 그만큼 가볍게 여기고 지나치는 가장 대표적인 족부 질환이기도 하다. 미국에서는 매년 1,000명당 2~7명의 발목염좌 환자가 발생해 연간 200만 명에 이른다고 보고되고 있다. 우리나라 역시 건강보험심사평가원 통계에 따르면, 발목염좌 및 긴장으로 병원을 찾는 환자가 2015년에 129만여 명, 2017년 131만여 명, 2019년 142만여 명으로 집계되어 점점 증가하고 있는 추세임을 알 수 있다.

봄이나 가을처럼 운동이나 활동이 많은 계절에는 발목염좌, 그중에서도 발목인대손상으로 족부 정형외과를 방문하는 환자들이 많아진다. 그 수는 대략 내원 환자 10명 중 2~3명 정도다. 발목 인대가 손상되어도 대부분 내원하지 않고 그냥 지나치는 경우가 많고, 부종이 생겼거나 통증이 심해 활동이 어려워져야 병원을 찾는데도 불구하고 전체 환자의 30% 정도를 차지한다는 것은 놀라울 만하다.

### 발목을 접질리면 인대가 파열될 수 있다

정형외과에 가면 힘줄이 어떻고, 인대가 어떻고 하는 이야기를 듣게 된다. 힘줄은 근육과 뼈를 연결해주는 조직이라서 움직임에 따라 늘어나지만, 인대는 뼈와 뼈를 연결하는 구조물이라서 고정되어 있고 약간의 탄성만 있다. 인대는 튼튼한 섬유조직의 띠로 된 강한 연골성 조직으로 구성되어 있으며 관절 운동을 일정한 범위 안에서 통제하는 역할을 한다.

이와 같은 인대의 특성 때문에 발목을 접질릴 때 과하게 신장되면

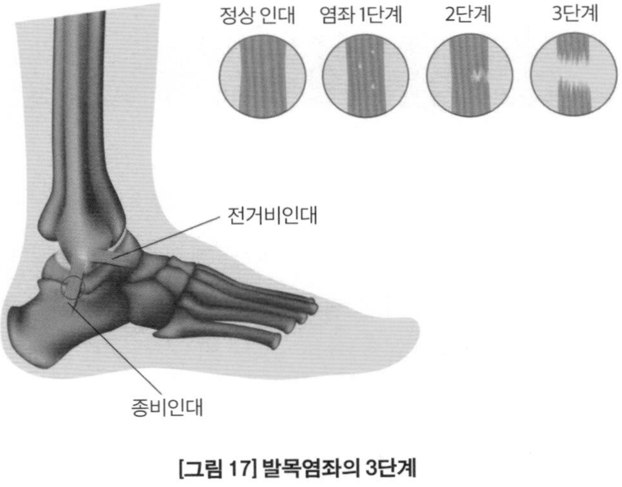


[그림 17] 발목염좌의 3단계

손상을 입거나 찢어진다. 한 번 끊어지면 재생할 수 없으므로 주의해야 한다. 이것이 발목염좌다.

대부분 발목이 안쪽으로 꺾이면서 발생하므로 발목 바깥쪽 전거비인대와 종비인대가 손상된다. 발목염좌는 인대의 파열 여부와 정도에 따라 3단계로 나눌 수 있다.

1단계는 인대가 파열은 되지 않고 약간 부어 있는 상태이며 보행에 약간의 불편함이 있다. 충분한 휴식과 찜질 등으로 대부분 낫는다.

2단계는 인대가 부분적으로 파열된 상태, 3단계는 인대가 전체 파열된 상태로 2·3단계는 발목이 매우 불안정하고 통증과 부종, 열감 등이 동반된다. 심하면 관절 내 출혈이 발생해 피멍이 보일 수 있다.

### 파열이면 파열이지, 부분 파열과 전체 파열은 무엇일까?

인대는 한 개의 고무줄이나 철사처럼 되어있는 것이 아니라, 볏짚단처럼 묶음 형태로 되어 있다. 예를 들어 하나의 인대가 볏짚 다발 100개로 형성이 되어 있다면 100개가 완전히 파열되지 않고 50개 정도만 파열이 된 것이 부분 파열이고 볏짚 다발 100개가 완전히 끊어진 것이 완전 파열이다. 그래서 부분적으로 파열되면 2단계, 완전히 파열되면 3단계로 나누고 이에 따라 치료 방법들을 조금씩 달리한다.

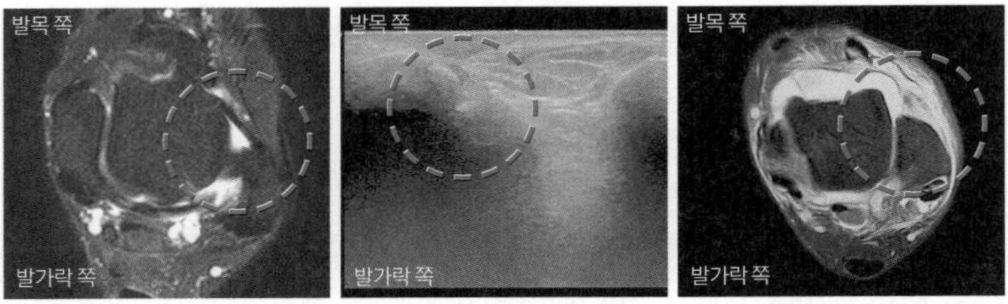


발목염좌(MRI) 발목 부분 파열(초음파) 발목 완전 파열(MRI)

**[사진 42] 발목염좌의 3단계**

### 발목 불안정, 관절 모양 변형까지 올 수도

발목 인대가 손상되면 초기에는 손상된 곳 주위에 국소적인 통증이 나타나고, 갑작스러운 외상으로 인해 인대 윗부분에 반상 출혈이 생길 수 있다. 시간이 서서히 지나면서 부종이 심해지고, 멍이 올라오며 부종이 있는 부위는 건드리기만 해도 심한 통증이 느껴진다. 이러한 급성 증상들이 어느 정도 지나가고 나면 관절이 흔들리고 불안정한 느낌, 뼈가 움직이고 헐거운 느낌(발목 불안정의 대표 증상)이 들 수 있다. 그대로 방치한 경우 심하면 관절의 모양과 기능까지 변형될 수 있으므로 발목인대손상, 특히 인대가 파열되었다면 적절한 시기에 치료를 받아야 한다. 그래야 반복적으로 같은 부위를 접질리는 만성적인 발목 불안정성 및 발목관절염으로 이어지지 않는다.

# 눌러보고 걸어보면 알 수 있다

발목인대손상은 만져보는 것만으로도 매우 중요한 정보를 얻을 수 있다. 사실 대부분 촉진만으로 어느 정도 진단이 가능하다. 어찌 보면 정밀 검사보다 촉진이 더 중요하다고 볼 수도 있는데, 예를 들어 지금 당장 발목이 아프다고 해도 다친 부위를 눌렀을 때 아프지 않다면 이번에 인대를 다쳤다고 말하기는 힘들다. MRI나 초음파상 이상 소견이 있다고 해도 마찬가지다. 영상 검사상 보이는 이상 소견은 예전에 다쳤던 결과일 수 있기 때문이다.

환자들이 아프다고 통증을 호소해도 실제로 눌러보면 별로 안 아픈 경우도 있고, 별로 안 아프다고 해도 눌러보면 많이 아파하는 경우도 있다. 그래서 해부학에 나오는 구조들을 잘 보면서 한 곳, 한 곳 눌러보는 것이 중요하다. 그렇게 통증 부위를 확인하다 보면 발목인대 파열 부위가 추정된다.

만져보는 것만큼 중요한 것은 체중 부하다. 1단계 가벼운 염좌라면 걸을 때 그다지 절뚝거리지 않지만 2, 3단계라면 걸을 때 절뚝거린다. 따라서 발목인대손상을 진단할 때는, 다친 부위를 눌러보고 보행이 가능한지 확인하는 것이 매우 중요하다.

종종 발목에 문제가 생기면 한의원을 방문하는 환자들이 있다. 문제없이 치료받고 나아지는 케이스도 있겠지만, 골절이 동반됐음에도 제대로 진단받지 못하거나 침을 맞은 후 감염되거나 신경에 손상이 생겨서 내원하는 환자들이 꽤 있다. 또한 발목인대손상은 일반 정형외과에서도 진단하기 어렵지 않지만, 간혹 어떤 인대가 얼마나 다쳤는지를 평가하지 못하고, 이로 인해 이후 치료 방침을 정하지 못하여 무작정 깁스만 하고 몇 주를 좋아질 때까지 지켜보기만 해 문제가 될 때가 있다. 최근 치료는 예전과 다르게 얼마나 빨리 보행 능력을 되찾을 수 있게 하는지 재활의 속도를 추구하는 방향으로 바뀌어 가고 있음에도 이런 트렌드를 파악하지 못해 과거의 방식대로 치료를 받고 다시 필자를 찾는 환자를 보면 안타까울 때가 있다.

**'발목인대파열'**
**눌러보고 걸어보면 알 수 있다(진단)**

## X-Ray 검사로는 인대가 안 보인다?

정확한 진단을 위해 X-Ray 검사, 초음파 등을 시행한다. 환자들이 'X-Ray 검사로 인대가 안 보이지 않느냐'는 질문을 많이 하는데, 맞는 말이다.

X-Ray 검사상에서는 인대 파열이 안 보이지 않는다. 그러나 인대가 뼈와 붙어 있는 부분에서 파열이 생기면 대부분 뼈를 물고 떨어지게 되는데, 이 말은 뼛조각이 발목 인대 주변에 남아있을 수 있다는 뜻이다. 따라서 뼛조각이 있는지 X-Ray 검사로 꼭 확인해야 한다.

그다음으로는 초음파 검사를 통해 부분 파열인지 완전 파열인지 확인한다. 통증이 굉장히 오래 지속되는 경우, 관절 내부 연골의 문제가 동반되어 있다고 의심되는 경우, 그리고 치료를 장기간 했는데도 통증이 지속되는 경우 X-Ray 검사나 초음파에 나오지 않는 관절 내부의 문제 여부를 확인하기 위해 MRI 검사를 시행한다.

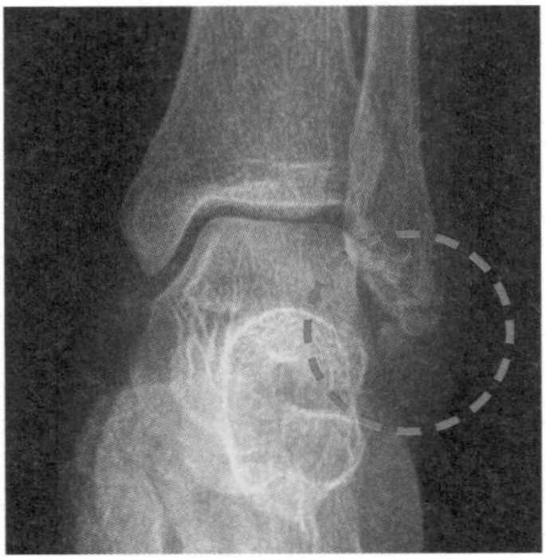

**[사진 43] 뼛조각이 남아있는 발목인대파열 환자의 X-Ray 검사**

Info.

### 멍든 부위와 다친 부위가 반드시 일치하지는 않는다

간혹 발목을 접질렸는데 발목 앞쪽에 멍이 드는 사람이 있다. 엎드려 자는 습관 때문일 수 있다. 멍이 생길 때 중력의 영향을 받으므로 멍든 부위는 어느 방향으로 내가 오래 누워있는지에 따라 달라지기도 한다. 따라서 멍든 위치 자체가 실제 다친 부위와 꼭 일치하지는 않는다.

# 얼마나 치료해야 할까? 운동해도 될까?

발목인대손상의 치료 방식과 회복 기간은 부분 파열인지 완전 파열인지에 따라 달라진다.

부분 파열된 인대는 3단계의 과정을 거쳐 회복되는데, 염증기, 증식기, 재형성기이다.

염증기는 수상 후 10일 정도의 기간에 해당하는데, 손상 직후에 혈전(혈관 속에서 피가 굳어서 된 조그마한 핏덩이)과 조직을 치유하는 성장 세포들이 급격히 모이는 시기다. 이 시기에는 가급적 발목을 고정시키고 움직임을 제한하여 조직이 온전히 회복될 수 있게 도와주는 것이 좋다. 이때 할 수 있는 적절한 치료가 R.I.C.E.(Rest, Icing,

Compression, Elevation)다.

이후 증식기를 거치는데 이는 수상 후 2주~3개월의 시기로 다쳐서 손상된 인대 조직이 두꺼워지고 원래의 모양을 회복하는 시기다. 이때 재활을 시작하게 되며 재손상을 막기 위한 보호가 중요하다.

마지막 재형성기는 3개월에서 길면 1년씩 가기도 하는데, 인대 조직이 원래의 기능을 회복하는 시기이다. 약물치료, 주사치료, 석고치료, 물리치료 등이 각 시기에 적절하게 이루어지는 것이 중요하다.

반면에 인대가 완전 파열된 경우, 즉 3단계 염좌에는 인대를 봉합하는 수술이 필요할 수 있다. 가벼운 마취 후 끊어진 인대를 봉합하여 해부학적으로 복원하는 수술이다. 하지만 급성 인대파열이라면 파열 부위나 정도에 상관없이 아직까지는 수술 대신 보존적 치료를 하는 것이 일반적인 치료 방침이다.

얼마나 치료해야 할까?
운동해도 될까?(치료 결정)

### 발목인대파열 초기(수상 1~2주)

**염증기로 많이 아프고 걷기가 힘들다**

인대 파열 후 발목 고정을 위해 통깁스나 반깁스를 하고 있는 단계로,

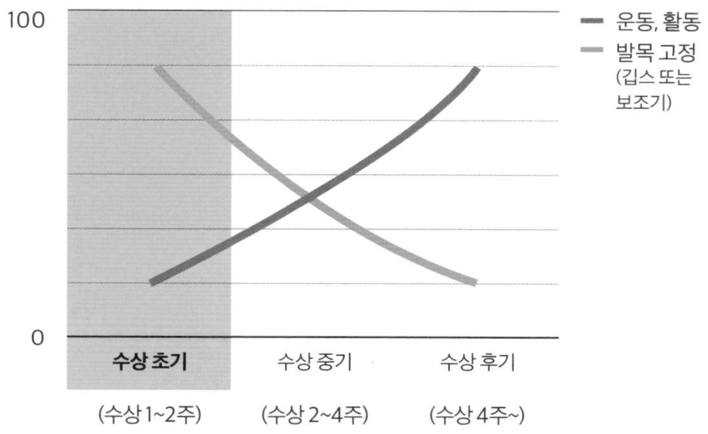


**[그림 18] 급성발목인대파열 후 회복 단계별 활동 제한과 재활 운동(수상 초기)**

초기에는 주로 활동 제한을 권고한다. 시간이 지나면서 활동 제한을 줄이고 운동과 재활을 늘려갈 수 있다.

인대 파열 환자는 수상 후에 [그림 18]처럼 활동 제한과 운동 및 재활을 초, 중, 후기로 나눠 각 시기별로 정해진 기준을 잘 따라야 한다. 수상 초기에는 활동 제한을 시행하고, 운동이나 활동을 줄이는 것이 좋다. 가벼운 체중부하정도만 시행한다.

### 중기(수상 2~4주)

### 활동이 가능해지고 재활 운동을 시작한다

손상 정도에 따라 차이가 있겠지만, 통깁스나 부목을 풀고 보조 교정

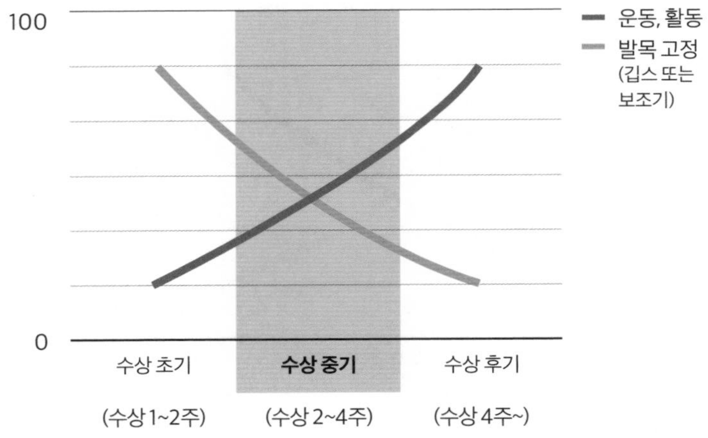


**[그림 19] 급성발목인대파열 후 회복 단계별 활동 제한과 재활 운동(수상 중기)**

기로 바꾸는 단계다. 이때부터는 운동을 시작하는데(그림 19), 그중에서도 '관절 가동 범위 운동 ROM(Range of motion)'이 중요하다.

**ROM 운동**이 안 되고 뻣뻣한 환자 중에서 **ROM 운동** 대신 근력 운동을 열심히 하기도 하는데 일단 **ROM 운동**을 잘 구사할 수 있게 된 후 근력 운동이나 스트레칭을 해야 한다.

## ROM 운동 및 근력 운동의 예

발목안정화
밴드운동
안팎
(314쪽 참고)

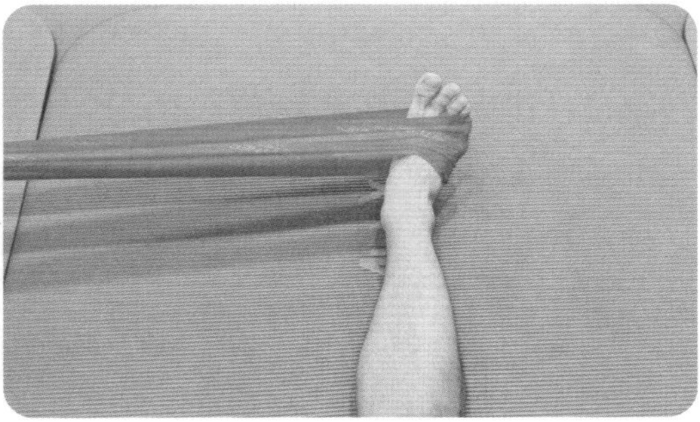

한발로서서
뒤꿈치올렸다
내리기
(326쪽 참고)

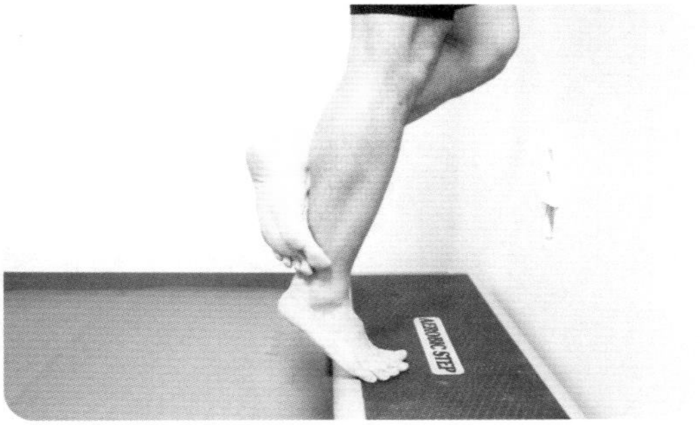

### 후기(수상 4주~ )

## 재활 운동을 강화하고 이전의 운동으로 복귀한다

후기로 가면 보조기는 거의 하지 않는다. 간혹 재손상을 막기 위해 발목 보조기인 스트랩을 착용하는 정도다(그림 20). 이 단계는 특히 스트레칭과 밸런스 운동이 중요하다. 실제로 근력과 유연성이 회복된 후에는 한 발로 서는 운동과 이 상태에서 까치발 들기 및 관련 응용 운동을 처방한다.

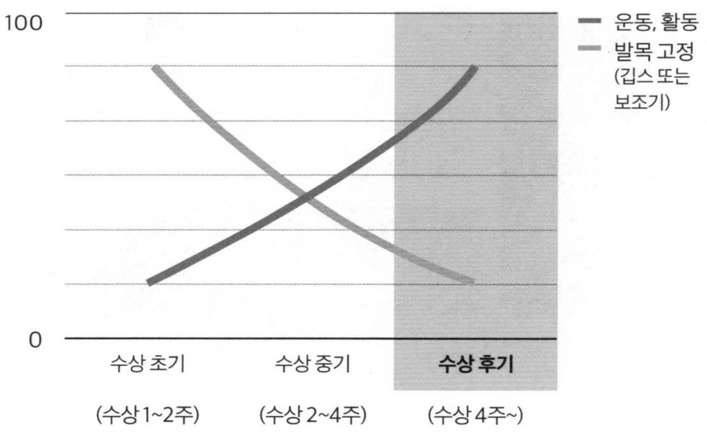


**[그림 20] 급성발목인대파열 후 회복 단계별 활동 제한과 재활 운동(수상 후기)**

## 다양한 후기 재활 운동의 예

무릎 펴고
한 발 서기
(316쪽 참고)

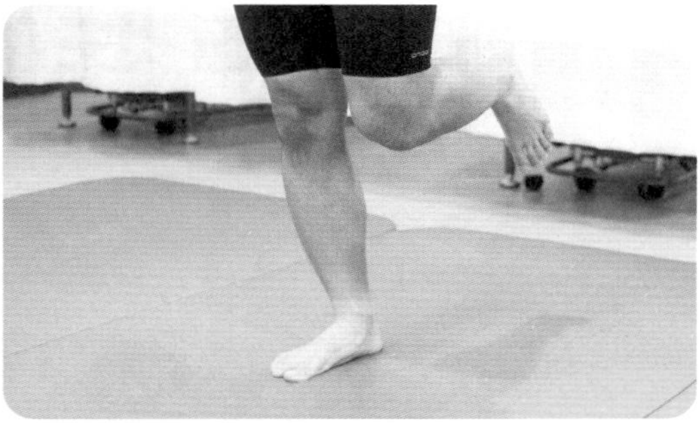

한 발
균형 운동
(322쪽 참고)

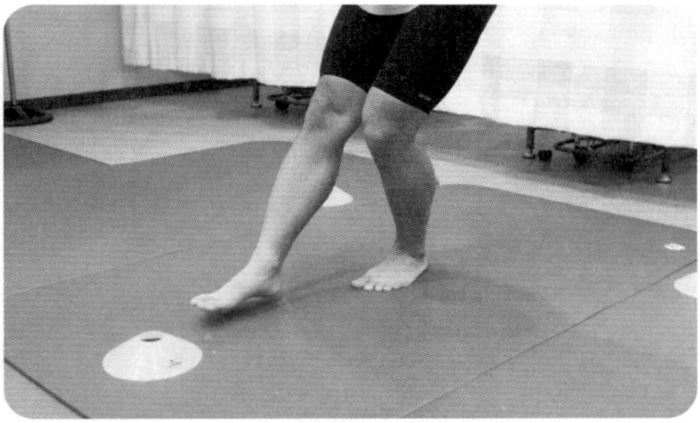

밸런스패드
한 발 균형운동
(322쪽 참고)

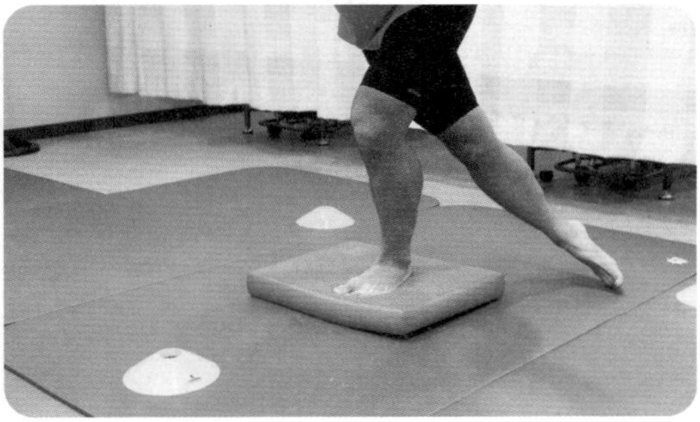

# 뼈가 부러진 것도 아닌데 깁스, 꼭 해야 하나?

발목을 접질려도 대부분은 크게 붓지 않고 하루 이틀 정도 아프다가 괜찮아지는 정도다. 그래서 깁스를 하라는 의사 말도 안 듣고 대충 지내는 사람이 많다. 솔직히 필자도 의대생이던 당시 발목을 크게 접질려서 병원에 간 적이 있는데, 깁스를 하라고 해서 그냥 왔던 기억이 있다.

발목뼈가 부러지지도 않았는데 굳이 깁스를 할 필요가 있을까?

일단 처음 접질린 경우와 자주 접질린 경우를 구분할 필요가 있다. 처음 발목을 접질리면 굉장히 심하게 붓고 오래갈 수 있고 처음 다쳤을 때 관리를 잘못하면 인대가 느슨하게 붙어서 이후에도 자주 접질리게 된다. 따라서 처음 다쳤다면 만성적인 발목 불안정성으로 넘어가지 않도록 적극적으로 통깁스나 반깁스를 해야 한다.

깁스 중에서도 이왕이면 고정력이 좋고 안전한 통깁스를 하는 게 좋다. 다만 다친 직후 부기가 심하면 통깁스를 하기 어려울 수 있으므로 초반에는 반깁스를 했다가 부기가 가라앉으면 통깁스로 바꿔주는 방식으로 치료할 수 있다.

하지만 만약 이미 만성적인 발목 불안정성이 생겨서 자주 접질리는 경우라면 현 상태도 인대가 약해지고 안 좋아져 있으므로 깁스나 반깁스를 통한 단기적인 고정 효과가 그다지 없다. 이런 환자에게는 적극적으로 권하지 않는 편이다.

깁스와 비슷한 보조기들은 어떨까?

흔히 '발목 보호대'라고 이야기하는 것들을 약국에서 쉽게 구입할 수 있다.

이런 보조기들은 발목염좌나 인대 파열이 심하다면 적합하지 않다. 통깁스나 반깁스의 가장 큰 목적은 발목 각도를 제한해서 움직이지 못하도록 하는 것이다. 그런데 발목 보호대는 압박 효과는 있지만 발목 움직임 자체는 그대로 유지되기 때문에 적극적으로 보호를 해야 되는 상태라면 효과가 약한 편이다. 물론 안 하는 것보다는 낫다.

보호대는 1~2주 정도 급성 염좌 시기가 지난 후 재활 운동을 시작해야 할 때 깁스에서 보호대로 교체하는 게 일반적인 치료 과정이다.

깁스를 안 하는 것도 문제지만 가끔 다른 병원에서 해준 깁스를 2~3개월씩 하고 오는 환자가 있다. 골절이 없는데 발목인대파열로만 2~3개월 깁스를 했다면 일단 잘못된 치료다. 예전에는 그런 방식으로 치료하기도 했지만 요즘은 최대 3~4주를 넘기지 않는다. 3~4주 후 깁스를 풀고 재활 운동으로 넘어간다. 인대 파열 후 4~5주는 가장 조심해야 되는 시기다. 이때가 되면 발목의 근력이 완전히 회복되지 않아도 통증도 가라앉고 어느 정도 활동이 가능해지기 때문에 재파열의 위험성이 가장 높다. 인대가 재파열되지 않으려면 발목의 근력을 키워야 한다. 발목 보호대를 착용한 상태로 할 수 있는 발목 근력 운동을 집에서 수시로 해야 함을 항상 강조한다. 가장 좋은 운동은 '한 발 서기'다. 한 발로 서서 균형을 잡는 연습을 하고, 익숙해지면 뒤꿈치까지 들고 까치발로 서는 연습을 한다. 균형 감각과 발목 근력을 기를 수 있어 발목을 접질리는 일을 예방하는 데 도움이 된다.

# 파열됐으니 바로 수술해야 한다고 하던데요?

일단 '파열'이라는 말을 들으면 환자들은 바로 "수술해야 돼요?"라고 묻는다.

급성 발목인대손상 환자 10명 중에서 7~8명은 일반적으로 회복이 잘된다. 여기서 말하는 회복이란 인대가 완전히 파열되었다고 하더라도 치료와 재활 과정을 잘 거치면 두세 달 후에는 큰 문제없이, 즉 통증 없이 잘 다닌다는 뜻이다. 치료율이 70~80%에 이르므로 기본적으로 보존적 치료를 하고, 만약 두세 달 후에도 회복이 잘 안 된다면 그때 가서 수술을 결정해도 늦지 않는다.

"파열됐으니 바로 수술해야 된다고 하던데요?"

병원마다 의사마다 치료 방침이 다르기 때문에 어디서는 이런 치료를 하자고 하고, 다른 데서는 저런 치료를 하자고 할 수 있다. 그러나 앞서 강조했듯이 인대 파열 직후에는 보존적 치료를 먼저 하는 것이 일반적인 치료 방침이며, 인대 파열 즉시 수술을 하거나 두세 달 후에 수술을 하나 예후에는 차이가 없다는 것이 일반적으로 받아들여지는 내용이다. 따라서 당장 수술이 급할 이유는 없다.

## 수술은 환자가 느끼는 불편감을 해결하는 방법이다

필자도 급성기에 적극적으로 수술을 권할 때가 있다.

단순히 인대만 파열된 게 아니라 인대가 파열되면서 뼛조각이 떨어져 나간 경우다(사진 43). 이런 경우에는 보존적 치료 후에도 통증이 남을 수 있어 처음부터 수술을 하는 게 좋다.

운동선수나 운동을 즐기는 사람에게도 조금 더 적극적으로 수술을 권하는 편이다. 일반적으로 수술을 안 해도 회복 기간이 6주 정도 걸리고, 해도 재활 기간을 합치면 6주 정도 소요되므로 수술한다고 회복 기간이 더 빨라지지는 않는다. 다만, 수술을 하면 인대가 느슨하게 늘어나서 만성적인 불안정성이 생기는 것을 예방할 수 있다. 따라서 운동선수나 운동을 즐기는 일반인들은 수술하는 것이 좀 더 확실한 치료가 될 수 있다.

만약 인대 파열 후 2~3개월간 치료했는데도 여전히 약간의 통증이 남아있다면 수술을 해야 할까? 말아야 할까?

이런 경우, 나는 환자에게 되물어본다. MRI상 같은 정도의 파열이라도 환자에 따라 어떤 환자는 매우 아프다고 하고 어떤 환자는 약간 불편하다고 한다. 이처럼 통증은 주관적인 부분이다. 영상에서 보이는 이상 소견을 회복시키는 것과 실제로 아픈 건 다를 수 있다.

수술이 환자가 느끼는 불편감을 해결하는 방법인지 판단하는 것도 중요하다. 2~3개월 치료를 받았는데도 통증이 있다면 양상을 살펴보아야 한다. 인대 파열로 인한 통증은 주로 바깥쪽 복사뼈 앞쪽에서 나타난다. 이 부위가 아니라 발목 앞쪽이나 안쪽이 아프다면 인대 파열과는 상관없이 재활 후, 다시 활동을 하는 과정에서 상대적으로 힘줄이 약해진 것이 원인일 수 있다.

평발 환자들이 다른 병원에서 급성 인대파열 진단을 받고 수술받기 위해 내원할 때도 많은데, 평발인 경우 아치가 무너지면 복숭아뼈 바깥 부분이 눌리기 때문에 MRI상 인대 파열이 조금 보일 수 있다는 점을 염두에 두길 바란다. 서 있는 상태에서(체중 부하) X-Ray 검사를 하지 않으면 평발 여부를 확인하지 못하므로, 통증의 원인을 인대 파열에서만 찾게 된다(사진 44). 이런 경우, 인대 파열 수술을 해도 통증이 지속된다. 평발 교정이 안 되었기 때문이다. 평발 때문에 인대 파열이 와서 통증이 생긴 환자라면 평발 교정만 해도 통증이 좋아질 수 있다.

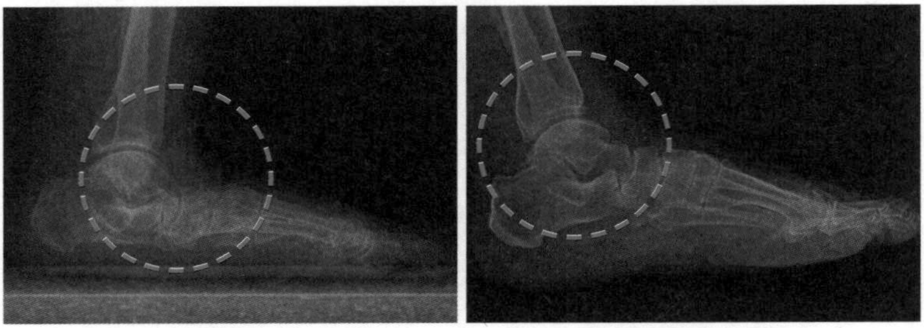

체중 부하 X-Ray 검사 　　　　 체중 부하 없는 X-Ray 검사

**[사진 44] 체중 부하한 상태로 촬영한 X-Ray 검사 비교**

# 수술을 고려한다면

발목인대손상 시에는 우선적으로 보존적 치료를 한다. 그러나 인대가 심하게 파열됐거나 반복적인 손상으로 인해 보존적 치료를 시행해도 호전이 안 되면 수술을 고려할 수 있다. 또한 만성적으로 통증을 호소하거나 부종이 동반되는 등 환자의 불편감에 따라 수술을 시행하기도 한다. 가장 먼저 시행하는 수술은 '발목인대봉합술'로 발목 외측 피부를 절개한 후 인대 주변 조직을 봉합하는 수술이다. 수술 시간 30분, 입원 기간도 3~4일 정도로 매우 짧다.

3주간 통깁스를 착용한 후에는 빠른 재활이 가능하다. 수술과 재활 과정은 앞서 소개한 발목인대파열 초·중·후기와 동일하며 각 단계를 나누는 기간이 초기 3주, 중기 3~6주, 후기 6주 이후로 조금 달라진다.

### 재발 안 되게 제발 도와주세요!

가장 많이 재발되는 시기는 외상 후 1개월에서 2개월 정도 경과되어 통증은 어느 정도 줄어들어서 활동이 가능하지만, 아직 발목의 근력은 완전히 회복되지 않았을 때다. 일반적으로는 위에 기술한 바와 같지만 회복 과정은 개인마다 차이가 커서 2~3개월이 지나도 발목의 근력이 회복되지 않는 환자가 있고, 이런 환자는 재발 위험이 높은 편이다.

재발이 걱정된다면, 재활 운동으로 추천했던 '한 발 서기(316쪽 참고)'를 더 열심히 할 것을 추천한다. 한 발로 서서 균형을 잡는 연습이 매우 중요하고, 한 발로 서서 뒤꿈치를 들어 까치발로 서는 연습도 매우 중요하다.

완치 후 일상을 살면서 울퉁불퉁한 길을 걷거나 계단을 내려갈 때 또다시 접질리는 일이 생길 수 있는데, 이러한 훈련들은 권투선수들이 날아오는 주먹을 피하는 훈련과 비슷하다. 권투선수들은 주먹을 정확히 보고 피하지 않는다. 훈련을 통해 저절로 약간의 움직임이 보이면 자동적으로 피한다. 발목도 울퉁불퉁한 길을 걸을 때 이를 피하는 훈련이 되어 있어야 다시 손상되는 일을 막을 수 있는 것이다.

# 운동을 처방합니다

발목인대파열 수술 환자를 위해 수술 후 주차별로 따라 하면 좋은 재활 운동을 정리하였다. 평소 발목이 불안정하거나 족부족관절 질환을 예방하고자 하는 사람에게도 추천한다.

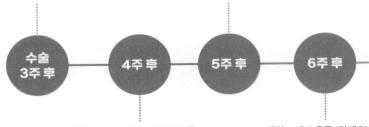

**수술 3주 후**

발가락 굽히는 힘 기르기 **296쪽**
발목 돌리기 **300쪽**
발목 안정화 밴드 운동(안팎) **314쪽**
균형 감각에 좋은 한 발 서기 1단계 **316쪽**
앞 옆 뒤로 걷기 **332쪽**

**4주 후**

발목 안팎으로 움직이기 **298쪽**
발바닥 바닥에 대고 무릎 내밀기 **302쪽**
발목 안정화 밴드 운동(좌우) **314쪽**
균형 감각에 좋은 한 발 서기 2단계 **318쪽**

**5주 후**

삼각형 한 발 뻗기 **322쪽**
무릎 펴고 뒤꿈치 올렸다 내리기 **324쪽**
다리 앞뒤로 벌리고 앉았다 일어나기 **328쪽**

**6주 후**

밸런스 패드 운동 1단계 **318쪽**
무릎 펴고 뒤꿈치 올렸다 내리기 **324쪽**
한 발로 서서
뒤꿈치 올렸다 내리기 1단계 **326쪽**
한 발로 서서
뒤꿈치 올렸다 내리기 2단계 **326쪽**
고정식 자전거 타기 **330쪽**

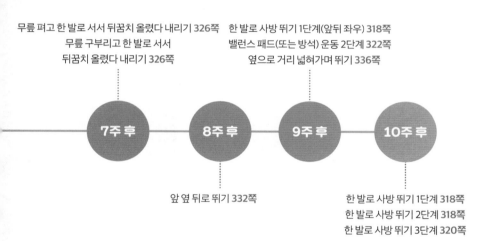

**7주 후**

무릎 펴고 한 발로 서서 뒤꿈치 올렸다 내리기 **326쪽**
무릎 구부리고 한 발로 서서 뒤꿈치 올렸다 내리기 **326쪽**

**8주 후**

앞 옆 뒤로 뛰기 **332쪽**

**9주 후**

한 발로 사방 뛰기 1단계(앞뒤 좌우) **318쪽**
밸런스 패드(또는 방석) 운동 2단계 **322쪽**
옆으로 거리 넓혀가며 뛰기 **336쪽**

**10주 후**

한 발로 사방 뛰기 1단계 **318쪽**
한 발로 사방 뛰기 2단계 **318쪽**
한 발로 사방 뛰기 3단계 **320쪽**

※ 수술 경과에 따라 운동이 구분되어 있으니 통증 정도와 수술 상태에 따라 의료진과 상의 후 자신에게 맞는 단계를 따라 한다.

3

5대 족부족관절 질환

# 무지외반증

# '무지외반증' 때문에 왔습니다

무지외반증을 빼놓고 족부족관절 질환에 대해 이야기할 수 있을까? 최근 병원을 방문하는 환자 10명 중 3명이 무지외반증일 정도로 생각보다 많은 사람들이 무지외반증으로 고생하고 있다. 실제로 여성들의 50~60%가 이에 해당할 정도로 매우 흔한 증상이다.

무지외반증은 말 그대로 무지(엄지발가락)가 휘는 것을 뜻하기 때문에 다른 족부 질환과 달리, 환자 자신이 무지외반증인 것을 잘 알고 있는 상태에서 병원을 찾는다. 내원 시 다른 질환으로 진단받는 환자도 있긴 하지만, 다른 족부족관절 질환에 비해 비교적 명확한 질환이라고 할 수 있다.

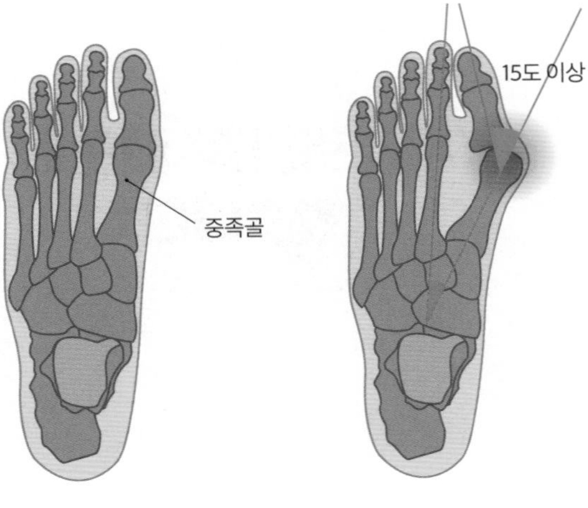


**[그림 21] 무지외반증**

무지외반증은 겉에서 볼 때는 엄지발가락이 휘어서 발생하는 것 같지만, 중족골(발목뼈와 발가락뼈 사이를 잇는 다섯 쌍의 발 허리뼈)의 변형이 원인이다. 정상적으로는 엄지발가락의 제1중족골과 두 번째 발가락의 제2중족골이 나란해야 하는데 제1중족골이 벌어지면서 엄지발가락의 관절이 튀어나오게 된다(그림 21). 이 변형은 발의 수평면에서의 변형을 의미하지만 실제로는 발가락이 발등 쪽으로 휘거나 회전(엄지발가락 축을 중심으로 내측으로 회전)하는 변형을 동반하는 등 삼차원적으로 발생한다.

환자가 느끼는 증상으로는 처음에는 엄지발가락에 통증이 나타나며 신발이 꽉 끼는 듯한 느낌이 든다. 여기서 더 나빠지면 신발을 신을 수도, 정상적으로 걸을 수도 없다. 더 심하면 주변 발가락에 1차적으로 영향을 주어 두 번째 발가락이 변형되거나 굳은살이 생기고 심한 경우 2차적으로 엉덩이관절(고관절)과 척추에 부담을 줘 합병증을 유발하기도 한다. 무지외반증은 이름 그대로 '무지'가 '외반'된 '증상'을 이야기하는 것이므로 반드시 통증이 동반되는 것은 아니다. 또한 일반적으로 휘어진 각도와 통증 정도가 비례하지 않는다. 엄지발가락이 많이 휘어졌다고 반드시 통증이 더 심한 것도 아니다. 엄지발가락이 휘어져도 앞볼이 넓고 편안한 신발로 통증을 잘 조절하면 염증 반응이 생기지 않을 수 있고 반대로 휘어진 부분의 뼈가 유독 많이 돌출되었다면 휘어진 각도가 크지 않아도 염증 반응이 더 심하게 나타나 통증이 심할 수 있다.

# 발가락이 휜 각도가 아니라 증상에 따라 치료가 달라진다

환자가 찾아오면 대부분 발 모양으로 진단이 가능하다. 그러나 엄지발가락이 휘어진 각도와 통증의 정도로만 판단하지는 않는다. 다른 발가락에 영향을 주는 것으로 현재 상태 및 단계를 구분할 수 있다. 우선적으로는 엄지발가락이 바깥쪽으로 휘어져 있고, 엄지발가락 내측 부위가 튀어나와 있는 소견으로 진단을 하며, X-Ray 검사상 이 각도가 15도 이상이면 무지외반증으로 확진한다(사진 45). 휘어있는 것 자체를 무지외반증이라 이야기하지만, 이로 인해 증상이 생길 수도 있고 그렇지 않을 수도 있다. 따라서 진단 이후 치료 방침을 결정할 때는 휘어진 정도보다 주로 환자의 증상을 보고 방침을 정해야 한다.

• 1단계: 엄지발가락이 휘기 시작한다. 신발을 신을 때 꽉 끼는 느낌이 든다.
• 2단계: 엄지발가락 관절이 돌출되며 때때로 통증을 느낀다.
• 3단계: 엄지발가락 관절 돌출이 뚜렷해지며 자주 통증이 나타나고 아픈 부위에 굳은살이 생기기도 한다.
• 4단계: 다른 발가락까지 영향을 미친다. 지속적으로 통증이 나타나며 아픈 부위에 굳은살이 있다. 신발을 신을 수 없을 정도가 되어 일상생활에 지장을 준다.

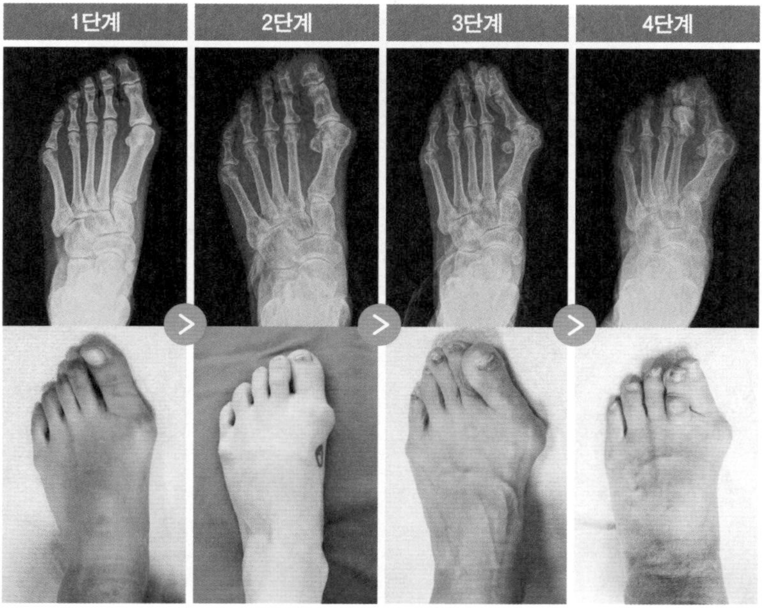


**[사진 45] 무지외반증 단계 진단**

이럴 때 의심해 볼 수 있다!

### 무지외반증

의학적으로 무지외반증에 해당되는지 궁금하다면 집에서 간단하게 자가진단해 볼 수 있는 방법이 있다. 우선 체중을 부하한 상태, 즉 앉지 않고 서서 정확하게 수직 방향으로 발등 사진을 찍는다. 엄지발가락이 휘어진 각도가 15도를 넘으면 무지외반증으로 볼 수 있다.

# 유전 vs.
# 생활 습관 병

무지외반증은 유전적인 요인을 절반, 생활적인 요인을 절반으로 본다. 태어날 때부터 발 볼이 넓거나, 발이 심하게 유연하다면 일반적인 사람보다 훨씬 쉽게 발이 변형될 수 있다. 특히 엄마가 무지외반증인 경우, 자녀가 무지외반증일 확률은 매우 높다.

무지외반증은 생활 습관병이라고도 불릴 만큼 평소 신는 신발도 큰 요인으로 작용한다. 굽이 높거나, 앞코가 뾰족하고 발볼이 좁은 구두, 또는 신축성이 없는 에나멜 같은 소재의 구두를 자주, 오래 신으면 무지외반증이 나타날 수 있다. 무지외반증이 남성보다는 여성에게서 더 많이 발생하는 이유이기도 하다. 최근엔 남성들 또한 키높이 구두를 신거나 키높이 깔창을 자주 쓰면서 무지외반증 환자가 늘고 있다. 이외에 류마티스 관절염과 같은 족부 질환을 가지고 있는 사람에게서도 나타날 수 있다.

올해 재미있는 논문이 하나 나왔다. 무지외반증이 심한 환자와 그렇지 않은 정상인을 대상으로 평발 여부를 확인해 보니 무지외반증 환자에서 평발일 확률이 훨씬 높았다는 연구 논문이다. 무지외반증은 결국 엄지발가락 근육의 불균형으로 발가락이 바깥쪽으로 휘는 것인데 이것이 평발과도 밀접한 관련 있다는 것을 보여준다. 실제 무지외반증 환자 중에서 평발 치료를 병행하는 경우가 자주 있다. 따라서 무지외반증 환자를 치료할 때 평발 여부를 확인하는 것이 도움이 될 수 있다. 또한 무지외반증이면서 평발인 환자는 무릎이나 고관절, 허리에 안 좋은 자세를 취하게 되어 다른 관절에 통증이 있을 때도 있다.

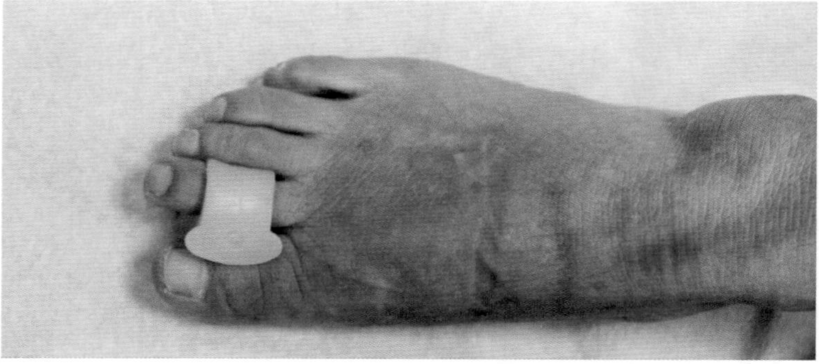

**[사진 46] 발가락 보조기**

앞서 언급한 것처럼 무지외반증은 유전적인 요인이 크지만 후천적인 원인으로 발생할 때도 많기 때문에 평소 관리가 중요하다. 통증이 심하다면 발가락 보조기(사진 46)를 착용해 관절 부담을 줄여 통증을 완화하고, 염증이 심하다면 소염진통제를 복용한다. 또한 부종이 심하다면 온찜질보다는 냉찜질이 도움이 된다. 평소 발가락 스트레칭이나 발의 근력을 기를 수 있는 운동을 자주 하고 앞 볼이 넓은 신발을 신으면 무지외반증의 진행을 막는 데 많은 도움이 된다.

# 더 심해질까 봐 무서워서 왔어요

무지외반증은 편안한 신발을 신게 되면 더 이상 진행되지 않는 케이스가 많다. 하지만 여기에도 예외는 있다. 신발을 잘 골라 신어도 유전적으로 변형이 심한 가족력이 있다면 무지외반증이 악화될 가능성이 크다.

만약 무지외반증이 의심된다면 병원을 찾아 가장 기본적인 X-Ray 검사를 받고 평발, 엄지발가락의 변형 정도를 확인하는 것이 중요하다. 이런 확인 과정에서 무지외반증으로 알고 있었지만 무지강직증으로 진단받는 사람도 있고, 5번째 새끼발가락의 *소건막류가 주증상인 사람도 있다. 평발이나 요족이 동반되어 있을 때도 추시를 잘해야 하므로 이를 먼저 확인해야 하며 정기적인 관찰과 검사를 통해 상기 기술한 문제들이 진행하는지 확인하는 것이 중요하다.

### '교정기?'로는 교정이 안 된다

더 심하게 진행되는지 여부와 함께 발가락 사이를 벌려주는 교정기들이 효과가 있는지에 대해 질문을 많이 받는다. 우선 '교정기'라는 명칭 자체가 틀렸다. 교정이 된다는 증거가 없다. 착용했을 때 통증 완화 효과는 얻을 수 있지만 그 효과가 일시적이다. 필자는 환자들에게 "변형에 대한 교정기는 도움이 안 된다"라고 명확히 이야기한다.

'교정기'보다는 발생 초기에 스트레칭이나 근력 운동을 많이 하고, 볼이 좁은 신발을 잘 신지 않는 것이 진행을 막는 데 훨씬 효과적이다.

---

* 소건막류는 무지외반증과 유사하게 새끼발가락의 관절이 엄지발가락 쪽으로 휘어있는 질환으로 무지외반증과 동반되는 경우가 많다. 튀어나온 새끼발가락 부분이 빨갛게 붓거나 굳은살이 생기기도 한다.

# 무지외반증, 예방할 수는 없나요?

환자들이 또 가장 자주 질문하는 것 중 하나는 무지외반증을 예방하는 방법이나 진행을 막을 수 있는 방법인데, 아쉽게도 이에 대한 연구들은 아직 알려진 바가 없다. 또한 수술 외에 발가락 모양을 교정할 수 있는 방법을 찾는 것은 더더욱 어렵다. 현재 단계에서 더 나빠지지 않도록 진행을 막는 데 집중하는 것이 중요하며 발에 맞는 신발이나 깔창 등을 사용해 통증을 방지하도록 한다. 현재 상태가 많이 불편하다면 수술적 치료를 고려해야 한다.

나이와 통증의 정도, 증상에 따라 진단과 치료 방법도 달라질 수 있다. 아직 성장이 끝나지 않은 청소년은 비수술 치료를 하지만, 성장이 끝난 성인은 보존 치료만으로는 개선이 다소 어려울 수 있다. 뼈 자체가 변형된 상태라 본래 모습대로 돌아오게 하기 위해서는 수술 치료가 근본적인 해법이다. 특히 통증이 심해 걷기가 불가능하거나 두 번째 발가락이 변형되기 시작했다면 수술적인 치료를 반드시 고려해 봐야 한다. 수술을 하면 일상생활이 불편해질까 봐 신발로 증상을 조절해 보겠다는 환자들도 많다. 그러나 증상이 악화되어 가는데 방치하면 점점 몸의 균형이 깨지고 다른 관절에까지 무리가 갈 수 있다.

엄지발가락이 안쪽으로 30도 이상 휘고 통증이 동반된다면 수술하는 것이 좋다. 과거에는 엄지발가락 옆쪽으로 5~6cm 정도 광범위하게 절개했다. 이어 뼈를 둘러싼 골막을 벗겨낸 후 뼈를 잘라냈다. 골막에는 통증을 느끼는 감각 세포가 많아 수술 후 통증도 꽤 심한 편이었다. 그만큼 회복도 더뎠다. 하지만 지금은 최소침습수술법이 등장해 이런 단점을 보완해나가고 있다.

# 무지외반증을 수술하는 100가지 방법

무지외반증은 엄지, 둘째 발가락과 각각 이어져 있는 1, 2번 중족골이 벌어지면서 생기는 증상이므로, 수술의 핵심은 이 두 뼈를 나란하게 만드는 것이다.

수술 방법은 100가지가 넘는다고 알려져 있을 정도로 의사마다 다른 방법으로 시행되고 있다. 수술의 공통된 목표는 1, 2번 중족골을 나란해지도록 만드는 것인데, 이를 위해 시행하는 절골 부위, 절골 방법, 절골 이후 고정 방법이 매우 다양하고 술기마다 차이가 있기 때문이다. 이 말은 무엇 하나가 압도적으로 뚜렷한 우위를 가지

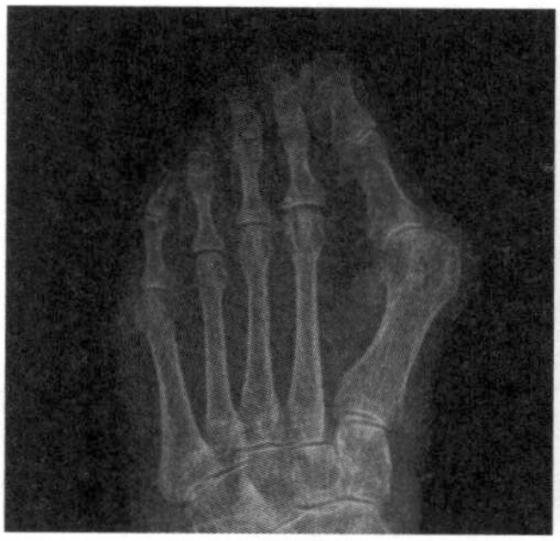

수술 전

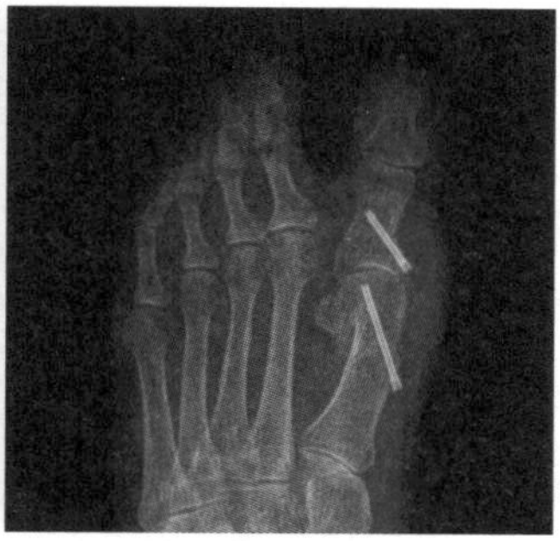

수술 후

**[사진 47] 무지외반증 환자의 수술(원위부 갈매기형 절골술) 전후 X-Ray 검사**

고 있지 않고, 각각의 수술 방법이 나름의 장단점을 가지고 있다는 것을 의미한다.

## 수술이 많이 아프다던데

무지외반증 수술을 하면 통증이 너무 심하고 회복이 더디다는 선입견이 있다. 그도 그럴 것이 과거에는 피부를 모두 절개해 뼈를 교정하는 절골술을 많이 시행했다. 하지만 최근에는 흉터가 거의 없고 통증 부담이 적은 최소침습교정절골술을 선호하는 편이다.

필자도 환자들에게 최소침습교정절골술, 즉 MICA(Minimally Invasive Chevron & Akin osteotomy)를 권한다. MICA 수술은 절개하지 않고 수술하므로 의사의 손 느낌이 중요하다. 완전히 절개해서 들여다보면서 수술하면 의사 입장에서는 조금 더 편한 면이 있다. 그러나 이제는 의사가 편하고 하기 좋은 수술법에서 이제는 점점 환자에게 종합적으로 좋고 편한 방법으로 바뀌어가고 있는 것이 추세다. 앞으로 더 많은 족부 전문의들이 MICA 수술을 시행할 것으로 보인다.

MICA 수술은 절골 부위 및 나사를 박을 부분만 2mm씩 미세 절개한다. 절골하는 커팅기가 주삿바늘처럼 생겼기 때문에 수술 후 딱 한 땀만 봉합한다. 기존 절개술보다 흉터가 작고 감염 확률도 낮다. MICA 수술도 절개만 하지 않을 뿐 피부 안에서 일어나는 뼈의 교정과 관련된 부분은 절개를 해서 교정하는 것과 동일하게 이루어진다. 즉, 작은 칼로 구멍만 살짝 뚫은 후 이 구멍을 통해 바늘처럼 생긴 절골침을 넣고 중족골에 대고 돌리면서 절골해서 교정한다. 그다음 구멍을 뚫고 교정한 뼈를 고정시킬 나사를 집어넣는다. 보통 중족골에 두 개, 엄지발가락 쪽에 한 개, 이렇게 총 3개 정도 나사로 고정한다.

"흉터가 정말 작아요?"
"통증은 어느 정도예요?"

수술하러 온 환자들은 당연히 통증과 흉터에 대해 수십 번 되묻는다.

환자들이 느끼는 이 수술의 가장 큰 장점은 통증이 덜하고 일상 복귀가 빠르다는 것이다. 통증이 덜한 이유는 골막을 그대로 두기 때문이다. 우리 발에 통증을 느끼는 감각 기관은 주로 뼈를 감싸는 골막에 있는데 일반적인 절골술을 시행하면 골막이 상당 부분 벗겨질 수밖

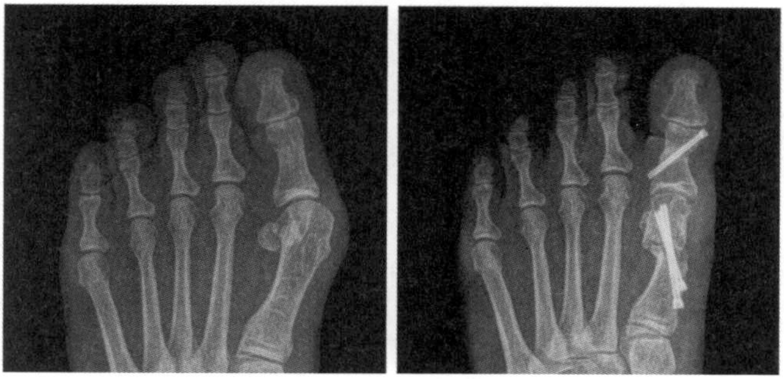

수술 전　　　　　　　　　　　　수술 후

**[사진 48] 무지외반증 환자의 MICA 수술 전후 X-Ray 검사**

에 없어 통증을 많이 느끼게 된다. 그러나 똑같은 절골을 하더라도 최소 침습의 경우 골막을 그대로 두고 절골만 하기 때문에 환자들이 수술 이후 느끼는 통증은 기존의 수술과 많은 차이가 있다.

흉터는 당연히 작다. 수술 구멍은 1~2달만 지나면 점만 남아 밖에서 거의 보이지 않는다. 흉터가 거의 없다고 봐야 한다. 통증은 수술을 했기 때문에 어느 정도 아프긴 하지만 환자들 중 절반은 수술 다음 날 '통증이 거의 없다'고 한다. 일반적으로 수술 다음 날 신발 신고 걸어서 화장실에 갈 수 있을 정도다. 또한 절개술은 한쪽 발을 먼저 수술한 환자는 다른 쪽 발 수술을 미루는 경우가 꽤 있을 정도로 환자들이 회복 과정 중에 힘들어한다. 반면 MICA 수술을 받은 환자들은 나머지 발도 수술 일정을 빨리 잡아 달라고 하고, 주변 사람들에게 추천해서 다른 환자를 데려올 정도로 필자가 현장에서 느끼는 환자들의 만족감은 매우 크다. 물론 통증이라는 것은 개인차가 큰 주관적인 부

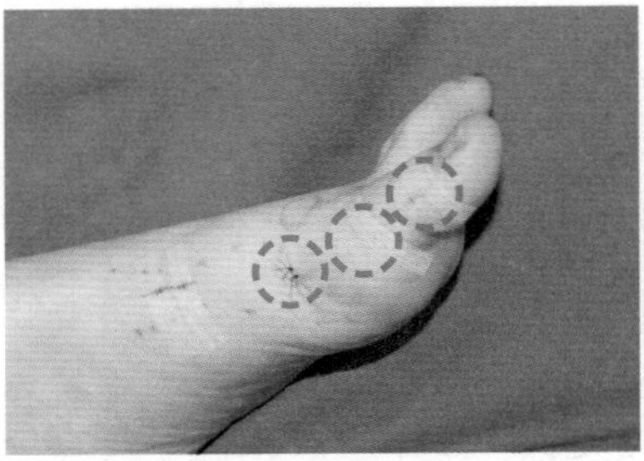

수술 직후

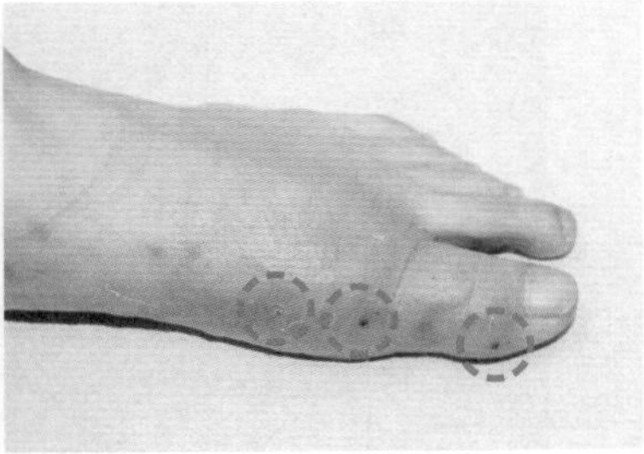

1개월

**[사진 49] 무지외반증 환자의 MICA 수술 직후, 1개월 후 사진**

분이므로 사람마다 다르겠지만, MICA 수술은 통증에 관해서는 많은 장점이 있다.

## 의사의 숙련도가 결과를 낳는다

모든 수술이 장점만 있는 것은 아니다. MICA도 물론 단점이 있다. 의사의 숙련도에 따라 결과가 달라진다는 것이다. 미세한 각도 조절이 수술 결과에 큰 영향을 미치는데, 수술실에서 X-Ray 검사로 찍힌 단면을 보고 유추하며 수술해야 하므로 각도 조절이 쉽지 않다. 따라서 담당 의사가 수술 경험이 충분한지와 전문성을 갖췄는지가 수술 결과에 큰 영향을 미친다.

MICA 수술이 도입된 초반에는 필자도 절개술과 MICA 수술을 병행했다. 그러나 지금은 대부분의 환자에게 MICA 수술이 더 좋은 결과를 가져온다는 결론에 이르렀다. 수술 경험이 쌓이면서 더 좋은 결과로 이어지게 되었다고 생각한다.

그렇다고 최소침습교정절골술이 모든 사람들에게 맞는 100점짜리 수술이라고 여기지 않는다. 여러 가지 환자 요인에 따라 기존의 절개술을 하기도 한다. 무지외반이 너무 심하거나 엄지발가락이 과도하게 유연하면 MICA 수술법이 부적합할 수 있다. 간혹 연세가 드신 분들 중에서 골다공증이나 골감소증이 있는 무지외반증 환자도 MICA 수술에 금속 나사를 사용하는 데 한계가 있어서 기존의 절개술을 권한다.

요약하자면, MICA 수술은 여러 가지 장점도 있고 수술 기술이 까다로운 단점도 있지만, 환자들의 만족도에 있어서는 가장 우선적으로 고려할 수 있는 수술 방법으로 여겨진다.

Info.

### 수술해도 재발이 잦다?

무지외반증은 수술을 해도 효과가 없다거나 거의 재발한다는 오해가 있다. 실제로 수술 후 다시 무지외반증이 재발하는 경우가 자주 있는데 이는 생활 습관의 반복 때문으로 볼 수도 있다. 또 한 가지 원인으로는 뼈 교정이 부족했을 수도 있다. 1, 2번 중족골이 나란해지도록 교정되어야 하는데 제1중족골의 교정이 조금 부족하거나 재발될 수 있다. 그러나 수술로 1, 2번 중족골이 나란히 교정되었다면 대부분 재발하지 않는다. 즉, 1, 2번 중족골을 나란하게 만드는 것이 수술의 성공을 좌우하는 요소이면서 수술하는 의사들의 숙제라고 할 수 있겠다.

PLUS PAGE

# 흉터 없는 최소침습교정절골술: MICA Real Story

심한 무지외반증을 겪고 있는 19세 여성 환자였다. 무지외반증은 유전적인 요인이 절반, 후천적인 요인이 절반이라고 하는데 만 19세 이전에 생기는 무지외반증은 거의 유전적인 요인이라고 할 수 있다. 최소침습교정절골술은 양쪽 발을 동시에 할 수도 있고, 한 발 먼저 하고 회복된 후에 다시 다른 쪽 발을 할 수도 있다. 이 환자는 일상생활로 빨리 돌아가야 해서 회복 시간을 길게 가질 수 없었다. 굳이 한 발씩 따로 할 필요가 없어서 하루에 양쪽 발을 동시에 진행하기로 했다.

우선, 수술 전 X-Ray 검사를 통해 엄지발가락이 몇 도 휘었는지(무지외반각) 확인했다.

왼쪽, 오른쪽 모두 36도 정도로 나왔다. 무지외반각이 15도가 넘으면 무지외반증이고, 30도가 넘으면 심한 단계인데, 이 환자는 무지외반각이 굉장히 심한 편이었다.

엄지발가락의 변형 정도가 꽤 컸지만 다른 2~4번째 발가락에는 변

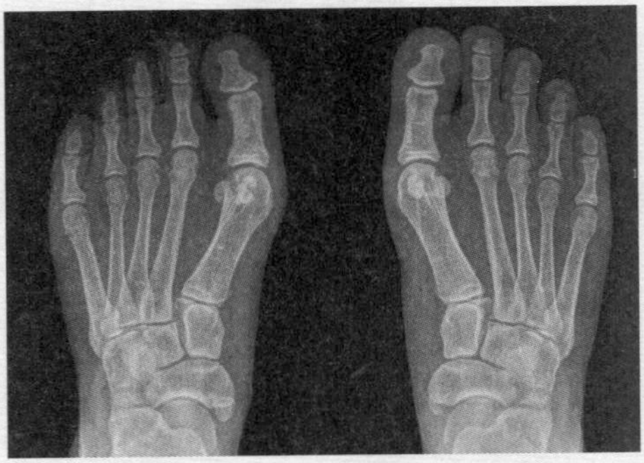

[사진 50] 수술 전 환자의 발 X-Ray 검사

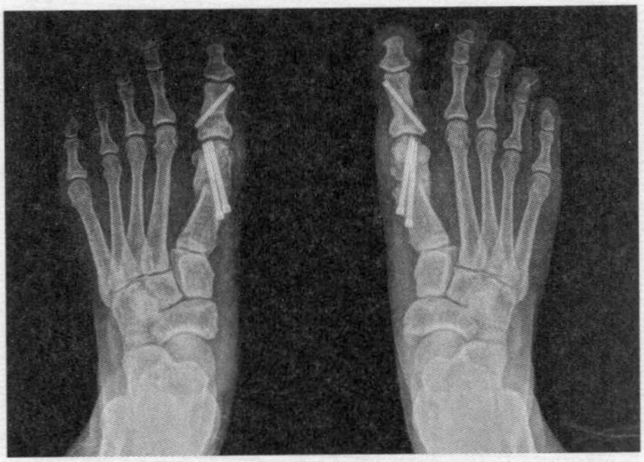

[사진 51] 수술 후 환자의 발 X-Ray 검사

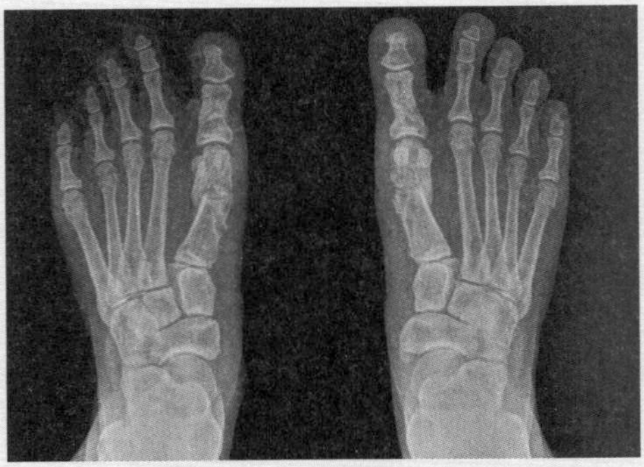

[사진 52] 수술 및 나사 제거 후 환자의 발 X-Ray 검사

형이 없었으므로 최소침습 수술이 가능했다. 양쪽 발을 동시에 수술할 때, 보통 심한 쪽을 먼저 한다. 한쪽 발을 수술하는 데 30분 정도 걸리므로 1시간 내외로 양쪽 발 수술을 마쳤다. 수술이 끝난 후, 바로 X-Ray 검사를 해서 무지외반각이 좋아졌는지 확인한 후 수술을 마무리했다.

환자는 수술 후 바뀐 발을 보고 '설렌다'라고 표현할 정도로 기뻐했다. 앞으로 수술한 발로 즐겁게 생활할 수 있을 것 같다는 말을 전했다. 또한 앞서 설명한 것처럼 무지외반증은 유전 성향이 강한 질환인 만큼 어머님도 같은 질환을 겪고 있어 수술을 추천하고 싶다고 했다.

**최소침습교정절골술, 수술법이 더 궁금하다면?**

**최소침습교정절골술, 수술 후 이야기**

PLUS PAGE

# 최소침습교정절골술: MICA Q&A

## Q 전신 마취는 무서운데, 마취는 어떻게 하나요?

뼈를 자르기 때문에 마취는 해야 된다. 일반적으로 척추 마취나 발목에 국소 마취하는데 척추 마취를 하는 병원이 상대적으로 많은 편이다. 척추 마취를 하면 수술 시 통증을 전혀 느끼지 못하고, 출혈을 방지하기 위해 수술 중 시행하는 지혈대를 잘 적용할 수 있고, 수술 중에 환자들이 하지를 전혀 움직이지 않기 때문에 수술에 집중하기 유리하다. 척추 마취를 하기 어려운 환자, 가령 허리에 큰 수술을 받았거나 항혈전제를 지속적으로 복용하는 경우, 척추 마취를 원치 않는 환자 등은 발목에 국소 마취만 시행하여 수술하는 것도 가능하다. 이때는 보통 수면 마취를 같이 시행하는데 환자가 움직이지 않도록 신경 쓰는 것이 수술에 도움이 된다.

## Q 입원해야 하나요?

보통 수술 끝나고 이틀째, 예를 들어 월요일에 수술했다고 하면 수요일에 처음 소독한다. 소독한 후 큰 문제가 없으면 그날 퇴원하고 아니면 하루 정도 더 안정을 취했다가 그다음 날 퇴원하는 게 일반적이다. 입원 기간 중에 1~2일간은 항생제를 처방하고, 환자는 보행 연습을 하는 것이 중요하다. 보행 시 큰 문제가 없는 것을 확인하고 대부분 퇴원한다.

## Q 양쪽 발에 무지외반증이 있어요. 함께 수술해도 되나요?

해도 된다. 수술을 하고 나면 바닥이 딱딱한 보조 신발을 신는데 그 보조 신발을 신고 입원실에서 다들 활동하면서 걸어 다닌다. 보조 신발은 4주 정도 신으면 된다. 양쪽 발을 동시에 수술한 경우, 한쪽 발만 한 경우보다 1~2일 정도 더 입원했다가 퇴원하는 것이 일반적이다.

## Q 수술 후 재활이 필요한가요?

크게 재활이 필요한 건 아니다. 필자는 환자들에게 무지외반 수술하고 바로 보조 신발 신고 걸어 다니라고 한다. 이런 과정 자체가 재활이다. 물론 수술하고 1~2일간은 걷는 게 조금 불편하고 욱신욱신하기도 하지만 보통 화장실에 가거나 하는 일상생활에는 큰 지장이 없다. 1~2주 지나면 통증도 많이 좋아진다. 2주 정도면 더 편하게 다닐

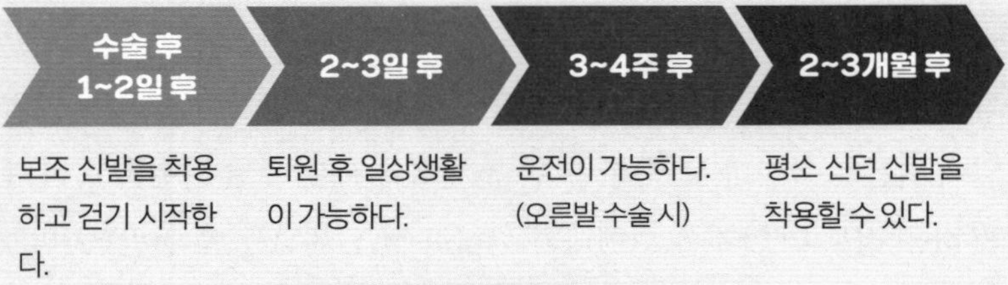

수술 후 1~2일 후
2~3일 후
3~4주 후
2~3개월 후
보조 신발을 착용하고 걷기 시작한다.
퇴원 후 일상생활이 가능하다.
운전이 가능하다. (오른발 수술 시)
평소 신던 신발을 착용할 수 있다.


**[그림 22] 최소침습교정절골술 회복 과정**

수 있게 되고 4주 정도 되면 보조 신발을 풀고 평소 신발을 신고 다닐 수 있게 된다.

수술한 부위의 뼈가 완전히 붙기까지는 한 달 반에서 두 달 정도 걸리며, 이때부터는 골프, 등산 같은 운동도 어느 정도 편하게 할 수 있다. 달리기도 조금씩 가능해진다.

## Q 운전은 언제부터 할 수 있나요?

오른발 수술을 한 환자들에게 한 달 정도는 운전을 안 하는 게 좋다고 말한다. 수술 직후라도 보조 신발을 신고 페달을 밟으면 수술 부위에 크게 무리가 가지는 않는다. 그러나 운전할 때 돌발 상황이 생기면 순간적인 대처가 어려울 수 있으므로 수술 후 3~4주 정도 지나서 신체 활동이 전반적으로 회복되면 그때 운전하는 게 안전하다. 왼발을 수술한 환자들은 3~4주까지 시간이 필요하지 않고, 1주 정도만 지나도 운전이 가능하다.

최소침습교정절골술이
더 궁금하다면?(Q&A_1편)

최소침습교정절골술이
더 궁금하다면?(Q&A_2편)

4

5대 족부족관절 질환

# 아킬레스건파열

# '뚝' 소리와 함께 찾아온 극심한 통증

스포츠 뉴스에서 종종 볼 수 있는 헤드라인이 아킬레스건파열이다. 운동선수에게는 꽤나 치명적인 부상으로 급히 수술해야 하기 때문에 시즌 아웃되거나 심각하면 선수 생활을 마무리해야 하는 상황도 생긴다.

다른 병원에서 수술한 후 감염되어 필자를 찾아온 클라이밍 선수는 감염에 대해 아킬레스건 절제술을 시행한 후 거의 1년에 걸친 피나는 재활 끝에 복귀할 수 있었다. 이처럼 초기에 치료가 잘 안 되면 회복 기간은 더 길어질 수밖에 없다. 물론 운동선수들에게는 훨씬 더 치명적이겠지만 일반인 역시 끊임없이 발을 써야 하기 때문에 아킬

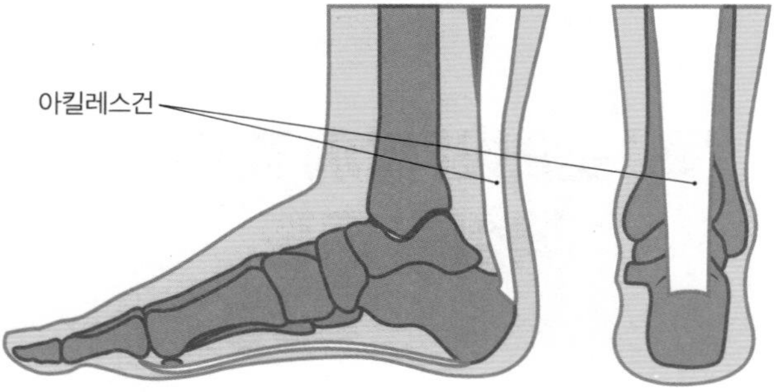


**[그림 23] 아킬레스건**

레스건파열로부터 안전할 수 없다.

아킬레스건은 뒤꿈치를 들어 올릴 때 강하게 작용하는 힘줄의 일종이다. 인체에서 가장 굵은 힘줄로 체중의 10배 정도 힘을 버틸 수 있다. 이런 힘줄이 파열될 정도라니!

아킬레스건파열의 주된 원인은 과도한 운동이다. 일반인은 충분한 준비 운동 없이 운동을 하거나, 축구나 농구, 테니스, 배드민턴 등 빠르게 방향 전환을 하는 동작이 필요한 운동을 하는 중에 파열되는 경우가 많고 여성 환자 중에서는 높은 굽의 신발을 신은 채로 발목을 접질려 파열되기도 한다.

이처럼 아킬레스건파열은 누구나 겪을 수 있는 질환이지만 주로 활동량이 비교적 왕성한 30~40대에 가장 많이 나타난다(그림 24).

급성 손상으로 아킬레스건이 파열되면 보통 환자 자신이 안다. '뚝' 하는 소리와 함께 극심한 통증이 느껴지기 때문이다. 파열은 급성 손

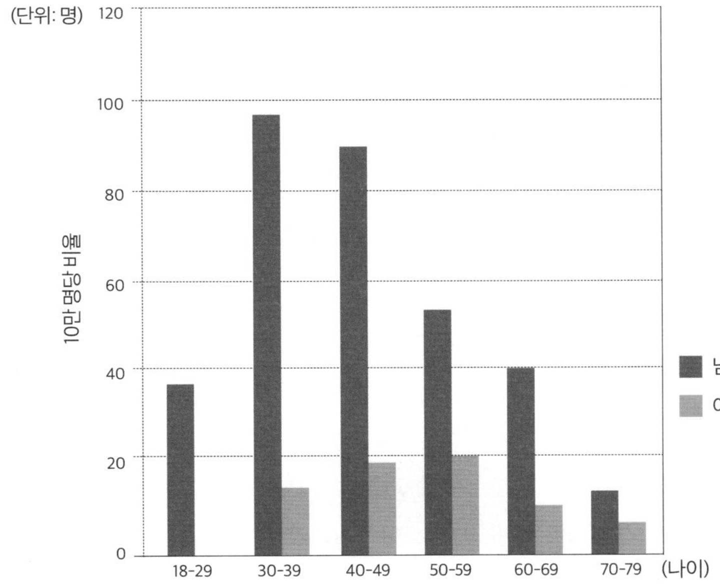


**[그림 24] 성별·나이대별 아킬레스건파열 발생 빈도**

상으로 아킬레스건이 찢어지는 것이기 때문에 통증의 정도가 굉장히 심하고 걷기가 힘들다. 반면 아킬레스건염은 걸을 때 국한된 부위에 통증이 있고 불편하지만, 걷기 힘들거나 절뚝거릴 정도로 심한 경우는 드물다. 그러나 아킬레스건파열이 퇴행성으로 서서히 진행되면 급성 손상으로 '뚝' 끊어진 것이 아니라서 아킬레스건 때문이라고 생각하지 못한다. 연세가 있으신 분들 중에 발을 잘 디디지 못해 넘어지고 걷기 힘들다고 병원을 찾아오실 때가 있다. 보통 다리에 힘이 없어서 허리 치료를 받다가 차도가 없다고 필자를 찾아오신다. 실제로 나이가 많으면 대부분 퇴행성으로 척추관협착증이 있기 때문에, 제대로 진단받지 못하면 보행 장애의 원인을 척추관협착증으로 보고 오랫동안 치료받게 된다. 퇴행성으로 아킬레스건파열이 발생하면 그다지 통증도 없는 상태로 서서히 보행 장애가 진행되기 때문에 적절한 진단과 치료를 받기 어려울 수 있다.

Info.

### 그리스 신화의 아킬레스는 왜 치명적인 손상이었을까?

아킬레스건은 익숙한 이름이다. 흔히 핵심적인 약점을 '아킬레스건'이라고도 하는데, 그만큼 아킬레스건 손상이 치명적이라는 뜻일 것이다. 아킬레스건은 걷거나 뛸 때에 매우 중요한 역할을 한다. 우리가 직립보행할 수 있는 건 아킬레스건이 우리 몸에서 가장 크고 힘센 힘줄이기 때문이기도 하다. 그렇기 때문에 아킬레스건 손상은 인간 활동에 치명적인 약점이 된다.

아킬레스건이 치명적인 또 하나의 이유는 발목 골절과 다르게 아킬레스건의 손상 이후 몇 주가 지나고 나면 치료 없이도 그럭저럭 걸을만해진다는 것이다. '걸을만해지면 좋은 거 아닌가?' 생각할 수 있다. 하지만 이전 그리스 시대에 아킬레스건파열이 생겼으면 아마도 몇 주를 고생하다 그냥 통증이 없어서 걷고, 뛰고 하며 아킬레스건을 썼을 것이다. 이렇게 되면 아킬레스건이 한껏 늘어난 상태로 다시 붙게 되므로 긴장도(Tension)가 유지되지 못한다. 그래서 나중에는 보행할 때 땅을 차는 힘을 줄 수 없어 절뚝거리다가 결국 뛰지 못하게 된다. 이것이 치명적인 것이다. 고대 같으면 뛰지 못한다는 것은 밀렵 생활을 할 수도, 맹수에게 도망칠 수도 없는 상태가 되어버리는 것을 의미하니까.

# 부분 파열과 완전 파열

병원에 오는 사람들은 대부분 완전 파열 환자다. 부분적으로 끊어졌을 때는 병원까지 오지 않는 사람이 많다. 그도 그럴 것이 부분 파열은 통증이 약간 있긴 하지만 보행에 큰 지장이 없다. 부분 파열이 있다고 해도 기본적인 긴장도가 유지되므로 발목을 사용하는 데 불편감은 있어도 그럭저럭 지낼 만하다(표 3). 하지만 아킬레스건의 긴장도를 제대로 유지시키지 못한다면 이후의 활동이나 생활에 큰 문제를 일으키기 때문에 반드시 내원하여 검사를 받고 치료해야 한다.

| | 부분 파열 | 완전 파열 |
|---|---|---|
| 보행 | 불안정함 | 불가능 |
| 움직임 | 발가락, 발목 움직임이 제한적임 | 발가락, 발목에 힘이 없고 움직일 수 없음 |
| 통증 | 발목에만 통증이 있음 | 뒤꿈치, 발목 부종과 통증 |

**[표 3] 아킬레스건 부분 파열과 완전 파열**

### 아킬레스건파열, 예방할 순 없을까?

운동할 때 많이 발생하므로 운동을 시작하기 전, 준비 운동과 아킬레스건 스트레칭으로 근육과 힘줄 등을 이완해주는 것이 중요하다. 또한 갑자기 가속하는 스프린팅(Sprinting)이나 한 발을 바닥에 고정한 후 다른 발을 움직이는 피벗(Pivot) 동작 등은 아킬레스건에 무리를 줄 수 있으므로 주의한다. 또한 일반인들은 대부분 운동을 안 하다가 갑자기 무리하게 할 때 아킬레스건이 파열되므로 평소 꾸준한 운동으로 근력 상태를 유지하는 것도 도움이 된다.

# 긴장도가
# 가장 중요하다

앞서 잠깐 언급한 것처럼 아킬레스건파열은 고전적으로도 치명적인 문제였다. 아킬레스건파열이 가장 치명적이었던 이유는 바로 파열 이후 아킬레스건의 긴장도(Tension)가 제대로 유지되지 않을 수 있기 때문이다. 필자는 아킬레스건파열 치료에서 가장 중요한 점은 긴장도를 잘 유지하는 것이라고 생각한다.

쉽게 말하면 한 번 늘어난 아킬레스건은 원래의 역할을 할 수 있는 길이로 잘 줄어들지 않는다는 것이다. 말이 조금 어려울 수 있다. 다시 쉽게 설명한다면, 아킬레스건은 발을 앞으로 내디딜 때 수축하여 발목을 아래로 내리는 힘을 주는 역할을 한다. 땅을 차는 역할이다. 그런데 아킬레스건파열 이후 아킬레스건이 너무 느슨하게 붙어버리면 발목을 아래로 내리는 힘이 약해진다. 이 경우 발목의 힘이 약하고, 걸을 때 불안정한 느낌이 들 수밖에 없다. 늘어나 버린 고무줄과 비슷한 상태인 것이다.

따라서 아킬레스건파열에 대한 수술을 시행할 때나 비수술적인 치료를 시행할 때 모두 긴장도를 적절하게 유지시키는 방법을 잘 찾아야 한다. 봉합할 때는 가급적 타이트하게 하고, 비수술적인 치료를 했을 때도 발목을 들어 올리는 족배굴곡의 시기를 적어도 2달 이후에 시행하여 긴장도를 유지시키는 것이 중요하다. 아킬레스건파열 이후 적절한 시기에 적절한 발목 각도 운동을 잘 시행하는 것이 매우 중요한 이유이다.

발목 보조기를 2~3달 정도 착용하게 된다. 이 역시 발목의 운동 범위를 점차로 늘려가는데, 처음에는 발목을 아래로 내리는 족저굴곡을 적극적으로 시행하고, 나중에 발목을 위로 들어 올리는 족배굴곡 운동을 시행한다. 이때 발목을 아래로 내리는 운동은 아킬레스건의 긴장도에 영향을 상대적으로 적게 주기 때문에 일찍 시행하고, 긴장도를 약화시킬 수 있는 족배굴곡은 상대적으로 추후에 시행하게 되는 것이다.

아킬레스건파열의 수술, 비수술, 또는 감염으로 인해 절제술을 시행한 경우 모두 이후 회복 과정에서 본연의 긴장도를 악화시키지 않는 방향으로 치료를 시행하는 것이 매우 중요하다.

# 아킬레스건염과 아킬레스건파열

아킬레스건의 통증과 관련된 진단은 크게 두 가지다.

아킬레스건염과 아킬레스건파열.

아킬레스건염은 염증이 생긴 상태다. 급작스럽게 운동이나 활동을 하다가 발목에 통증이 느껴지는 순간이 있다. 특히 격한 운동 시에 이러한 증상이 자주 나타나는데, 순간 발이 놀라서, 쥐가 나서, 삐끗해서 그런 것이라고 넘기는 사람들이 많다. 하지만 발의 통증, 특히 발목 뒤쪽에 오는 통증은 아킬레스건염을 의심해 보아야 한다(표 4).

아킬레스건염은 대부분 주사치료, 약물치료, 도수치료 등 비수술

| | 아킬레스건염 | 아킬레스건파열 |
|---|---|---|
| 주요 요인 | • 무리한 스포츠 활동을 한 경우<br>• 선천적으로 발바닥의 아치 부분이 높은 경우(요족)<br>• 딱딱한 신발을 착용한 경우(뒤축과 아킬레스건의 마찰 발생)<br>• 뒤꿈치 변형이 생긴 경우 | • 외부에서 강한 충격을 받는 스포츠를 한 경우(대부분 축구, 농구, 배드민턴과 같이 달리기, 높이뛰기 동작을 자주 하는 운동)<br>• 노화, 과사용으로 인한 혈액순환 장애<br>• 아킬레스건염, 미세손상 등 질환의 심화로 인한 파열<br>• 갑작스럽게 발목이 위로 젖혀진 경우<br>• 준비 운동 없이 운동했을 경우<br>• 굽이 높은 구두를 신은 상태에서 발목을 접질린 경우 |
| 증상 | • 운동 후 심한 통증이 느껴진다.<br>• 뒤꿈치 통증과 함께 뻑뻑한 느낌이 난다. | • 파열 당시 뒤꿈치에서 '뚝' 소리와 함께 통증이 나타난다.<br>• 발목이 붓고 통증이 나타난다.<br>• 발을 아래로 젖히는 동작이 되지 않는다.<br>• 아킬레스건이 만져지지 않는다. |

**[표 4] 아킬레스건염과 아킬레스건파열**

적 치료로 해결이 가능하다. 그러나 모든 질환이 그렇듯 치료 시기가 늦어지면 파열로도 이어질 수 있으므로 아킬레스건염 증상이 나타나면 조기에 치료를 시작하는 것이 좋다. 움직일 만하다고 병원 치료를 미루면서 계속 활동을 하면 더 큰 질환으로 이어질 수 있다.

### 아킬러스건염에 효과적인 체외충격파

아킬레스건염에 가장 효과적인 치료는 체외충격파다. 아킬레스건염 자체가 아킬레스건에 만성적인 변형이 생긴 것이다. 만성적인 변형이나 손상이라는 것은 손상 부위의 조직 자체가 변성되고 원래의 신선한 조직으로 재생되는 것을 막고 있다는 뜻이다. 체외충격파치료는 이렇게 변성된 조직을 원래의 상태로 재생될 수 있도록 급성 충격파를 가한다. 이러한 충격파 치료로 일종의 좋은 급성 손상을 가하면, 아킬레스건을 재생시키는 세포들이 치료 부위에 가게 되고, 이를 통해 만성적인 통증이 해결되는 원리다. 따라서 체외충격파치료는 자연적인 회복 시간이 필요하다. 그래서 매일 치료하는 것은 아니고 1주일에 1회 또는 2회 정도 치료하는 것을 권장한다.

아킬레스건염과
아킬레스건파열

# 눌러보고 눈으로 보면 알 수 있다

정확한 진단은 초음파나 MRI 검사를 해 봐야 알 수 있지만 간단한 신체 검사를 통해 확인해 볼 수 있다.

첫째, 눌러서 아픈 부위를 확인한다.

아킬레스건파열은 대부분 아킬레스건이 종골에 붙는 부분을 기준으로 했을 때 2~8cm 사이, 대략 6cm 범위에서 많이 발생한다. 따라서 아킬레스건이 파열되면 만졌을 때 그 부위가 움푹 들어간 것이 느껴진다.

둘째, 톰슨 검사(Thompson test)가 있다.

엎드린 상태에서 종아리를 압박해 보는 것이다. 아킬레스건이 정

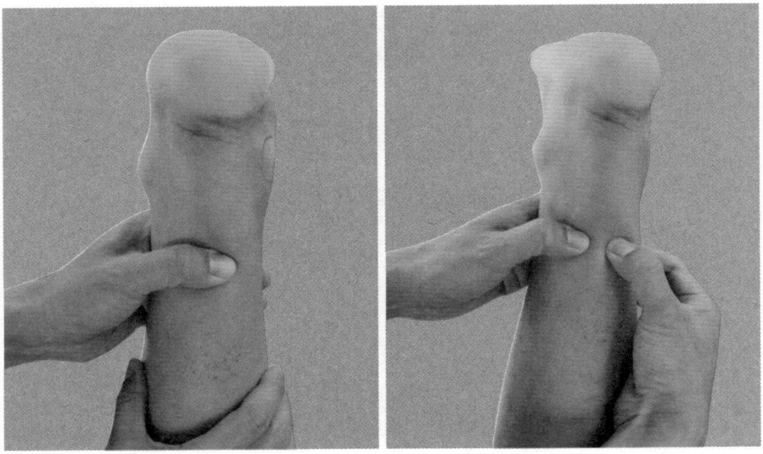

**[사진 53] 아킬레스건파열 신체 검사법(손으로 눌렀을 때 움푹 들어감)**

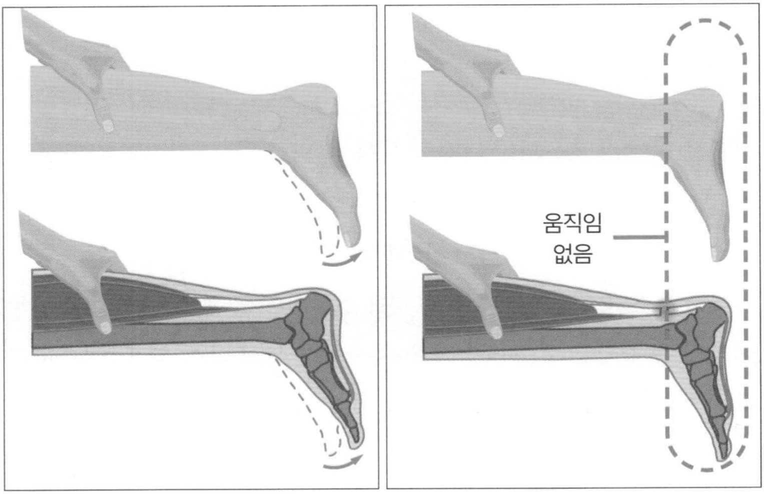


정상 아킬레스건파열 환자

**[그림 25] 톰슨 검사**

상이라면 종아리를 꽉 누를 때 발목 관절이 움직이고 완전 파열이라면 움직이지 않는다. 만약 발목 관절이 움직인다면 아킬레스건이 파열되지 않았거나 완전히 끊어진 게 아니라 부분적인 파열로 볼 수 있다.

셋째, 엎드린 상태에서 발목 각도를 살펴본다.

아킬레스건이 정상이라면 엎드려 있을 때 발목 각도가 약간 발바닥 쪽으로 10~20도 정도 기울어진다. 그러나 아킬레스건이 파열되면 발목이 아예 90도로 쳐진다. 이 외에 아킬레스건이 완전 파열인지 부분 파열인지, 어느 부위가 파열되었는지 등은 초음파와 MRI 검사 결과를 보고 확인한다

# 수술과 합병증

아킬레스건파열 수술법은 매우 다양하다. 필자는 여러 가지 수술법 중에서도 실을 두 개 묶어서 봉합하는 방식인 '크락코우(Krackow) 봉합술'을 시행하고 있다(그림 26).

필자는 크락코우 봉합술로 파열된 아킬레스건을 봉합할 때 깊은 부분과 얕은 부분, 두 개 층으로 나눠서 따로따로 당겨서 봉합한다. 다른 봉합술들은 한쪽 면에 여러 번 봉합해서 한 번만 당기는 방식이 많다. 그런데 한 번만 잡아당겨서 봉합을 하면 봉합된 부위만 당겨져 내려와 아킬레스건이 평평하게 일률적으로 봉합되지 않고 한쪽

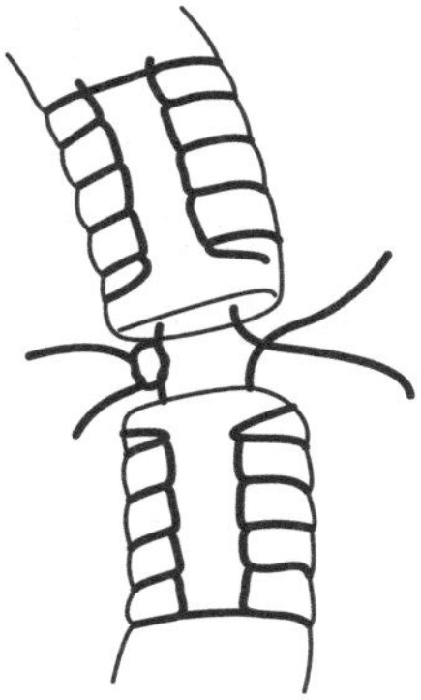

[그림 26] 크락코우 봉합술

이 불룩하게 튀어나올 수 있다. 그래서 깊은 층을 먼저 봉합한 후, 추가적으로 다른 실로 얕은 층을 한 번 더 봉합해 좀 더 확실하게 고정시킨다.

수술과 합병증은 떼려야 뗄 수 없는 관계로 느껴진다. 아킬레스건 파열 수술로 발생할 수 있는 가장 심각한 합병증 중에 하나는 감염이다. 수술 부위에 크고 작은 감염이 생길 확률은 12.5% 정도로 알려져 있다. 일단 수술 부위가 감염되면 다음 치료가 굉장히 길고 복잡해서 힘든 시간을 보내야 한다. 다른 선택이 없을 때 최선의 방법은 감염된 아킬레스건을 제거해버리고 감염을 빨리 회복시키는 것이다. 그 다음 재활 치료를 통해서 아킬레스건을 재생시키는 방법이 가장 나은 선택이라는 것이 필자의 생각이다. 실제로 아킬레스건 수술 부위 감염 환자에게 비교적 성공적인 결과를 얻고 있다. 2016년에 미국정형외과학회지에 이와 관련된 논문이 게재되었다. 아킬레스건 봉합술 후 감염이 발생한 15건의 환자에 대해 아킬레스건 제거술을 시행하였고, 수술 3개월 후 놀랍게도 아킬레스건이 새롭게 자라난 사실을 확인했다는 내용이다.

이와 같은 연구 이후 필자는 아킬레스건 봉합술 합병증으로 감염된 환자에 대해서 아킬레스건 완전 절제술을 시행해 좋은 결과 얻고 있다. 오히려 감염된 조직이 남아있는 것이 새로운 조직 형성을 방해하기 때문에 이를 완전히 제거하는 것이 좋다는 결론에 이르게 된 것이다.

수술 후 감염 발생 위험을 낮추기 위해서는 어떤 봉합실을 선택하는지도 중요하다. 아직까지는 녹지 않는 비흡수성 봉합사를 사용하는 경우가 많은데 필자는 비흡수성 봉합사를 사용하지 않고 흡수성이면서 고정력도 튼튼한 'PDS'라는 실을 사용한다.

# 비수술 vs. 수술

아킬레스건이 완전 파열되면 보통 수술해야 한다고 알고 있다. 필자 역시 아킬레스건파열 환자는 대부분 수술로 치료한다. 수술했을 때의 가장 큰 장점은 재파열 위험이 거의 없다는 것이다. 기본적으로 아킬레스건파열 수술은 비교적 결과가 좋기 때문에 의사도 기본적으로 수술을 권하고 환자들도 결과에 만족하는 편이다. 하지만 모든 아킬레스건파열 환자에게 수술을 권하지는 않는다. 기저질환이 많아서 마취를 하거나 수술 흉터에 대한 부담이 있는 경우 등에는 비수술적 치료를 권하고 있다. 치료 과정만 잘 따라온다면 비수술적 치료로도 큰 문제없이 아킬레스건파열을 해결할 수 있다.

세계적인 정형외과 학회지에 보고된 아킬레스건파열 비수술 치료법과 관련된 논문들을 요약해 보면 '아킬레스건파열 시 수술하는 것이 재파열률이 낮고 결과가 좋지만, 최근 들어 수술을 시행하지 않고도 보조기 착용과 함께 조기 재활 운동치료로도 역시 매우 낮은 재파열률을 보이고 있다. 따라서 이런 방법 역시 고려해 볼 수 있는 좋은 치료법이다'라는 내용이다.

다만, 여기서 중요한 것은 비수술적인 아킬레스건파열 치료가 아무것도 하지 않는 것과 동일시하면 안 된다는 것이다. 비수술적인 치료를 시행했을 때 보조기나 재활 운동치료로 치료에서 가장 중요한 아킬레스건의 긴장도를 유지할 수 있어야 하므로 이를 지속적으로 확인하고 문제없이 회복시킬 수 있어야 한다. 그래서 이 과정을 잘 완수하기 위해서는 오히려 수술보다 더 많은 노력이 필요하다.

반면, 흉터가 없다는 장점이 있어 현재로서는 비교적 과도한 운동이나 활동력에 대한 필요성이 낮은 젊은 여자 환자들이 수술적 치료보다 비수술적 치료를 선호하는 편이다.

**그럼 재파열도 비슷하고 감염도 없는 비수술이 더 좋은 것 아닌가?**

묻고 싶을 수 있다. 물론 파열된 아킬레스건도 비수술적 치료로 회복되는 것은 맞다. 하지만 실제 진료 현장에서 적용이 어려운 부분이 있다. 모순적이게도 환자 대부분은 아킬레스건파열은 수술을 해야 한다고 알고 있기 때문이다.

"아킬레스건이 파열됐다고 해서 수술받으려고 왔어요."라고 말하는 환자에게 비수술적 치료도 좋다고 설득하는 것은 매우 어려운 일이다. 또한 수술한 환자는 비교적 재활 과정을 성실히 잘 따라오는데 비해, 비수술적 치료를 시행한 환자들은 재활 과정을 잘 따라오지 않는 경우가 빈번하다는 것도 문제다.

즉, 비수술적 치료는 환자들이 재활 과정을 얼마나 잘 지키는지가 결과에 가장 중요한 영향을 미치는 요인이다. 환자의 순응도에 성패가 달려있는 것이다.

또 한 가지 비수술적 치료의 단점으로 제기되는 부분은 근력이 10% 정도 떨어질 수 있다는 점이다. 관련 연구들을 살펴보면 일상생활이나 일상적인 운동에는 차이가 없었지만, 조금 더 강한 힘을 요구하는 테스트에서는 비수술적 치료를 한 환자 집단보다 수술한 환자 집단이 다소 좋은 결과를 얻었다고 보고되고 있다. 따라서 운동선수나 적극적인 활동을 원하는 환자에 대해서는 적극적으로 수술을 고려할 필요가 있다.

결론적으로, 수술의 단점은 흉터와 10% 전후의 낮은 확률일지라도 감염 등의 합병증이 생길 수 있다는 것이고, 비수술은 환자들의 이해를 끌어내기 어려워 자칫 더 위험할 수 있다는 것과 일상생활에 지장을 줄 정도는 아니지만, 근력이 약간 떨어질 수 있다는 점이다.

필자는 아킬레스건파열 환자들에게 이와 같은 내용을 설명하고 대부분의 환자들에게는 수술을 권한다. 다만, 외상 경과가 오래 되었거나 수술을 원치 않는 환자, 흉터를 남기기 싫어하거나 마취가 어려운 환자에게는 보존적 치료와 재활 치료를 병행한다.

이처럼 급성 아킬레스건파열은 치료 후 생길 수 있는 여러 가지 문제점에 대한 대비 및 치료가 가능해야 하므로 단순히 수술로 봉합하느냐 비수술적 치료를 하느냐의 수준을 넘어서 아킬레스건의 종합적인 이해가 필요하다.

# 운동은 언제부터 다시 할 수 있나요?

운동 복귀를 포함해서 언제부터 걸을 수 있느냐, 직장 복귀는 언제 할 수 있느냐, 운전은 언제 할 수 있느냐 등 일상생활에 복귀하는 과정을 많이 물어본다. 의사마다 기간이 조금씩 다를 수 있지만, 나는 아킬레스건 봉합 수술을 한 환자에게 의무적으로 통깁스를 3~4주 정도 하도록 한다. 수술 후 3~4주째에 깁스를 풀고 발목 각도를 조절할 수 있는 발목 보조기를 사용하게 한다. 그리고 발목이 움직이는 각도를 처음에는 조금 낮은 범위로 작고 시간이 지날수록 점차 각도 범위를 넓혀 간다. 이렇게 통깁스를 풀고 발목 보조기를 착용한 상태에서 3~4주째부터 목발 없이 디디는 것을 시작하게 한다(그림 27).

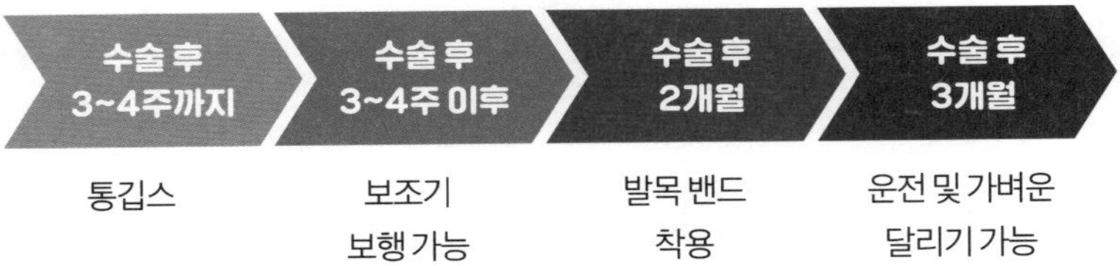


**[그림 27] 아킬레스건파열 수술 후 회복 과정**

앉아서 일하는 사무직이나 활동을 많이 안 해도 되는 일들은 수술 후 1~2주면 깁스를 한 상태로 복귀가 가능하지만 일반적으로 보행은 3~4주째부터 시작한다. 물론 이때부터 바로 편하게 걷기는 힘들다. 3~4주째부터 걷는 연습을 시작해서 재활이 잘되는 환자들은 2개월 정도부터 보조기를 착용하고 편하게 걷는다. 재활이 늦게 진행되는 환자들은 2개월까지도 보조기를 착용하고 힘들게 걷기도 한다. 대부분 수술 후 2개월이 되면 보조기를 제거하고 간단한 발목 밴드 정도만 착용하고 걷는 게 가능해진다.

오른발의 아킬레스건 수술을 받았다면 2~3개월 후부터 운전이 가능하고, 가볍게 뛰고 달리는 것도 3개월째부터 시작할 수 있다. 이 정도가 되면 수술 후 부작용이나 합병증에 대한 걱정은 하지 않아도 된다. 농구선수나 축구선수 등의 운동 복귀는 그 뒤로도 3개월 정도의 재활 기간이 더 필요하다. 실제 운동선수들이 운동장에 복귀하는 과정은 빨라야 6개월 정도로 기간을 잡는다.

### 수술 후 3~4주째부터 걷기 시작한다

수술 방법뿐 아니라 재활 과정도 의사마다 다르다. 필자는 특히 재활을 빨리 시작하도록 하는 편이다. 아킬레스건파열 수술을 받고 3~4주째부터 보조기를 신고 걸으라고 하면 환자들이 걱정을 많이 한다. 걷지 않고 한두 달을 보내면 다리 근육이 너무 약해져서 근육을 회복시키는 데 시간이 오래 걸린다. 예전 상태로 회복이 완전히 안 되는 경우도 있다. 그래서 가급적 빨리 체중 부하를 시키도록 한다. 보조기를 신으면 빨리 걷는다고 문제 될 건 없다.

아킬레스건파열 이후에 재활 과정에서 가장 치명적인 것은 발목을 갑자기 확 들어 올리는 동작이다. 발목이 갑자기 확 젖혀지면 봉합 부위가 뜯어지거나 늘어나 버릴 수 있다. 보조기는 이런 동작을 막기 위해 착용한다. 보조기로 이런 동작만 막으면 보행은 빨리해도 좋다. 빨리 걸어 다니고 활동을 해야 재활 과정도 짧아지고 운동 능력도 잘 회복된다.

아킬레스건파열 후 회복이 잘 되었는지 확인하는 가장 간단한 방법은 한 발로 까치발을 해 보는 것이다. 만약 한 발로 까치발을 하고 설 수 없다면 아킬레스건의 긴장도가 정상 범주에 들어오지 않은 것이다.

환자들은 수술이 잘 되었는지에 대해서 가장 큰 관심을 갖지만 필자는 환자들에게 수술이 절반이고 재활이 절반이라고 이야기한다. 그만큼 수술 이후 이루어지는 재활 과정이 중요하다. 그렇다고 크게 걱정할 필요는 없다. 2~3개월만 재활 과정을 잘 따라오면 문제없이 회복될 수 있다.

간혹 재파열을 걱정하는 환자들이 있다. 아킬레스건파열 수술을 잘 받고, 합병증 없이 회복된다면 추후에 운동이나 활동에 큰 무리가 없다는 것이 일반적인 견해다. 재발률은 보통 5% 이내로 낮게 보고 되고 있다. 재파열의 위험에서 중요한 부분도 재활이다. 아킬레스건을 봉합한 이후 적절한 재활 운동을 통해 아킬레스건과 주변 근육을 잘 회복하고 강하게 만들어 추가 손상을 방지해야 한다.

재활 활동으로 추천하는 가장 좋은 방법은 밸런스, 균형감을 회복하는 것이며 뒤꿈치 들어 올리는 연습을 수시로 하는 것이 좋다. 이것은 양발과 한 발 모두 시행한다. 이것만 원활히 된다면 거의 재발하지 않는다고 해도 과언이 아니다.

# 운동을 처방합니다

아킬레스건파열 수술 환자들을 위해 수술 후 주차별로 따라 하면 좋은 재활 운동을 정리하였다.

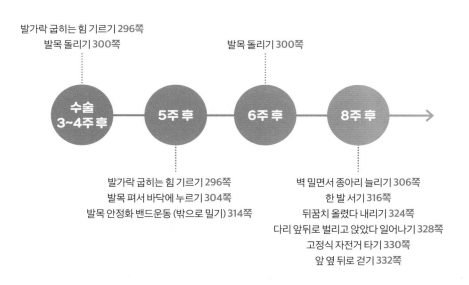

**수술 3~4주 후**

발가락 굽히는 힘 기르기 296쪽
발목 돌리기 300쪽

**5주 후**

발가락 굽히는 힘 기르기 296쪽
발목 펴서 바닥에 누르기 304쪽
발목 안정화 밴드운동 (밖으로 밀기) 314쪽

**6주 후**

발목 돌리기 300쪽

**8주 후**

벽 밀면서 종아리 늘리기 306쪽
한 발 서기 316쪽
뒤꿈치 올렸다 내리기 324쪽
다리 앞뒤로 벌리고 앉았다 일어나기 328쪽
고정식 자전거 타기 330쪽
앞 옆 뒤로 걷기 332쪽

※ 수술 경과에 따라 운동이 구분되어 있으니 통증 정도와 수술 상태에 따라 의료진과 상의 후 자신에게 맞는 단계를 따라 한다.

한 발 서기 316쪽
밸런스 패드(또는 방석) 한 발 서기 318쪽
무릎 펴고 뒤꿈치 올렸다 내리기 324쪽

**9주 후**

**10주 후**

삼각형 한 발 뻗기 322쪽
밸런스 패드 운동 2단계 322쪽
무릎 구부리고 뒤꿈치 올렸다 내리기 324쪽
한 발로 서서 뒤꿈치 올렸다 내리기 326쪽

**11주 후**

무릎 구부리고 뒤꿈치 올렸다 내리기 324쪽

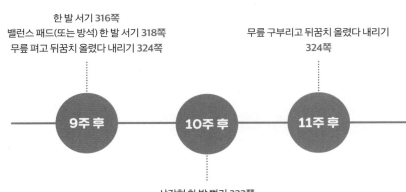

**12주 후**

한 발로 서서 뒤꿈치 올렸다 내리기 326쪽

**14주 후**

좌우 간격 넓혀 뛰기 336쪽

**16주 후**

앞 옆으로 뛰기 332쪽

**20주 후**

삼각형 한 발 뻗기 322쪽
밸런스 패드 운동 2단계 322쪽
무릎 구부리고 뒤꿈치 올렸다 내리기 324쪽
한 발로 서서 뒤꿈치 올렸다 내리기 326쪽

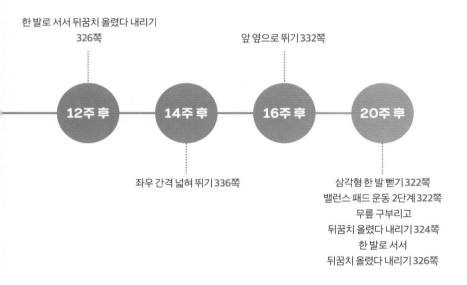

5

5대 족부족관절 질환

# 족저근막염

# 발바닥 통증,
# 흔하지만 위험한 경고

무리한 운동 후에 발바닥에 통증이 느껴진다면 주의할 필요가 있다. 통증이 생겼다 사라졌다 반복하기도 하므로 방치하기 쉽지만 그대로 놔두어서는 안 된다. 이와 같은 발바닥 통증은 남성보다 여성에게 두드러지게 나타난다. 보통 노년층에 많이 나타났지만 최근에는 젊은 환자들이 증가하고 있는 이 질환은 바로 족저근막염이다. 평생 한 번쯤 족저근막염을 경험하는 사람이 10%가 넘는다고 하니 실로 엄청난 유병률이다.

## 족저근막염이 아니라고요?

재미있는 사실은 발목인대손상이나 무지외반증 등은 대부분 자신의 질환이 무엇인지 정확히 진단을 하고 오는데, 족저근막염은 족저근막염이 아닌데도 족저근막염으로 알고 내원하는 사람들이 많다는 것이다. 발바닥이 아프면 족저근막염이라고 스스로 판단하는 것 같다.

하지만 족저근막염과 지간신경종, 말초신경통은 꼭 구분해야 한다. 통증의 양상이나 부위가 달라 구분이 어렵지 않지만, 의외로 잘못된 진단으로 다른 치료를 오래 받고 오는 사람도 많다.

족저근막염은 무엇보다 통증 위치가 중요하다. 발바닥 뒤꿈치가 아닌 다른 부위에 통증이 나타난다면 족저근막염이 아닐 수 있다.

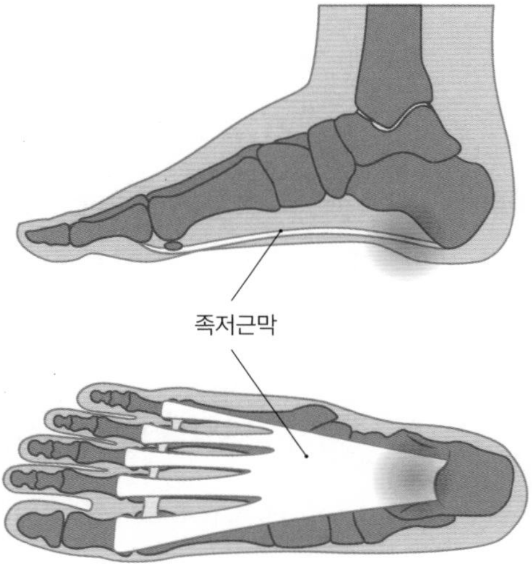


**[그림 28] 족저근막염**

### 발바닥 뒤쪽, 아치 아래쪽에서 느껴지는 찢어지는 듯한 통증

대표적인 족저근막염 증상은 아침에 일어나 첫발을 딛거나, 오래 앉아 있다 일어날 때 발바닥의 뒤쪽, 아치 아래쪽에서 발생하는 찢어지는 듯한 통증이다.

**족저근막염 증상**

- 아침에 첫발을 디딜 때 통증이 있다.
- 오래 앉았다 일어날 때 통증이 있다.
- 장시간 보행 시 통증이 있다.
- 안쪽 발바닥 뒤꿈치부터 통증이 있다.

그렇다면 구체적으로 어떤 행동들이 족저근막염을 일으킨 것일까?

**족저근막염의 원인**

- 7~8시간 이상 지속적으로 서서 무언가 일이나 작업을 하는 경우
- 딱딱하고 굽이 높은 구두, 하이힐을 자주 신는 경우
- 몸 컨디션을 무시한 채 과도하게 운동하는 경우
- 평발이거나 반대로 발바닥 아치가 높은 경우
- 노화와 같은 퇴행적 요인
- 과체중

• 바르지 못한 자세나 걸음걸이
• 불균형적인 몸으로 인한 좌우 다리 길이 차이
• 발목 수술 후 종아리 근육의 약화
• 발에 맞지 않는 신발을 신어 염증이 발생한 경우
• 하체 근력이 약한 경우

만약 이러한 원인을 가지고 있다면 아치를 커버해주는 깔창이나 신발을 신을 것을 추천한다. 또한 특히 근육이 굳어있는 상태에서 갑자기 뛰거나 달리는 동작은 족저근막에 매우 좋지 않으므로 운동 전에는 족저근막 스트레칭과 더불어 아킬레스건 스트레칭(306쪽 참고)을 같이 해주는 것이 도움이 된다.

족저근막은 활시위에 비유할 수 있다. 활시위를 세워 놓고 누르면 줄이 팽팽하게 늘어나는데, 그 상태가 우리가 서 있거나 걸을 때 족저근막의 모습이다.

그래서 활시위를 강하게 누르는 요인을 줄이는 것이 중요하다. 걷거나 뛰는 동작처럼 엄지발가락이 젖혀지면 족저근막이 팽팽하게 당겨져 무리를 준다(그림 29).

체중도 중요하다. 체중이 많이 나갈수록 족저근막에 부담이 커질 수밖에 없다. 그래서 족저근막염이 자주 재발하는 과체중 환자에게는 체중 관리를 권한다. 요족인 경우도 족저근막염이 생기기 쉽다.

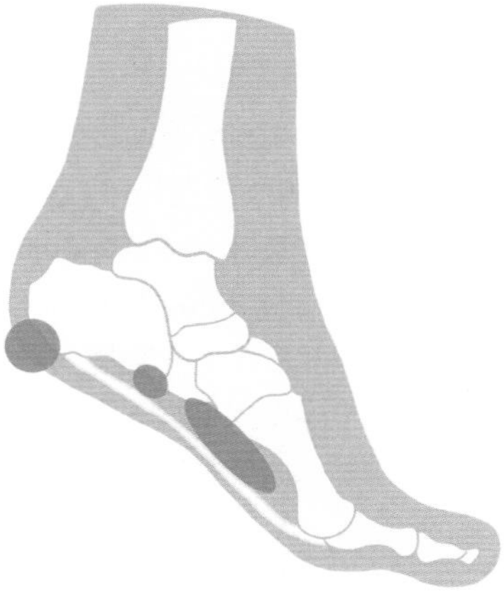

**[그림 29] 족저근막이 팽팽하게 당겨질 경우**(까치발)

이와 같이 팽팽하게 당겨진 족저근막의 부담을 줄여줄 수 있는 것이 깔창이다. 깔창은 발바닥에 가해지는 압력을 완화하여 안정된 보행이 가능하도록 해준다. 발바닥이 받는 하중을 분산시켜 발의 피로도를 최소화하고 통증 완화에도 도움을 준다. 그래서 족저근막염 환자에게는 깔창 처방을 가장 중요하게 여긴다. 대부분 2~3주 정도 꾸준히 깔창을 착용하고 생활하면 초기 질환이 나아질 수 있으나 만약 그 후에도 통증이 지속된다면 보다 나은 치료 계획을 세워야 한다.

Info.

## 족저근막염이 발바닥 염증이라고?

인터넷 포털에서 '족저근막염'을 검색해 보면 의학적으로 알려진 사실과 반대이거나 잘못된 정보로 족저근막염을 염증이라 설명하는 내용이 많다. 정확히 말하자면 족저근막염은 염증이 아니라 파열이다. 족저근막은 발바닥 근육(그림 28)으로 발뒤꿈치부터 발가락까지 이어진 섬유 띠다. 발바닥이 받는 충격을 흡수하는 역할을 한다. 족저근막염은 이 족저근막에 반복적으로 미세한 손상이 발생해 근막이 파열된 상태다. 족저근막이 파열되면서 파열 부위에 통증과 염증이 발생한다. 일부 환자에서 골극이 형성되기도 한다.

# 임상 진단이 중요하다

무엇보다 족저근막염은 제대로 진단하고 정확한 원인을 파악한 후 치료를 계획해야 한다. 대부분 별도의 정밀 검사 없이 임상적으로 진단하는데, 이때 통증의 양상이 중요하다. 전형적인 증상이 있기 때문이다. 아침에 첫발을 디뎠을 때, 또는 앉았다 일어날 때 발바닥 뒤꿈치 부분에서 찢어지는 통증을 느낀다. 또한 족저근막을 스트레칭한 상태에서 발바닥 뒤꿈치 쪽을 눌렀을 때 통증이 발생한다. 이와 같은 임상적인 진단이 가장 중요하며, 영상 검사상 이상이 있더라도 임상 증상이 맞지 않다면 진단을 다시 고민해 봐야 한다.

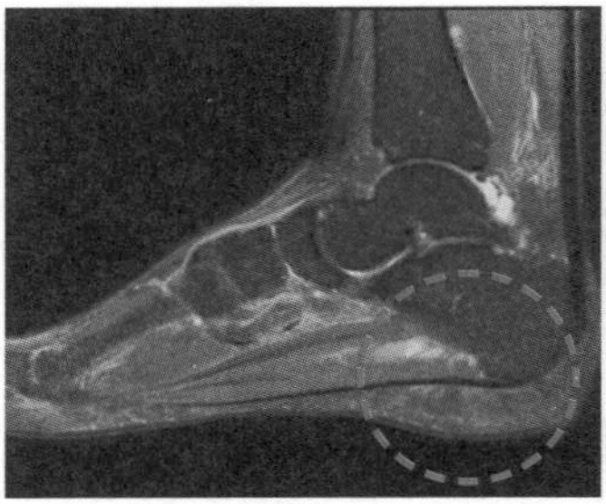

정상 족저근막(MRI)

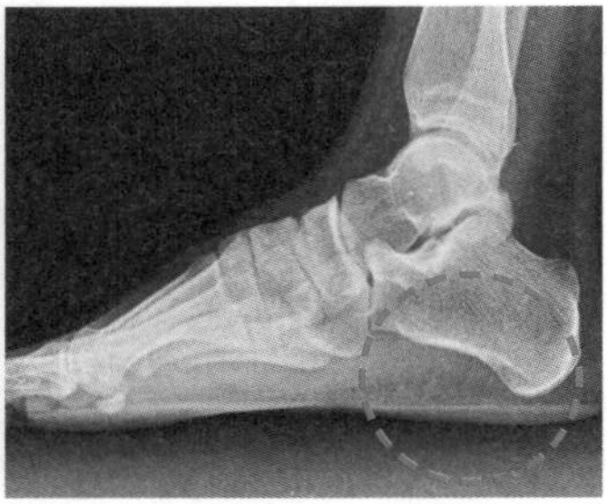

정상 종골(X-Ray) 검사

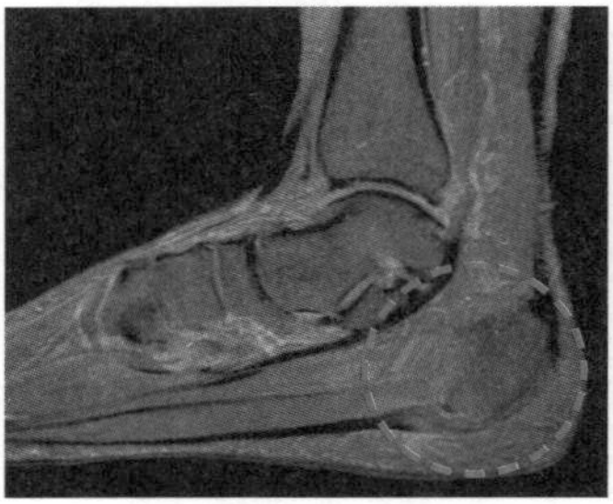

족저근막염 환자(MRI)

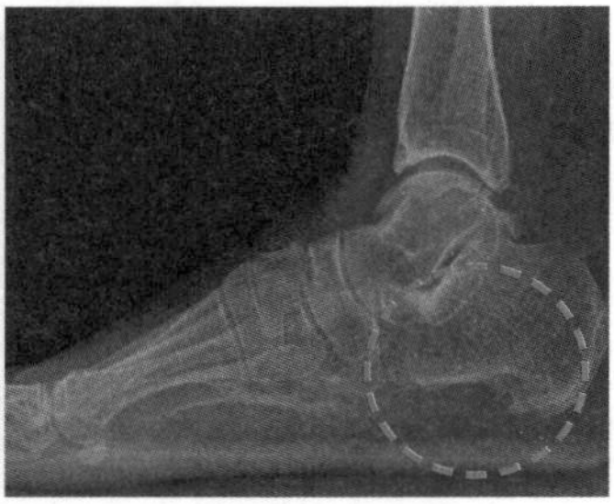

골극이 생긴 종골(X-Ray) 검사

**[사진 54] 족저근막 환자의 MRI와 X-Ray 검사**

족저근막염이 의심되면 추가적인 X-Ray 검사로 치료를 계획하고 족저근막염과 가장 관계가 깊은 요족이나 뒤꿈치 골극이 자라 있는 것을 확인한다.

뒤꿈치 골극은 직접적인 통증의 원인이라기보다는 오랫동안 족저근막염이 있었다는 결과로 보는 것이 맞다. 반복된 손상이 오래 지속되면 골극이 자라기 때문이다.

X-Ray 검사 외에도 초음파 검사로 족저근막의 두께가 4mm 이상

으로 두꺼워져 있다면 보다 확실한 진단을 하게 되고, MRI 검사로 족저근막의 파열이나 손상 여부, 동반 질환 여부를 확인한다.

다시 한번 강조하지만, 족저근막염 진단에 있어 가장 중요한 것은 진짜 족저근막염이 맞는지를 정확하게 가려내는 것이다. 오인하기 쉽기 때문이다. 그리고 족저근막염은 치료 경과가 매우 좋은 질환이다. 다양한 보존적 치료, 특히 신발이나 깔창으로 회복이 잘되니 걱정하지 않아도 된다.

이럴 때 의심해 볼 수 있다!

### 족저근막염

- 엄지발가락을 발등 쪽으로 젖혔을 때 발바닥에 팽팽한 근육이 만져지지 않는다(족저근막염과 동반된 파열 가능성).
- 아침에 바닥에 첫발을 디딜 때 발바닥이 찌릿하다.
- 발바닥 뒤꿈치 안쪽에 통증이 느껴진다.
- 쉬면 통증이 가라앉았다가 활동이 많아지면 다시 통증이 생긴다.

# 체외충격파, 깔창, 보조기 등의 비수술 치료법

족저근막염 비수술 치료는 만성 발바닥 통증이나 만성 염증화가 되기 전, 즉 질환을 조기에 발견했을 때 적절한 치료 방법이다.

통증이 생긴 지 얼마 안 된 초기에는 보통 약물치료, 체외충격파, 깔창 보조기 처방 등과 같은 비수술적 치료를 받는다. 문제가 되었던 자세나 신발, 운동 방법 등을 올바르게 교정하면서 충분한 휴식을 취하면 통증이 감소되는 것을 느낄 수 있다. 특히 앞서 말한 것처럼 근육이 굳어 있는 상태에서 갑자기 뛰거나 달리는 동작은 족저근막에 매우 좋지 않으므로 피하고, 바닥이 너무 얇은 플립플랍이나 엄지발가락 앞쪽이 많이 휘는 신발도 좋지 않으므로 신지 않는다(사진 55).

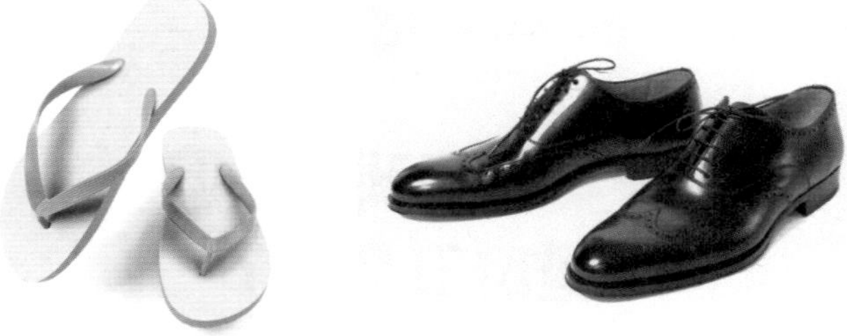

[사진 55] 족저근막염을 유발하는 신발

비수술 치료 중에서는 특히 체외충격파의 효과를 뒷받침하는 논문이 매우 많으며 대부분 치료 효과를 양호하게 보고하고 있다(사진 56). 체외충격파는 만성적으로 손상된 조직을 급성 손상으로 바꾸어 재생 세포가 조직을 잘 회복하게 도와주는 원리다. 그래서 매일 시술하지 않고, 1주일에 1~2회 정도 시행하는 것이 좋다. 이때 스트레칭이나 신발을 잘 골라 신는 등 다른 치료들을 병행했을 때 효과를 배가시킬 수 있으므로 이를 잘 활용하도록 한다.

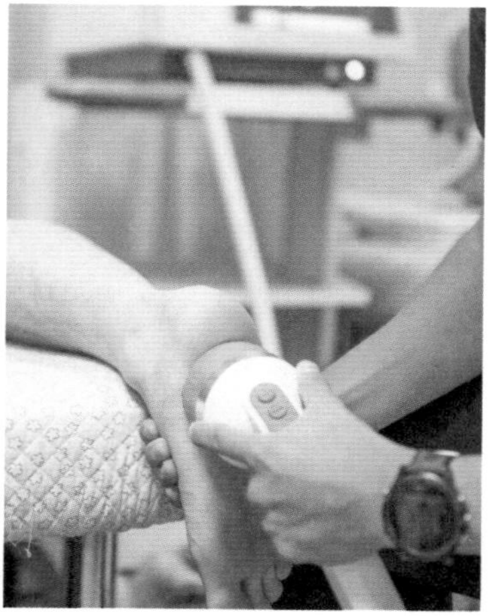

[사진 56] 체외충격파 치료 중인 환자

# 스트레칭
# 잘하고 있죠?

여러 치료 방법들 중에서도 환자들에게 가장 중요하다고 강조하는 것은 스트레칭이다. 필자는 특히 아침에 일어나서 첫발을 내딛기 전, 발바닥 스트레칭부터 하고 하루를 시작하라고 강조한다. 그래서 족저근막염 환자들이 검진차 진료실에 들어오면 “스트레칭 잘하시죠?” 라고 물어보곤 한다. 그러면 대부분은 열심히 하고 있다고 대답한다. 그러나 환자들에게 실제로 그 자리에서 스트레칭해보게 하면 10명이면 10명, 모두 제각각이다. 알려 준 대로 제대로 스트레칭을 하는 환자는 10명 중에 1~2명도 안 된다.

족저근막염 스트레칭은 발바닥 쪽에 있는 족저근막 부분이 고무

줄처럼 쭉 연결되어있으므로 발가락을 들어 올려서 뒤쪽의 족저근막을 잡아당기는 것이 중요하다. 앞서 설명했듯이 족저근막은 활시위와 같기 때문에 체중을 싣는 동작은 족저근막에 큰 부담을 줄 수 있으니 앉아서 시행한다.

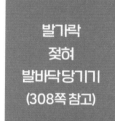

발가락
젖혀
발바닥당기기
(308쪽 참고)

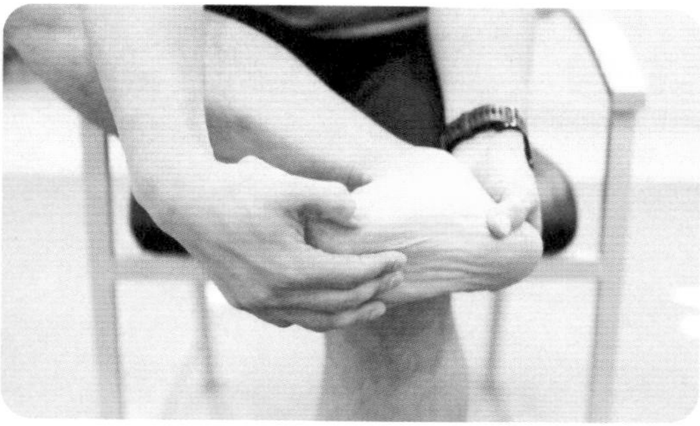

또한 족저근막 스트레칭은 손으로 부드럽게 해주는 것이 중요하고 아침에 첫발 디디기 전에, 그리고 앉았다가 일어날 때 등 증상이 생기기 직전에 하는 게 가장 좋다. 5분 정도 짧게 스트레하라고 권하지만 5분이 그리 짧은 시간이 아니다. 10~20초 정도라도 가볍게 스트레칭하고 일상생활을 한다면 큰 도움이 될 수 있다.

# 재발의 원인은 치료가 잘못되었기 때문이 아니다

족저근막염은 한 번 생기면 잘 낫지 않고 평생 고생하는 병으로 알고 있지만 초기에 발견해서 알맞은 치료를 하면 완치율이 굉장히 높은 편이다. 실제로 90% 이상의 환자들은 6개월 정도 지나면 대부분 호전된다. 아무래도 재발되는 경우가 많아서 생긴 오해가 아닐까 싶다. 사실 재발하는 것은 치료가 잘못되었기 때문이 아니라, 생활 습관을 바꾸지 않았기 때문이다. 그만큼 생활 관리가 중요한 질환이다. 또한 파열이 생긴 사람들은 아무래도 파열이 될 만한 기저 요소를 가지고 있게 마련이다. 바로 비만과 요족이다. 그래서 이것이 그대로 유지되면 증상 자체가 지속되거나 좋아졌다가 호전될 수 있으므로 체중 조절에 유의하고 신발을 잘 골라 신는 것이 중요하다.

족저근막염이 단순히 '염증'이 생긴 게 아니라 근막이 '파열'된 상태라는 것을 이해하는 것도 중요하다. 근막이 파열된 것은 뼈가 부러진 것과 똑같다. 부러진 뼈가 붙는 데 시간이 걸리듯, 파열된 근막도 유합되는 데 시간이 걸린다. 정강이뼈가 골절되면 당장 엄청난 통증이 있지만 깁스를 하고 일주일 정도 되면 아프지 않다. 그렇다고 깁스를 풀고 다니지는 않는다. 통증 여부와 상관이 없이 '뼈가 붙을 때까지는 깁스를 해야 하지 않나?'라고 생각하기 때문이다. 이것은 족저근막염도 마찬가지다.

족저근막염은 통증이 있다가도 없어지고 없다가도 생긴다. 그래서 자연적으로 치료될 것이라 여기는 사람이 많다. 일주일 쉬고 통증이 괜찮아졌다고 생각해 다시 운동하고 무리해서 활동한다. 그러다 아프면 다시 쉬고 나아지면 또다시 예전 생활로 돌아간다. 하지만 통증이 나아졌다고 파열된 족저근막이 다시 회복된 것은 아니다. 염증이 가라앉은 정도다. 필자는 족저근막염 환자들에게 한 달 쭉 쉬고 한 달 후부터 다시 활동하라고 권한다. 그리고 1~2개월 동안 깔창을 처방한다.

# 6개월 이상 치료해도 나아지지 않으면 수술을 고려할 수 있다

비수술적 치료를 6개월 이상 받아도 통증이 지속된다면 정밀한 검사 후에 수술적 치료를 고려해 봐야 한다. 수술 방법은 크게 2가지다.

첫째, 족저근막 내시경술이 있다. 족저근막의 손상 부위가 완전히 회복되기 어렵다고 판단될 때 3mm 정도 절개한 후, 내시경을 이용해 염증 부위를 제거하고 부분적으로 근막을 절개해 늘리는 수술이다. 내시경을 이용한 수술이라 회복이 빠르고, 입원 기간도 짧다. 보통 수술 당일 보행이 가능하고 수술 다음 날 퇴원한다. 이후에는 2주 정도 밤에만 보조기를 착용한다. 수술 후 2~4주간 스트레칭을 열심히 하면 1개월 후부터는 통증이 많이 좋아져서 환자들의 만족도가 높은 편이다.

둘째, 족저근막 절개술이 있다. 족저근막 파열이 심하고 골극이 크게 형성되었다면 내시경으로 수술하기 어려워 최소 절개한 후 수술한다. 만성화된 족저근막 염증을 제거하고 골극을 제거하는 수술로 신경적으로 눌린 증상이 있다면 추가적으로 해결이 가능하다. 이 수술은 수술 후 2~3일 뒤 보행 및 퇴원이 가능하다. 하지만 수술 후 통증이 호전되지 않는 경우도 있음을 미리 환자에게 설명하고 동의를 구할 필요가 있다.

## 운동을 처방합니다

족저근막 스트레칭은 매우 중요하다. 올바른 스트레칭 방법을 담은 영상을 소개하니 꼭 제대로 따라 해 보기 바란다.

QR코드를 찍어
스트레칭 영상 보기

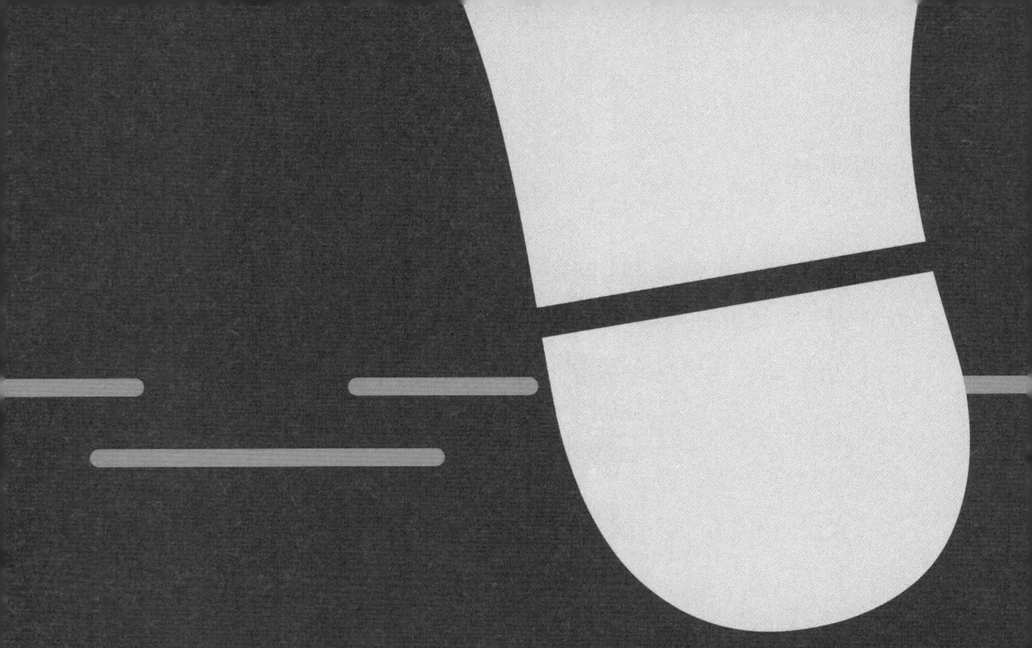

예로부터 발은 건강의 척도라고 했다. 하지만 다른 신체에 비해 덜 민감하고 드러내놓는 부위가 아니다 보니 방치하기 십상이다. 발, 발목 건강을 위해서는 무엇보다 적절한 체중을 유지하고 발목 주변 근력 강화와 관절 운동을 실시해 튼튼하게 관리해야 한다. 이번 파트에서는 발, 발목의 건강 관리 방법과 치료 후 재활 및 재발 방지에 도움을 주는 운동법을 소개하니 되도록 자주 자신의 족부족관절을 들여다보기 바란다. 또한 발의 피로를 줄임과 동시에 적절한 스트레칭과 운동으로 건강한 발, 발목을 유지할 수 있도록 노력해 보자.

PART 4

# 오늘부터 발·발목 관리를 시작합니다

# 평생 아프지 않게, 족부족관절 관리 비법

족부족관절 질환은 발 건강에 좋지 않은 신발을 신거나 무리하게 사용하면서 문제가 생기기 쉽다. 특히 마라톤이나 등산, 농구나 축구, 테니스 등 발을 많이 쓰고 높이 뛰는 동작이 많은 운동을 즐기는 사람이라면 항상 발, 발목 부상이나 질환에 노출되어있다고 볼 수 있다. 그러므로 평소 발, 발목 관리에 더욱 신경 써야 한다.

우선 가급적 운동 시에는 충격을 방지해주는 신발과 보호대 등을 착용할 것을 추천한다. 또한 운동 전에 간단한 스트레칭으로 경직된 몸을 풀어주는 것도 중요한데, 긴장된 상태로 몸을 격렬하게 움직이면 그만큼 부상의 위험이 커지기 때문이다. 발뿐만 아니라 목, 어깨,

허리 등 전신을 풀어 몸에게도 준비할 시간을 주어야 한다.

평소 발이나 발목이 약하다고 느꼈거나, 발목이 유연해 다치기 쉬운 여성, 아직 심한 상태는 아니지만 족부족관절 질환을 겪고 있는 환자들에게는 아래의 6가지 운동을 추천한다. 일상생활에서 무엇보다 중요한 바르게 걷는 법도 함께 소개하니 시간이 날 때마다 수시로 익혀두면 도움이 될 것이다.

### 백년 쓰는 발·발목 만드는 추천 운동 6가지!

**족저근막 스트레칭**

아침에 일어나서, 혹은 운동 전에 이 스트레칭을 실시해 족저근막을 풀어준다. ※ 자세한 운동법 308쪽

**발가락 굽히는 힘 기르기**

발의 아치를 유지하고 발바닥의 충격을 흡수하는 역할을 하는 발바닥의 내재근도 강화할 수 있는 운동이다. ※ 자세한 운동법 296쪽

**발바닥 공 굴리기**

발바닥 근막을 스트레칭하는 동작으로 공을 굴리며 발바닥을 풀어주면 발의 부기도 빠지고 피로감이 한결 줄어든다. ※ 자세한 운

동법 310쪽

**한 발 서기**

일상생활과 보행 시 안정성을 유지해주는 하체 근육을 강화하면 발, 발목 균형 능력 향상에 도움이 된다. ※ 자세한 운동법 316쪽

**한 발로 서서 뒤꿈치 올렸다 내리기**

종아리 근육, 인대, 힘줄을 강화하고 근력을 키워 발목의 운동 수행력을 기를 수 있다. ※ 자세한 운동법 326쪽

**러닝머신 경사 올리고 걷기**

발목 근력을 강화해주는 운동으로 러닝머신의 경사를 높이면 운동 범위가 향상된다. ※ 자세한 운동법 332쪽

## 족부족관절에 문제를 일으킬 수 있는 절대 금지 수칙 6가지!

**신발**

- 뒷굽이 5cm 이상인 신발
- 앞이 뾰족한 신발
- 바닥이 딱딱하고 얇은 신발

**급격한 체중 증가**

체중 증가는 특히 발목 건강에 큰 영향을 미친다. 실제 걸을 때 3~5배, 달릴 때 8~10배의 부하가 걸리므로 2~3kg의 체중 증가도 훨씬 큰 부담으로 작용한다.

**발, 발목의 과사용(특히 운동선수)**

좋은 운동도 과하게 지속하면 나쁜 영향을 준다. 누구에게나, 언제나, 많이 할수록 좋은 운동도 없고, 반대로 무조건 나쁜 운동도 없다. 발목염좌나 골절 등 부상을 겪었다면 더욱 주의해야 한다.

**과한 운동**

통증을 참고 지속적으로 하는 운동이나 활동은 절대 금지한다. 특히 본인의 몸 상태나 유연성에 맞지 않는 어려운 동작은 혼자서 함부로 하지 않는 것이 좋다.

**티눈이나 굳은살의 악화**

운동이나 신발이 티눈이나 굳은살을 악화시킨다면 일단 STOP! 발과 발목에 무리를 줄 수 있으므로 좋아하는 운동이라도 잠시 멈춘 후 원인을 파악하는 것이 좋다. 더 오래 좋아하는 운동을 하고 싶다면 명심하기 바란다.

**족부족관절 질환이 있다면**

- 지간신경종: 발 마사지 금지
- 당뇨발 환자: 습하거나 건조한 환경 금지
- 심한 발목관절염: 과도한 발목 스트레칭 금지
- 발목인대손상: 장기적인 보호대 사용 금지
- 무지외반증: 하이힐 금지
- 아킬레스건염: 편평한 신발 금지
- 족저근막염: 바닥이 얇은 신발 금지

PLUS PAGE

# 발끝이 정면을 향하게 걷는 연습하기

평소 바른 걸음걸이를 위해 강조하는 부분은 항상 발끝이 정면을 향하게 걷는 것이다.

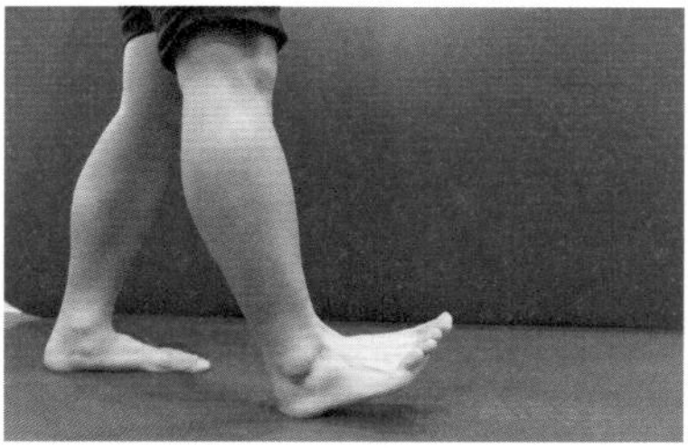

1 내딛는 발은 뒤꿈치부터 땅에 딛고

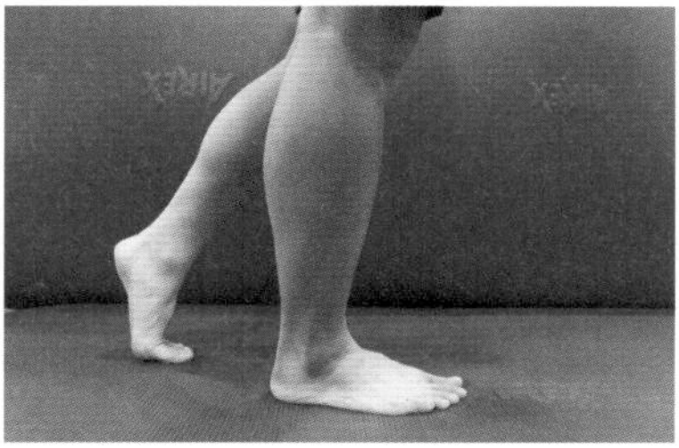

2 체중을 발바닥 → 앞꿈치 순으로 충분히 실은 후

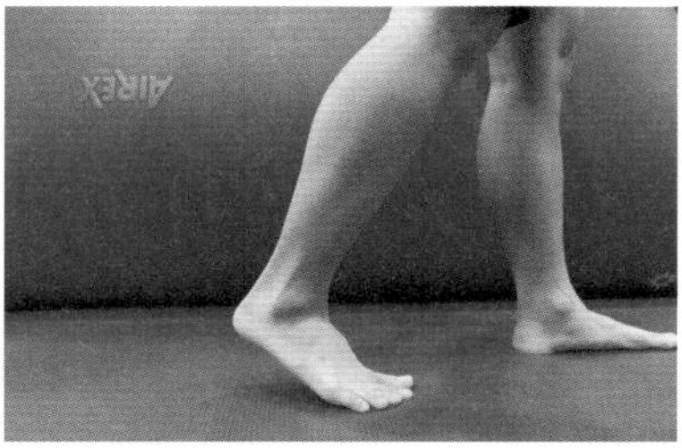

3 지면을 밀어내며 반대쪽 발을 내딛도록 연습한다. 이때 보폭을 가능한 한 일정하게, 두 발은 11자가 되도록 유지하는 것이 좋다. 턱은 당기고 엉덩이가 뒤로 빠지지 않도록, 허리를 과도하게 숙이거나 젖히지 않도록 신경 쓴다.

# 운동은 소용 없다?

족부족관절의 통증에 스트레칭과 운동은 중요한 치료법 중 하나다. 하체 근육에 힘이 붙고 발목 근력을 균형적으로 단련하면 추가 손상을 막을 수 있다. 또한 관절 특정 부위에 압력이 모이거나 분산되지 않아 근육을 효율적으로 사용할 수 있다. 그중에서도 필자는 실내자전거나 발목 근력을 강화해주는 러닝머신을 매우 좋은 치료로 여겨 많은 환자에게 권한다. 달리는 것보다는 빠르게 걸어 근력을 키우고, 경사를 높여 운동 범위를 향상시켜도 좋다.

지금부터 소개할 운동은 족부족관절 환자 재활에 효과적이며 평소 따라 하면 발 건강과 발목 가동성 증진에 효과적인 운동이다.

# 더 자세한 족부족관절 운동법

⚠ 주의사항

- 호흡은 참지 말고 자연스럽게 천천히 길게 뱉고 마신다.
- 각 동작 수행 시 반동을 주지 않는다.
- 각 동작 수행 시 10~20초 정도 움직임 없이 자세를 유지한다.
- 운동 중 통증 및 어지러움 등 몸에 이상 징후가 있으면 운동을 중단한다.

# 발 깨작깨작 운동(발가락 굽히는 힘 기르기)

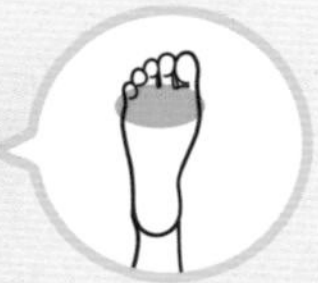

따라 하기 영상

걸을 때 발의 움직임을 떠올려보자. 우선 뒤꿈치를 먼저 딛고 발바닥 전체로 디뎠다가 발가락으로 지면을 밀면서 앞꿈치로 체중을 이동시킨다. 이처럼 발가락 굽히는 힘은 걸을 때 체중을 앞으로 이동시키는 역할을 하므로 바르고 힘찬 걸음걸이에 매우 중요한 요소라 할 수 있다.

운동 목표

**발의 아치를 유지하고 발바닥의 충격 흡수 역할을 하는 발바닥의 내재근 강화**

족부족관절 수술 후 일정 기간 발의 근육과 관절을 사용하지 않으면 발가락 굽힘 근육의 근력이 저하되고 관절들이 뻣뻣해져 가동성이 떨어지므로 이를 회복시키기 위해서도 필요한 운동이다. 다양한 족부 수술 후 시행되는 초기 재활 운동이므로 누구나 어렵지 않게 실시할 수 있다. 또한 평소 조금만 걸어도 발바닥이 피로해지는 사람은 발가락 굽힘근과 내재근을 강화하는 이 운동이 도움이 될 수 있다.

운동 방법

1 바닥에 수건을 펼치고 발가락 굽히는 힘으로 수건을 조금씩 끌어당긴다.
2 바닥에 구슬 같은 물건을 놓고 발가락 굽히는 힘으로 물건을 잡아 옮긴다.

## 운동 1. 발가락 수건 집기

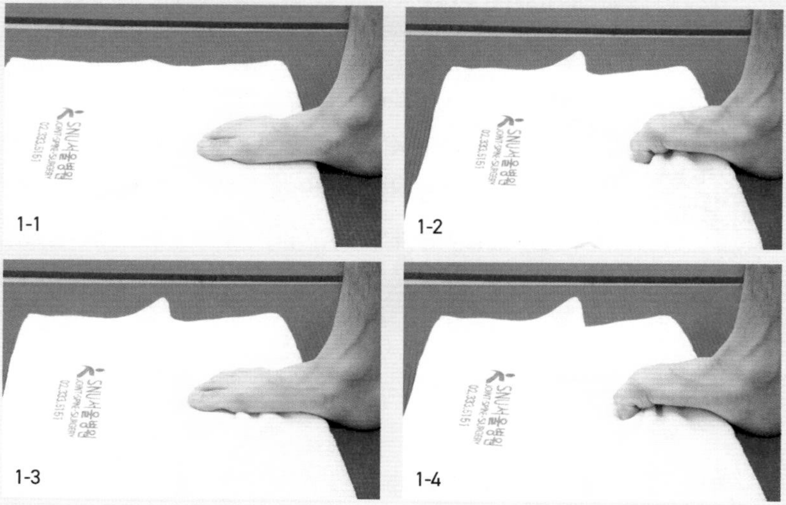


## 운동 2. 발가락 구슬 집기

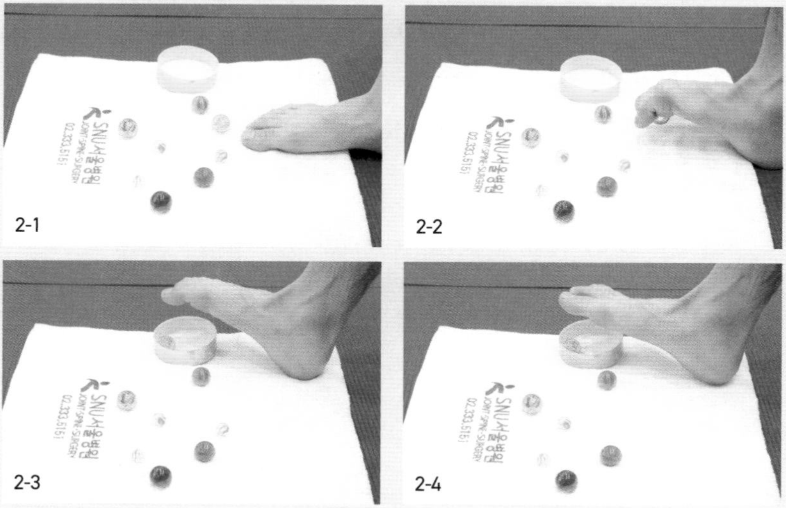

## 발목 안팎으로 움직이기

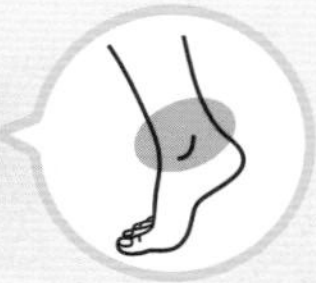

따라 하기 영상

보통 운동을 시작할 때 가장 먼저 하는 스트레칭이 관절 돌리기다. 목, 어깨, 손목, 고관절, 무릎, 발목 등 관절을 돌리며 몸을 전체적으로 풀어준다. 그만큼 관절의 가동성 확보는 다양한 움직임을 가능하게 해주고 안정성을 확보하는 매우 중요한 동작이다.

운동 목표

**발목을 안으로 밖으로 부드럽게 움직여 발목의 적절한 가동 범위 확보**

발과 발목은 작고 많은 뼈로 구성되어 있어 하나의 동작을 위해 다양한 관절들이 유기적으로 관여한다. 발뒤꿈치를 잡고 움직이면 거골하관절, 앞꿈치를 잡고 움직이면 발등 관절을 포함한 여러 관절들의 가동성을 향상시킬 수 있다. 평소 발목이 뻣뻣하다거나 불안정하다고 느낀다면 틈틈이 발목 관절을 움직여보자. 가장 부담 없이 시작해 볼 수 있는 발목 운동 중 하나다.

운동 방법

1 발 앞부분을 잡고 바깥쪽과 안쪽으로 천천히 움직인다.
2 발바닥 뒤꿈치를 잡고 바깥쪽과 안쪽으로 천천히 움직인다. 반대쪽 발도 동일하게 실시한다.

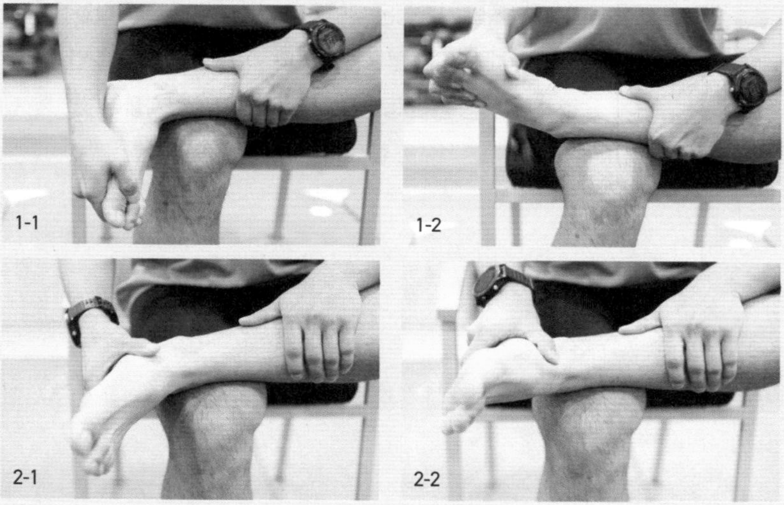
1-1
1-2
2-1
2-2

## 발목 돌리기

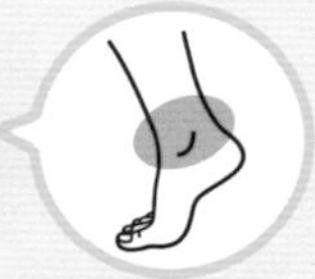

발과 발목의 가동성은 무엇보다 걷기와 같은 일상적인 동작을 수행할 때 반드시 필요한 요소다. 이 운동은 외상을 입었거나 수술 후 일정 기간 동안 깁스를 하고 있던 환자들이 깁스를 제거한 후 기본적으로 실시하는 운동 중 하나다.

따라 하기 영상

운동 목표

**발목을 안팎으로 움직이는 동작보다 조금 더 발목 관절의 가동 범위를 증가시키고 움직임을 부드럽게 만듦**

발목을 천천히 움직이면서 여러 관절의 움직임을 부드럽게 만들고 관절의 가동 범위를 이전과 같은 상태로 회복시킬 수 있다. 평소 스포츠 활동을 하기 전 스트레칭으로도 아주 유용한 동작이다. 운동을 하게 되면 일상생활에서 사용하는 관절 운동의 범위보다 더 큰 범위에서 동작이 이루어진다. 그래서 급작스럽게 운동하면 연부조직이 다칠 수 있다. 발목 돌리기를 통해 관절 범위를 늘려 놓으면 운동 중 발생할 수 있는 부상을 예방할 수 있을 뿐 아니라, 운동 수행 능력을 향상시킬 수 있다.

운동 방법

1-1 발끝을 몸쪽으로 당긴다.

1-2 발끝을 펴서 발목을 늘린다.

1-3 발목을 바깥쪽으로 손바닥 뒤집듯 천천히 뒤집는다.

1-4 발끝을 펴서 안쪽으로 손바닥 뒤집듯 천천히 뒤집는다.

2 발목을 시계 방향, 반시계 방향으로 번갈아가며 돌린다.

## 운동 1. 상하 좌우

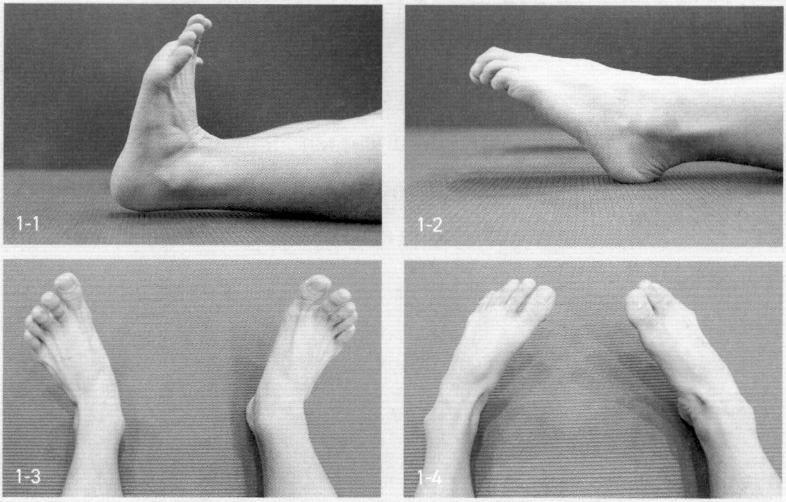


## 운동 2. 원 그리기

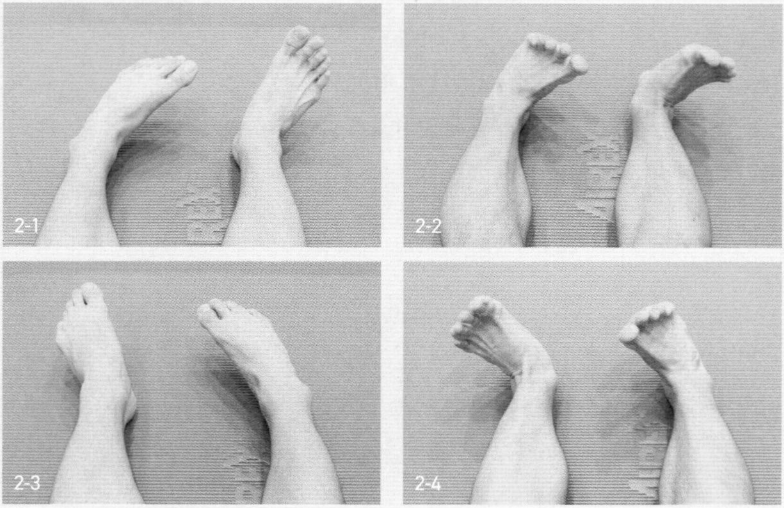

# 발바닥 바닥에 대고 무릎 내밀기

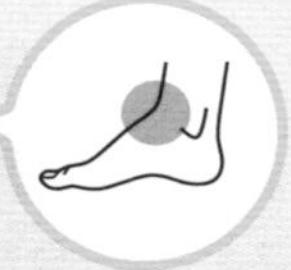

계단을 내려올 때나 오르막을 오를 때 발목이 충분히 젖혀져야 안정적이다. 발목 관절이 뻣뻣하다면 발목 앞쪽에 통증이 나타날 수 있고, 근육이 긴장되어 있거나 약해져 있다면 발목 뒤쪽에 통증이 나타날 수 있다.

따라 하기 영상

운동 목표

**발목의 가동 범위 늘리기**

이 동작은 족부 수술이나 외상을 입은 이후 발목 관절의 가동 범위가 제한되었을 때 많이 시행하는 운동이다. 보통 무릎을 내밀었을 때 발목이 20도가량 젖혀져야 정상이지만 그 정도까지 각도가 나오지 않는다면 이 동작을 꾸준히 따라 할 필요가 있다. 발목의 가동 범위가 제한되어 있다는 뜻이기 때문이다. 또한 계단을 내려오거나 오르막을 오를 때 어려움을 느낀다면 발목 관절의 가동 범위가 제한되어 있을 가능성이 높다.

운동 방법

1 다리를 탁자나 의자에 올린 후 엄지발가락과 무릎이 정면을 향하고 종아리가 지면과 수직이 되도록 세운다.

2 뒤꿈치가 바닥에서 떨어지지 않도록 유지하면서 무릎을 엄지발가락 방향으로 지그시 내민다. 10~20초 유지한 후 반대쪽도 실시한다.

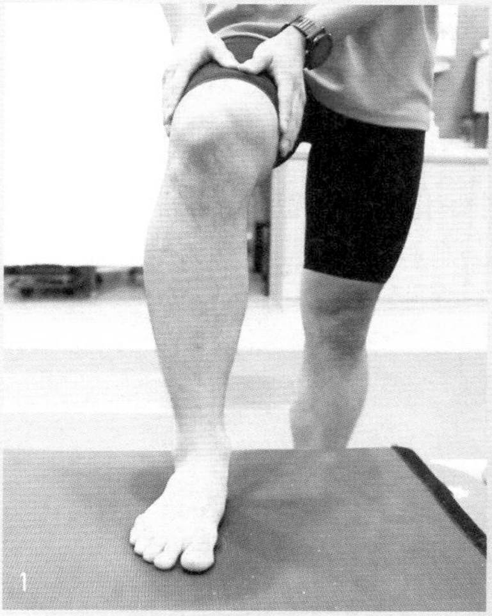
1

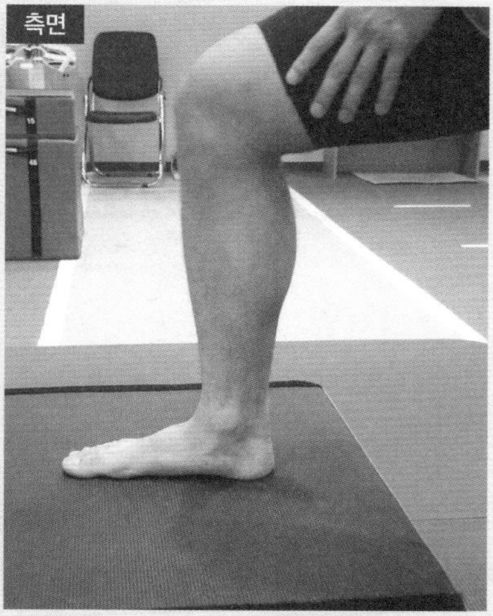
측면

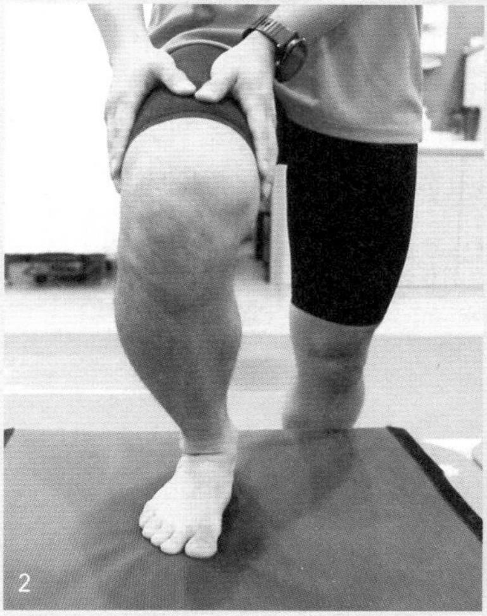
2

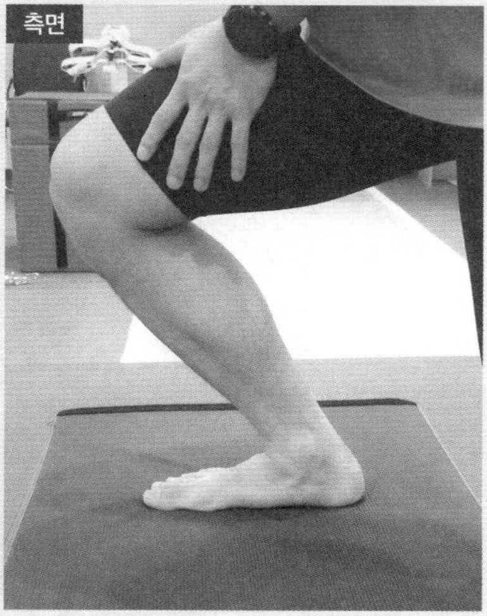
측면

# 발목 펴서 바닥에 누르기

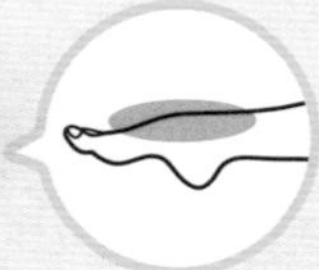

걸을 때 보면 체중을 뒤꿈치 → 발바닥 → 앞꿈치 순으로 이동하며 마지막에 발목을 쭉 펴면서 앞꿈치로 지면을 밀어내며 앞으로 나아간다. 그래서 발목이 충분히 펴지지 못하고 뻣뻣하면 걸음걸이가 부자연스러울 수밖에 없다.

따라 하기 영상

운동 목표

**발목을 늘려 발목 가동 범위를 충분히 만들어주어 발바닥이 지면을 힘차게 밀면서 나갈 수 있도록 도와줌**

특히 달리는 동작이 많은 스포츠 활동 시 발목 가동 범위가 충분해야 부상을 막고 운동 수행 능력을 올릴 수 있다. 그래서 이 동작은 운동 전 스트레칭으로 매우 좋다. 나이가 들수록 발목 관절 가동 범위가 준다. 평소 가동 범위 확보 동작을 꾸준히 하면 발목 관절을 건강하게 유지할 수 있다. 단, 처음부터 발목의 가동 범위를 늘리려 무리하지 말고 낮은 강도부터 서서히 증가시키는 것이 안전하다. 통증이 나타나지 않는 선에서 발목을 눌러 서서히 가동 범위를 늘리자.

운동 방법

1 무릎을 꿇고 앉아 엉덩이는 살짝 들고 손으로 발목을 잡는다.
2 엉덩이를 붙이고 앉아 체중을 실어 발목을 바닥으로 지그시 누른다. 반동을 주지 말고 10~15초 정도 유지한다. 이때 너무 세게 누르지 않도록 주의한다. 반대쪽도 동일하게 실시한다.

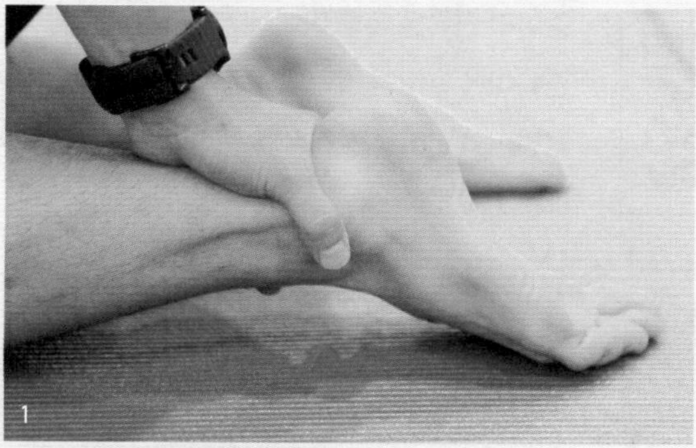
1

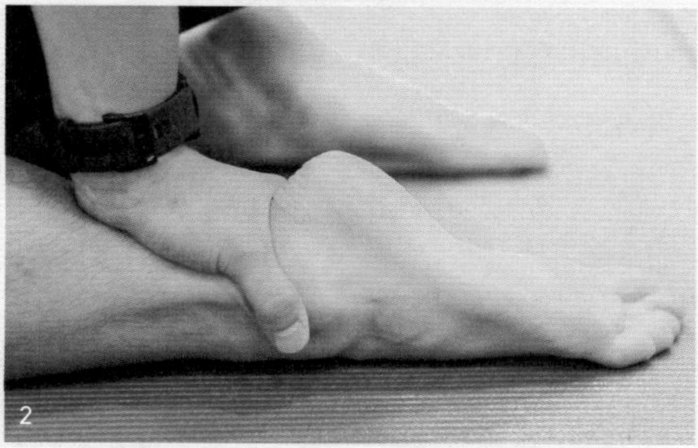
2

# 벽 밀면서 종아리 늘이기

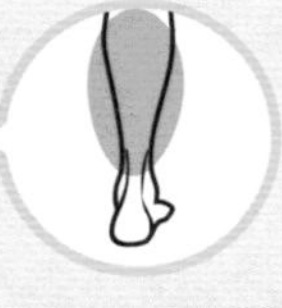

종아리 근육은 무릎 뒤에서부터 발목 관절을 지나므로 종아리 근육이 수축하면 발목의 가동 범위에 제한이 온다. 올바른 걸음걸이와 발바닥의 건강을 위해서는 발목 관절의 가동 범위가 매우 중요하다

따라 하기 영상

운동 목표

**종아리 근육과 발목 관절 유연성을 향상시켜 발목 관절 가동 범위 늘리기**

벽을 밀면서 종아리 근육을 늘리는 동작은 발목과 관련된 여러 수술 이후, 걷거나 계단을 잘 다니기 위해서 시행하는 재활 운동이기도 하다. 특히 아킬레스건이 단축되어 발목 가동 범위가 줄어든 아킬레스건염 환자와 종아리 근육부터 발바닥까지 이어진 근막을 스트레칭하는 것이 중요한 족저근막염 환자에게 꼭 시행하도록 권고하는 동작이다. 단, 아킬레스건파열 수술 후에는 무리가 갈 수 있으므로 수술 후 6~8주 이후부터 서서히 시행하도록 한다.

운동 방법

1 두 발을 모으고 벽을 바라보고 선다. 스트레칭하고자 하는 발을 한 보 뒤로 보낸다.

2 뒤쪽 다리의 무릎은 펴고 앞쪽 다리는 벽에 닿도록 구부려 체중을 싣고 뒤쪽 다리 종아리 근육을 스트레칭한다. 이때 뒤쪽 발바닥이 바닥에서 떨어지지 않도록 최대한 붙인다. 10~15초간 유지한 후 반대쪽도 동일하게 실시한다.

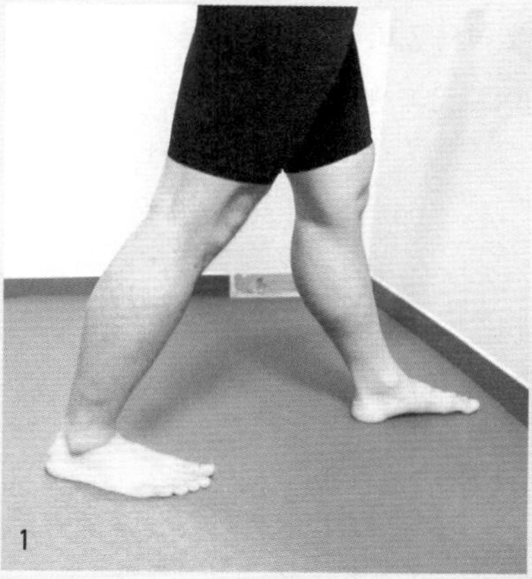
1

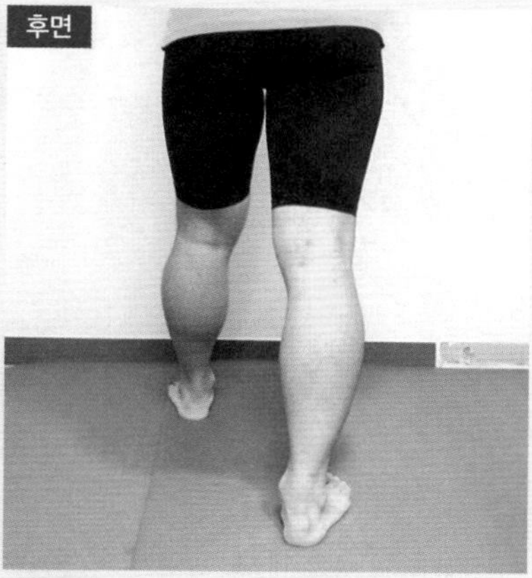
후면

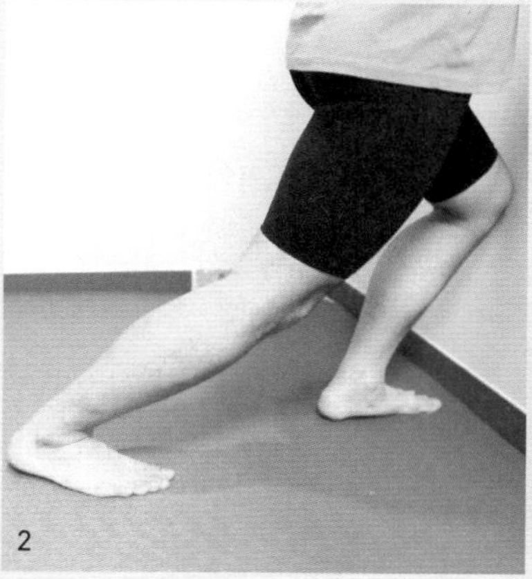
2

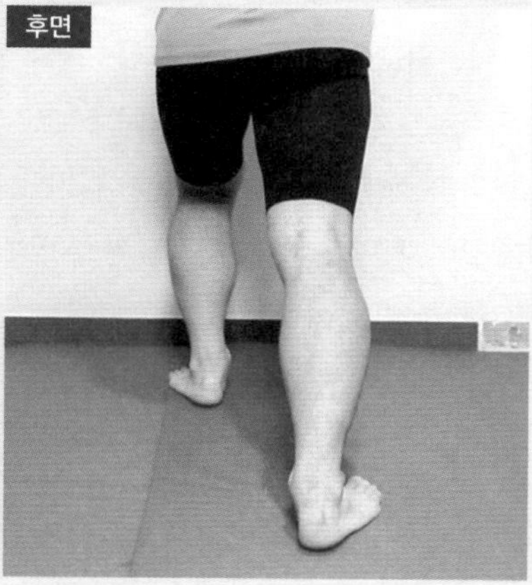
후면

# 발가락 젖혀 발바닥 당기기

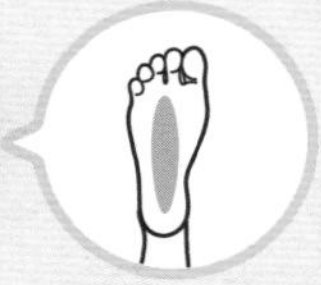

**평소 오래 걷거나 서 있어서 발바닥에 피로감을 많이 느끼는 경우 발바닥 스트레칭이 도움이 된다.**

따라 하기 영상

운동 목표

**발바닥 근막 스트레칭**

족저근막염 환자 역시 발바닥의 근막을 스트레칭해주는 것이 증상 완화에 도움이 되므로 많이 권하는 동작이다. 그런데 실제로 환자들에게 이 동작을 해보라고 하면 제대로 하는 사람들이 많지 않다. 가장 중요한 것은 엄지발가락을 젖히는 것이다. 발을 최대한 젖힌 후 발가락을 한 번 더 젖혀주면 족저근막을 더 많이 늘릴 수 있다. 이렇게 근막을 최대한 늘려 놓은 상태를 유지하면서 스트레칭하거나 반대쪽 손으로 발바닥의 딱딱한 띠를 눌러가며 마사지하면 스트레칭 효과를 높일 수 있다.

운동 방법

1 엄지발가락을 젖힌 채 발목을 발등 쪽으로 잡아당긴다.
2 발바닥이 당기는 상태를 10~20초간 유지한다. 반대쪽 손으로 발바닥을 마사지해주어도 좋다. 반대쪽 발도 동일하게 실시한다.

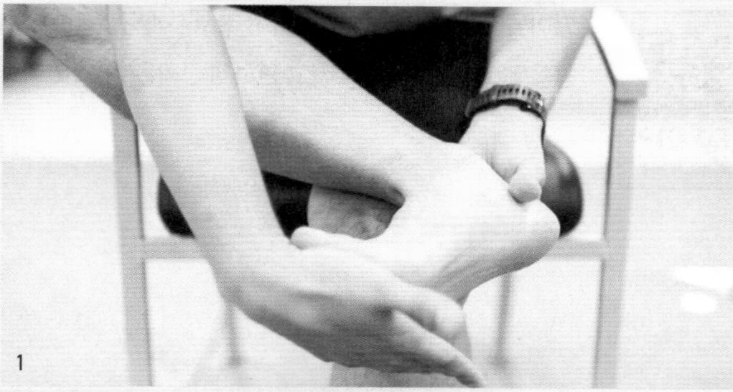

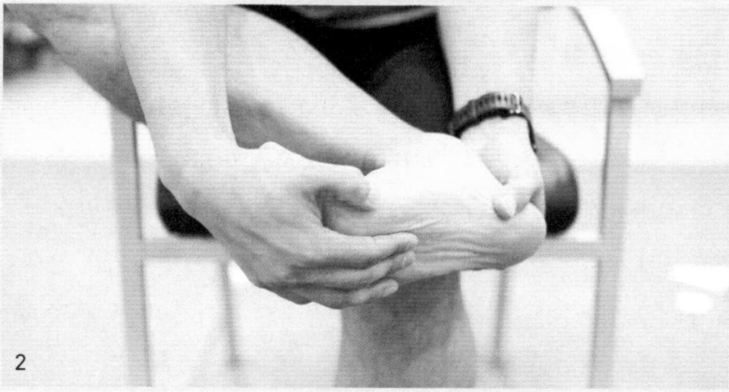

**Tip 까치발로 앉기**

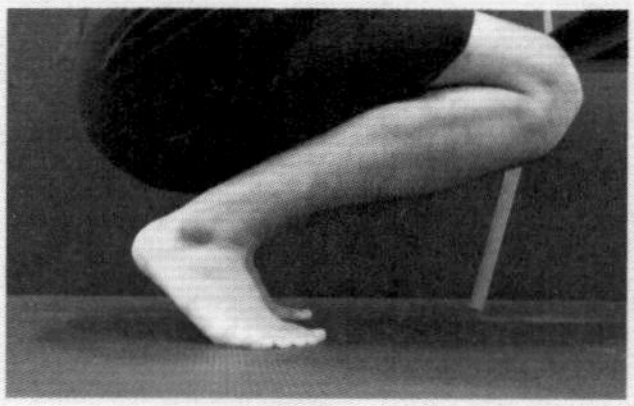

스트레칭 강도를 높이고 싶다면 까치발로 앉는다. 체중이 실리기 때문에 족저근막이 강하게 스트레칭 된다. 이때 의자나 벽을 잡고 중심을 잡는다. 하중이 실리면 오히려 손상이 악화될 수 있어 족저근막 손상 초기에는 하지 않는 것이 좋다.

# 발바닥 공 굴리기

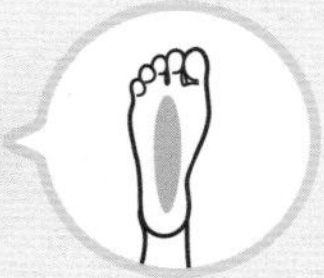

발바닥 근막을 손으로 눌러가며 마사지해도 좋지만, 발바닥에 공을 놓고 굴리면 좀 더 쉽고 편하게 근막을 풀 수 있다.

따라 하기 영상

운동 목표

**발바닥 근막 스트레칭**

족저근막염 환자에게 특히 추천하는 동작이다. 족저근막염이 아니더라도, 오래 걷거나 서 있어서 발이 붓고 피로하다면 공 마사지가 도움이 된다. 종아리 스트레칭과 발목 스트레칭을 한 후, 공을 굴리며 발바닥을 풀어주면 발의 부기도 빠지고 피로감이 한결 줄어든다. 평발이나 요족일 경우도 발바닥의 근육과 근막이 뭉치기 쉬우므로 운동 전후에 발바닥을 공으로 풀어 주자. 운동 중 부상이나 피로감을 줄일 수 있다.

운동 방법

1 바닥에 골프공, 야구공, 테니스공, 마사지볼 등을 놓고 지그시 발로 밟는다.
2 공을 굴려 가며 발바닥을 전체적으로 마사지한다. 아프거나 굳은 부위가 느껴지면 체중을 좀 더 실어 집중적으로 풀어 준다. 좌우 번갈아 약 5분간 실시한다.

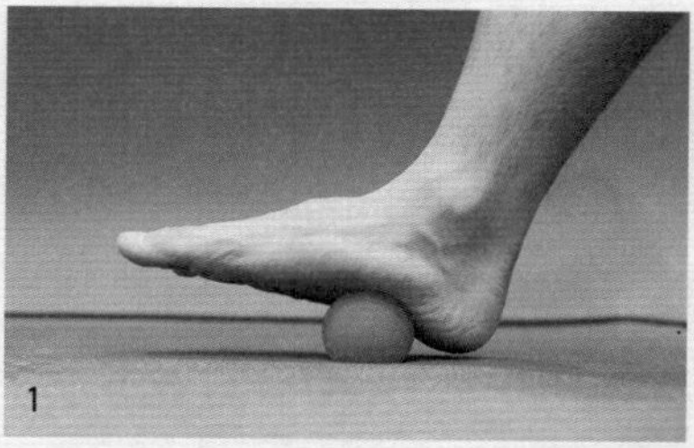
1

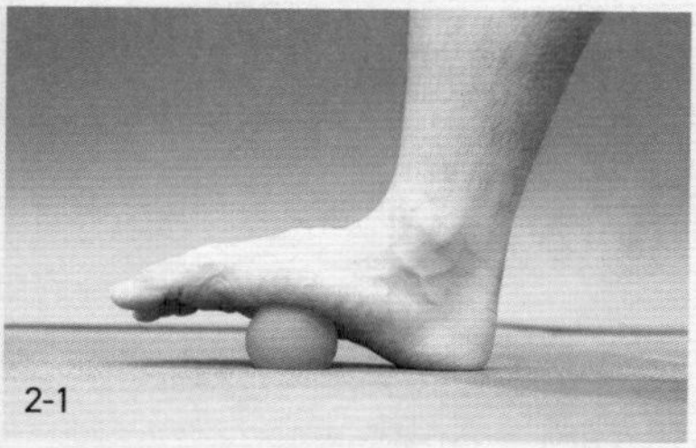
2-1

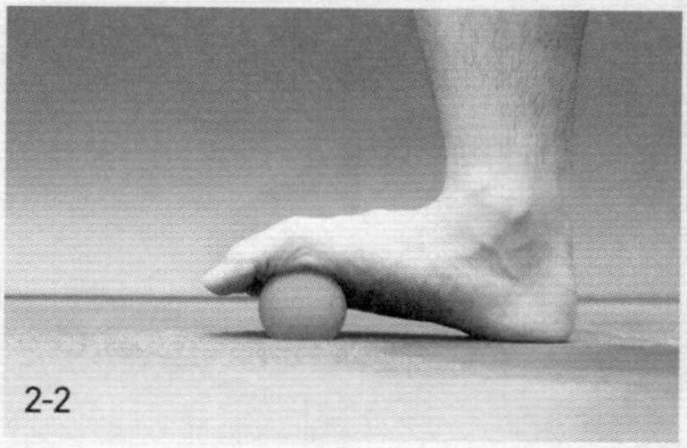
2-2

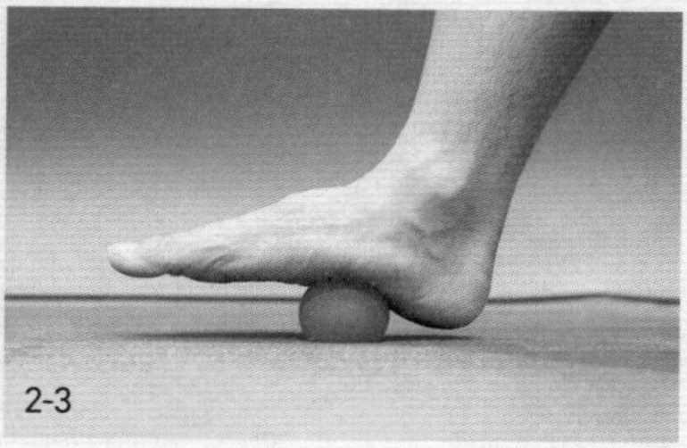
2-3

# 발벌레 운동(짧은 발 운동)

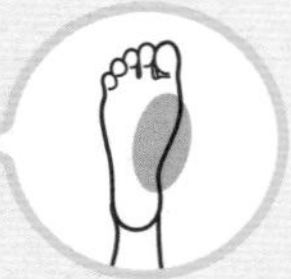

따라 하기 영상

발바닥의 아치를 유지해 주는 인대나 힘줄이 약해지면 서서 체중 부하가 될 때 아치가 무너지는 유연성 평발이 될 수 있다. 유연성 평발은 뼈 자체가 무너진 것이 아니기 때문에 운동으로 발바닥 근육을 강화해주면 적절한 아치 형태를 유지하는 데 도움이 된다.

운동 목표

**발바닥 아치를 올려주는 발의 내재근 강화**

이 운동은 발바닥에 있는 근육을 사용하여 일부러 아치를 만들어보는 동작으로 일명 '짧은 발 운동(Short foot exercise)'으로도 불린다. 무너진 아치를 들어 올리면 발 길이가 상대적으로 짧아지기 때문에 붙여진 이름이다. 발의 아치를 올려주는 내재근을 강화할 수 있어 아치 형태를 유지하고 발을 디딜 때 균형을 잡는 데 도움이 된다. 발바닥의 안쪽 아치가 무너지면 족저근막염, 아킬레스건염, 무릎 통증 등이 발생하므로 이와 같은 증상이 있는 경우에도 추천하는 운동이다.

운동 방법

1 발가락을 구부리지 않고 바닥에서 떨어지지도 않게 앞꿈치를 뒤꿈치 쪽으로 당긴다는 느낌으로 발을 수축시킨다. 10~15초간 유지한 후, 반대쪽 발도 실시한다.

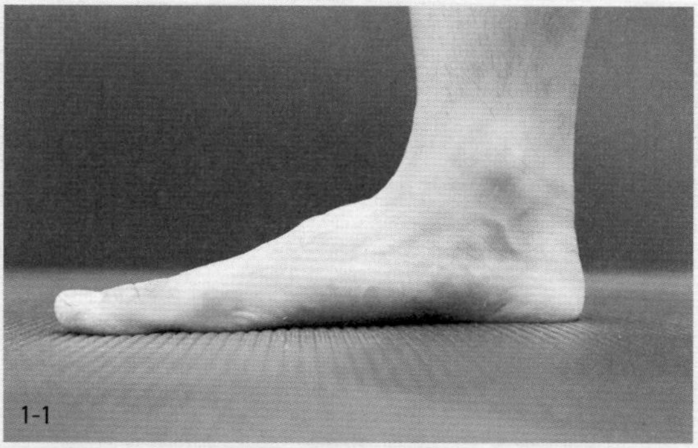
1-1

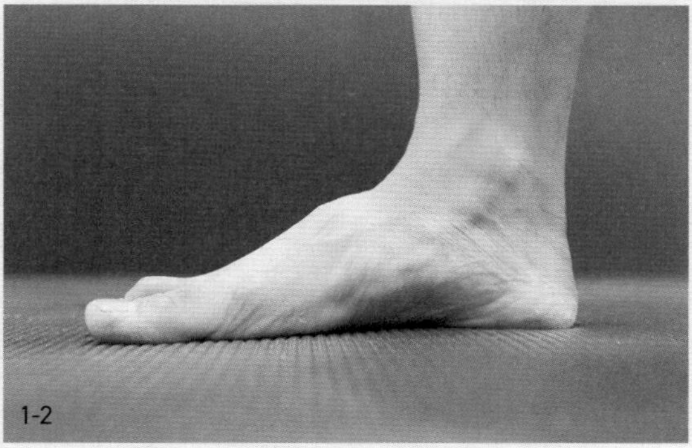
1-2

## 발목 안정화 밴드 운동

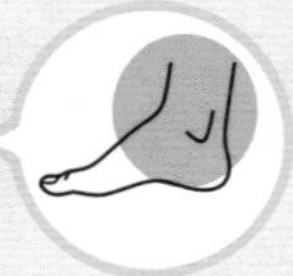

발목인대파열 수술을 했거나 평소 발목을 자주 접질리고 발목이 자주 욱신거리는 사람에게 꼭 필요한 운동이다. 발목 주변 근육이 약하면 여러 통증을 일으킬 수 있고 걸음걸이에 문제가 생길 수 있으므로 발목 주변 근육을 튼튼하게 만들어야 한다.

따라 하기 영상

운동 목표

**발목 주변 근육 강화를 통한 발목 안정화**

이 동작은 발목을 몸쪽으로 당기는 앞정강근, 발목을 펴는 종아리 근육, 발목을 안쪽으로 움직이는 뒤정강근, 발목을 바깥쪽으로 움직이는 비골근 등 발목 주변의 근육들을 강화해서 발목을 안정적으로 유지하는 데 도움을 준다. 특히 발목을 접질릴 때는 대부분 발목이 안쪽으로 꺾이면서 인대에 손상이 가므로, 발목이 자주 접질리는 사람은 이러한 동작을 제한하는 비골근을 강화하는 것이 중요하다.

단, 아킬레스건파열 수술 초기에는 발목을 몸쪽으로 당기는 동작이 봉합한 아킬레스건에 무리를 주므로 초기에는 시행하지 않는다.

운동 방법

1 밴드를 발의 안쪽을 감싸도록 고정한다. 발을 손바닥 뒤집듯 안쪽, 바깥쪽으로 천천히 뒤집는다. 반대로 밴드를 발의 바깥쪽을 감싸도록 고정한 후 발을 손바닥 뒤집듯 안쪽, 바깥쪽으로 천천히 뒤집는다.

2 밴드를 고정한 후 발등에 걸고 발목을 몸쪽으로 당긴다. 밴드를 발바닥 위쪽에 걸어서 손으로 잡은 후 밴드를 민다. 이때 무릎은 구부리지 않는다.

## 운동 1. 안팎

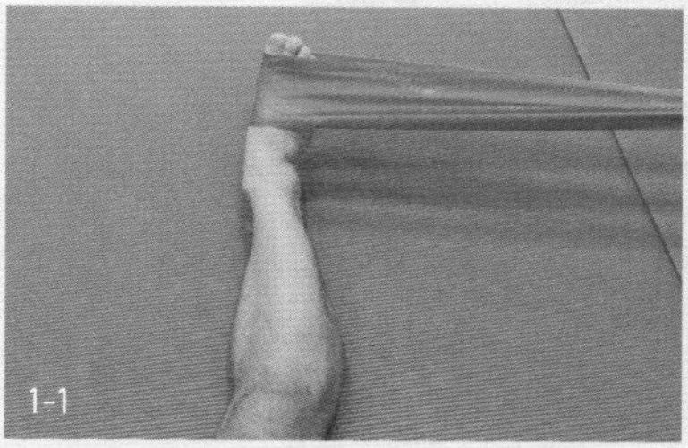


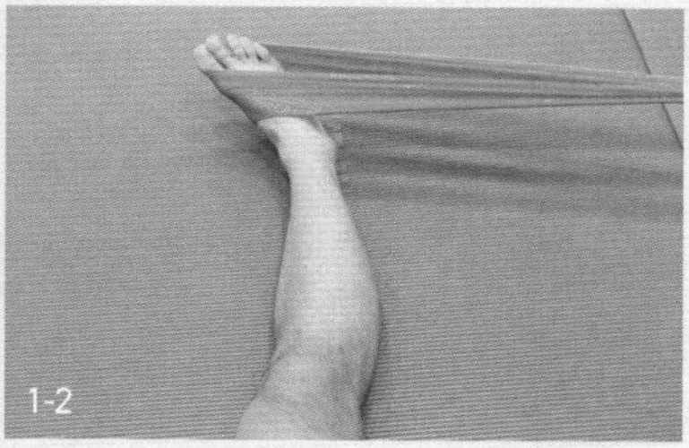


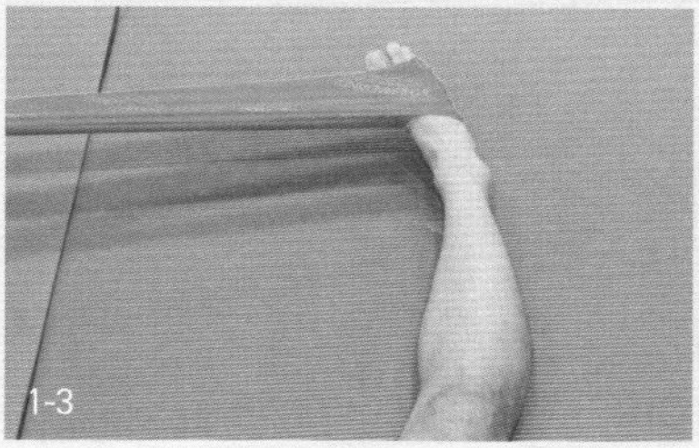


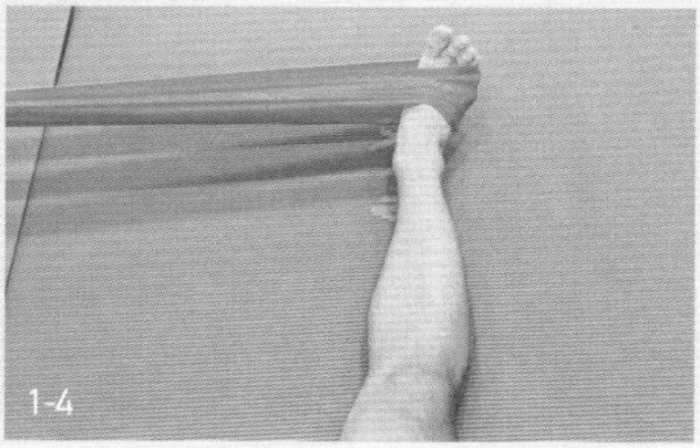


## 운동 2. 밀당

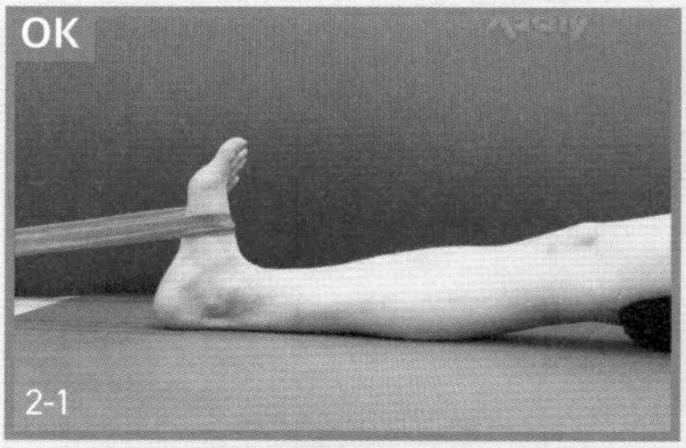


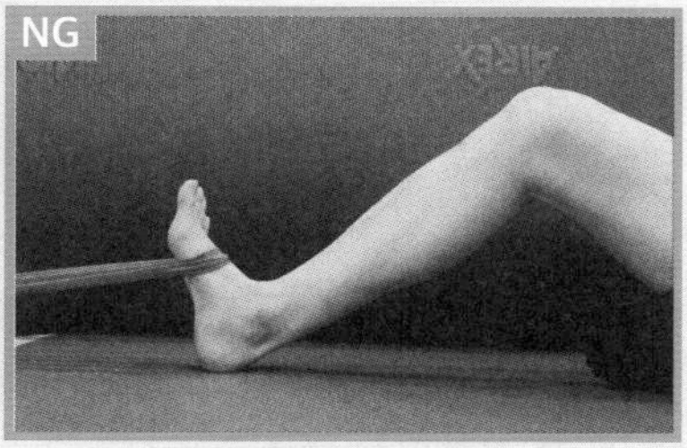


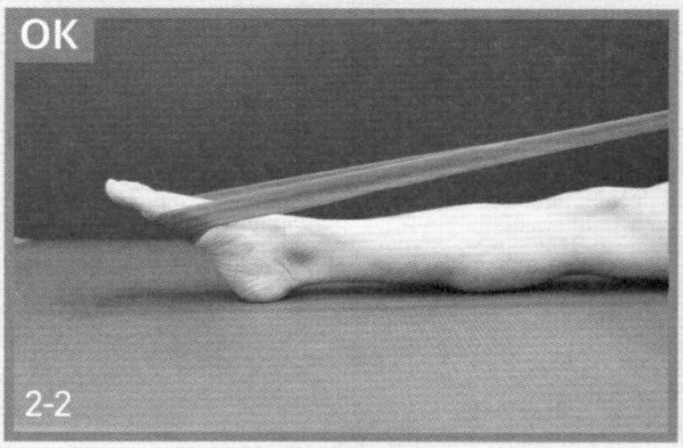


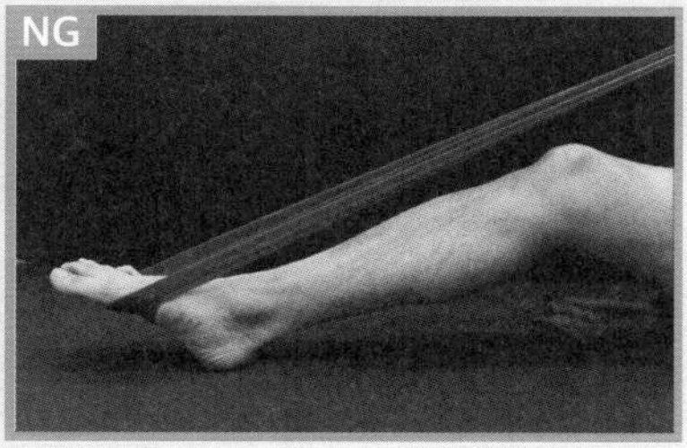

# 한 발 서기

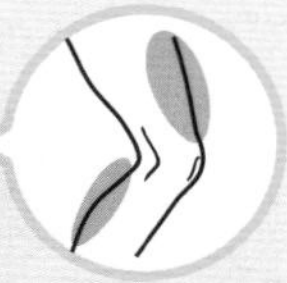

발목을 자주 접질리거나 계단을 오르내리기 겁난다면 균형 감각 및 고유 수용성 감각이 떨어진 것이 원인일 수 있다.

따라 하기 영상

운동 목표

**일상생활과 보행 시 안정성을 유지해주는 하체 근육 강화**

자신의 발을 내려다보지 않고도 앞을 보면서 똑바로 걸을 수 있고, 눈을 감고도 손으로 코를 만질 수 있는 것이 모두 고유 수용성 감각 덕분이다. 따라서 균형 감각 및 고유 수용성 감각이 떨어지면 신체 움직임의 반응과 속도가 약해질 수밖에 없다. 이 동작은 균형 능력 및 고유 수용성 감각을 향상시켜줄 뿐 아니라 하체 근육들을 강화할 수 있어 매우 유용하다. 무릎을 펴고 실시하면 발목 주변의 다양한 근육들을 강화할 수 있고, 무릎과 고관절을 약간 굽히고 실시하면 발목과 함께 엉덩이, 허벅지까지 더욱 다양한 하체 근육을 강화할 수 있다.

운동 방법

1 무릎을 펴고 한 발로 서서 10~20초간 균형을 잡는다. 좌우를 번갈아 실시한다.

2 무릎을 약간 구부리고 한 발로 서서 10~20초간 균형을 잡는다. 좌우 번갈아 실시한다. 이때 무릎이 안쪽으로 꺾이지 않도록 주의한다.

3 한 발로 서서 균형을 잡은 후 무릎을 약간 구부리고 상체를 앞으로 숙여 균형을 잡는다. 다시 상체를 세우고 무릎을 편 후 한 발로 서서 균형을 잡는다. 좌우 번갈아 가며 10~20회 반복한다.

## 운동 1. 무릎 펴고 한 발 서기

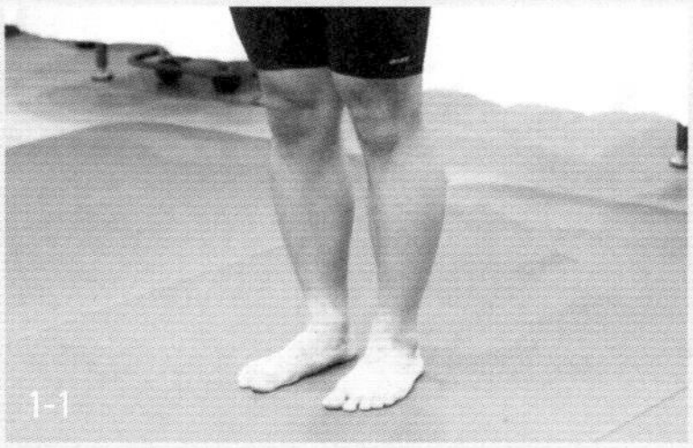


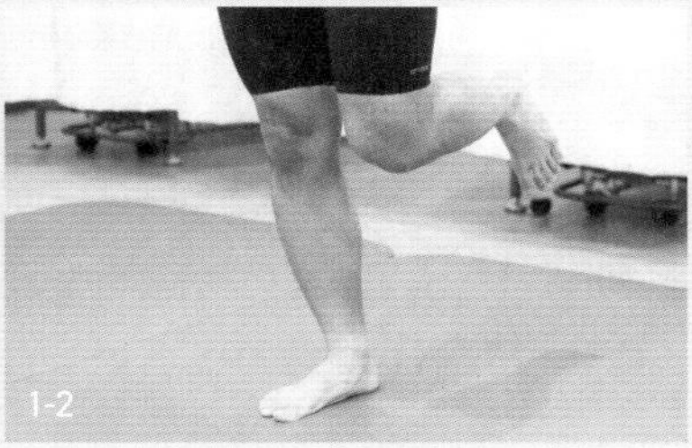


## 운동 2. 무릎 구부리고 한 발 서기

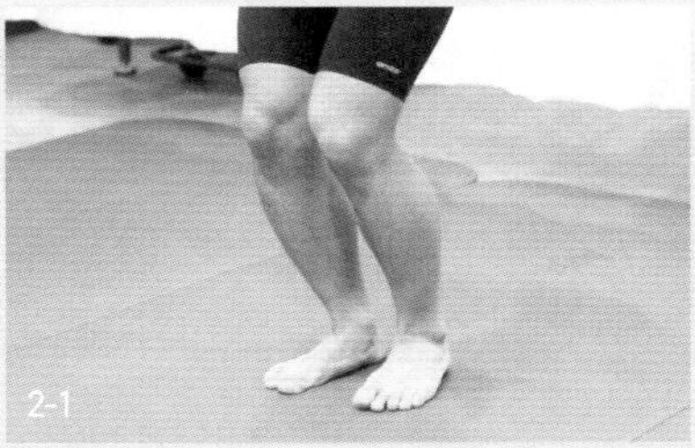


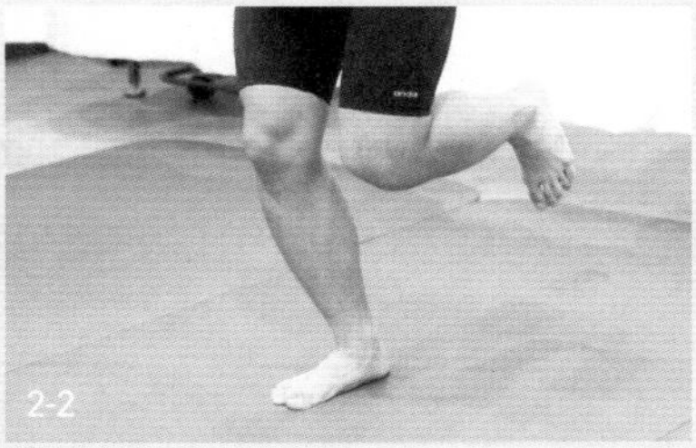


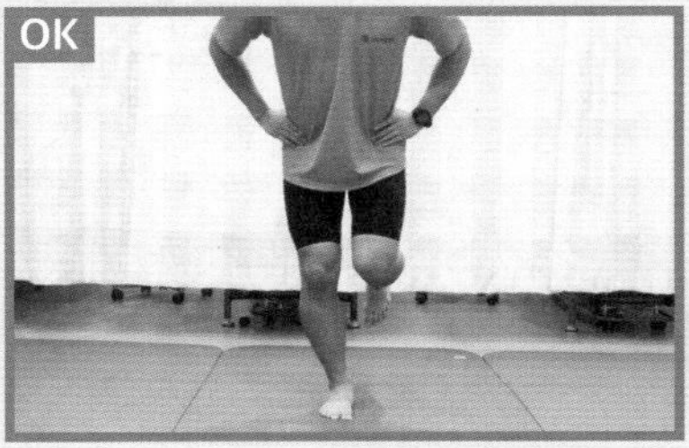


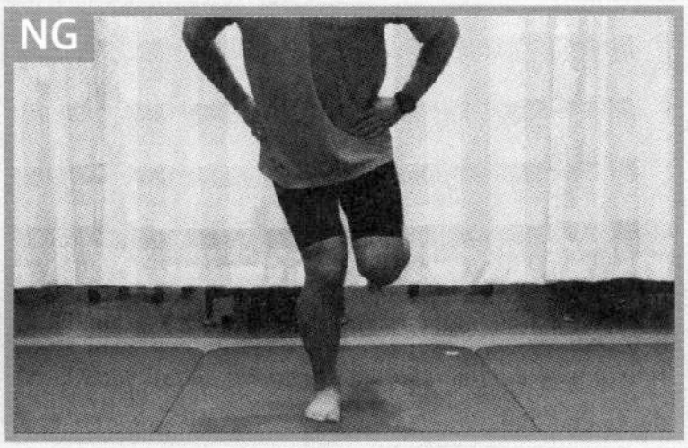


## 운동 3. 무릎&상체 구부리고 한 발 서기

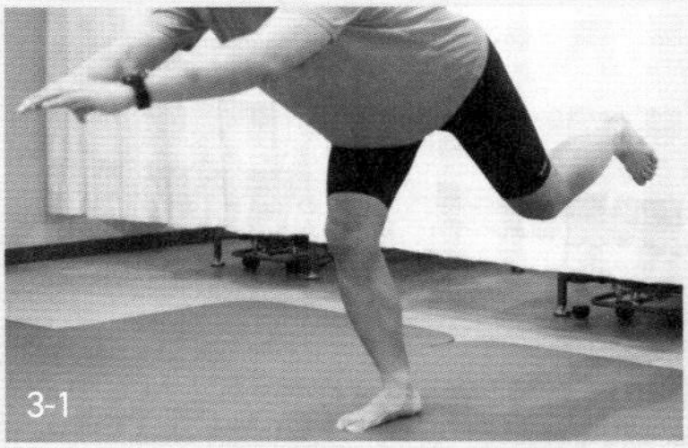


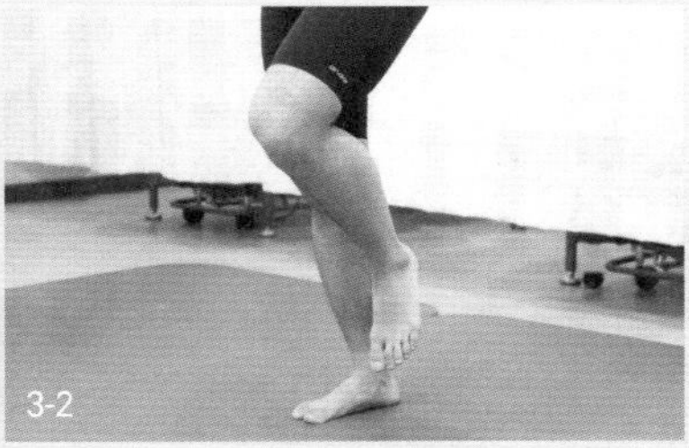

운동 목표

한 발로 서서 균형 잡는 동작들이 익숙해졌다면 양발을 번갈아 뛰는 고난도 동작으로 넘어간다. 발목에 무리가 가지 않도록 자신의 상태에 맞춰 따라 한다.

운동 방법

4 한 발로 선 후 양발을 번갈아 가며 앞으로 뒤로 깡충깡충 뛴다.
5 한 발로 선 후 양발을 번갈아 가며 좌우로 깡충깡충 뛴다.
6 밸런스패드(또는 방석)를 한 보 앞에 두고 선다. 한 발로 선 후 밸런스패드 위로 뛴다. 바닥에 두 발로 선 후 좌우 번갈아 실시한다. 이때 밸런스패드(또는 방석)가 미끄러지지 않도록 주의한다.

## 운동 4. 양발 번갈이 뛰기

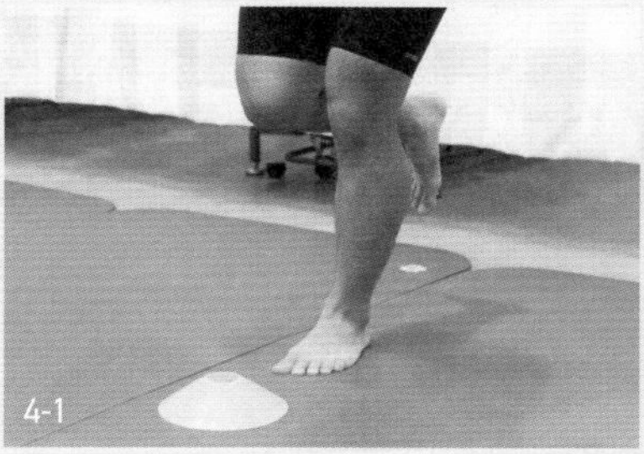


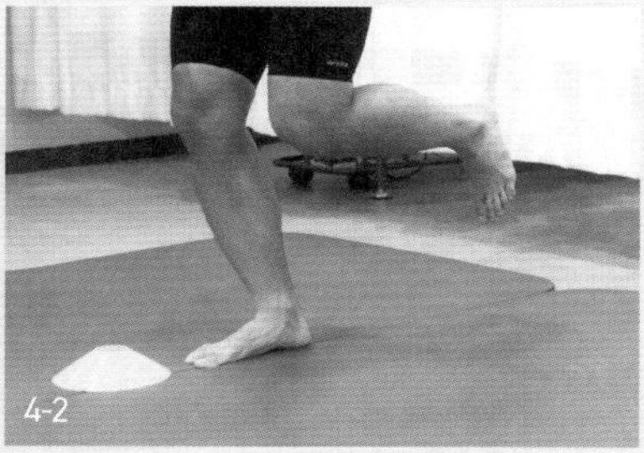


## 운동 5. 양발 번갈아 옆으로 뛰기

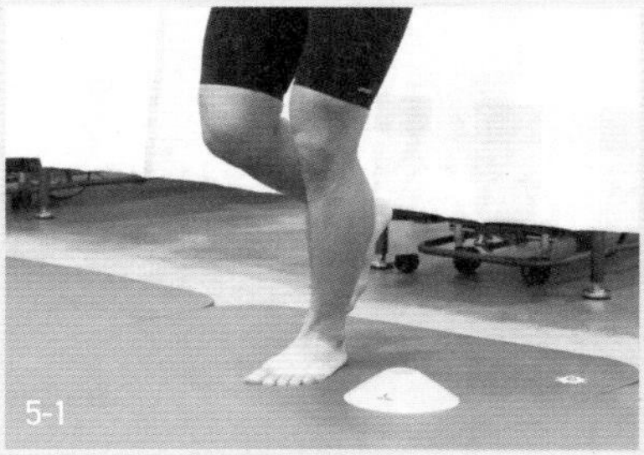


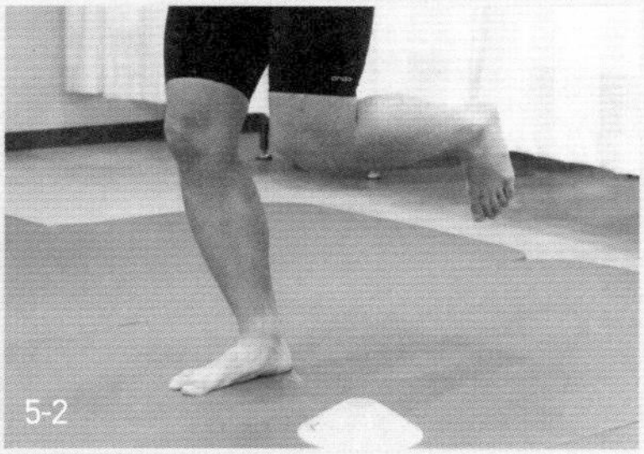


## 운동 6. 밸런스패드(또는 방석) 위로 양발 번갈아 뛰기

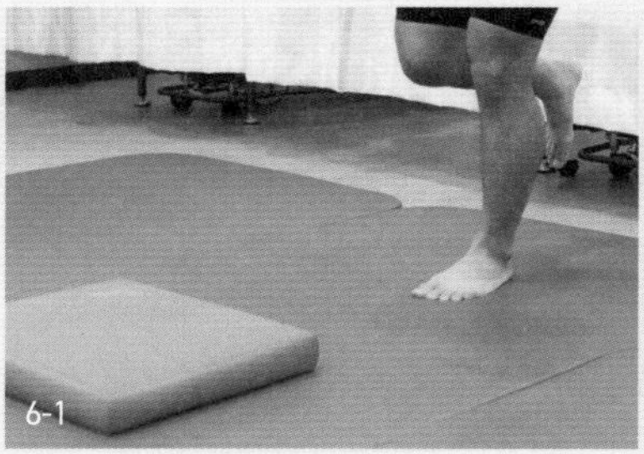


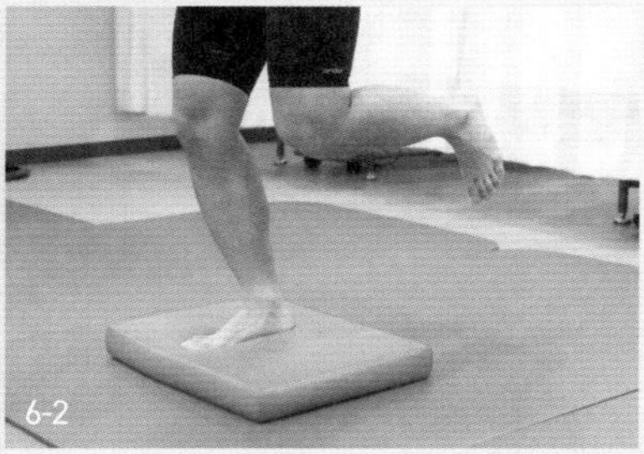

운동 방법

7 바닥에 열십(十)자를 상상하고 한 발로 서서 시계방향으로 깡충깡충 뛴다.

8 바닥에 열십(十)자를 상상하고 한 발로 서서 앞 → 대각선 뒤 → 앞 → 대각선 뒤로 X자를 그리듯 깡충깡충 뛴다.

9 바닥에 열십(十)자를 상상하고 한 발로 서서 반시계방향으로 깡충깡충 뛴다.

## 운동 7. 한 발로 사방 뛰기_시계 방향(↑→↓←)

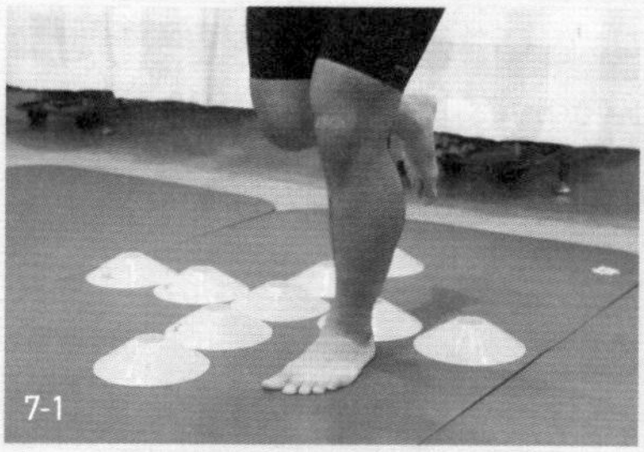

7-1

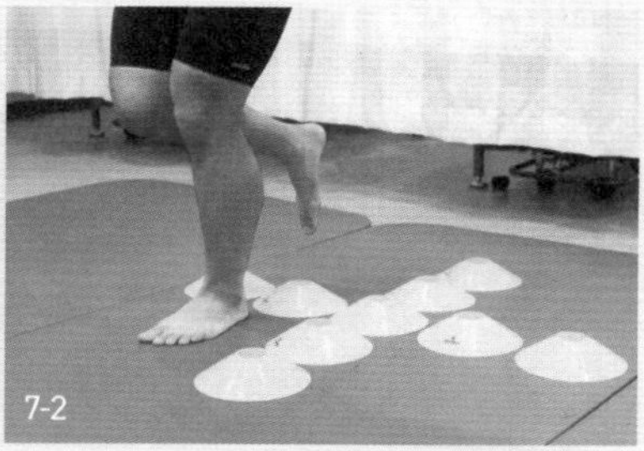

7-2

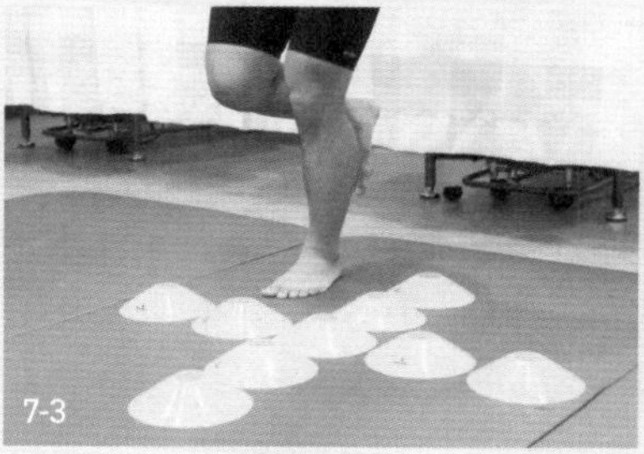

7-3

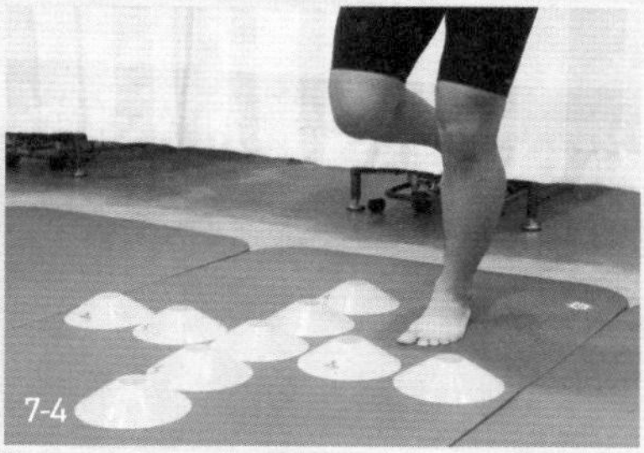

7-4

## 운동 8. 한 발로 X자 뛰기 (↑↘↑↙)

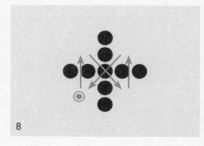

8

## 운동 9. 한 발로 사방 뛰기_반시계 방향 (→↑←↓)

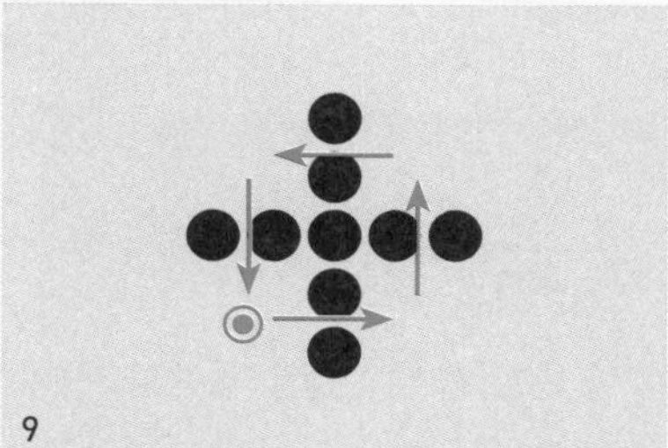

9

# 삼각형 한 발 뻗기

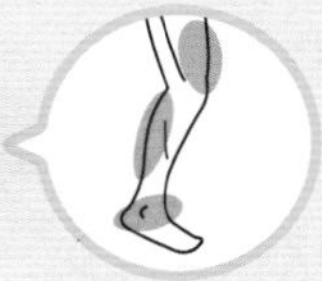

일상생활을 하기 위해서는 가만히 서서 균형을 잡는 정적인 균형 감각과 걷거나 움직이면서 균형을 잡는 동적인 균형 감각, 쉽게 말해 움직일 때 넘어지지 않는 능력이 모두 필요하다. 동적 균형 감각을 향상시킬 수 있는 운동을 소개한다.

따라 하기 영상

운동 목표

**하체 근육 강화를 통한 발목 안정성 향상**

하체의 근력과 기능은 특히 발목 부상과 관련이 많다. 그중에서도 엉덩이의 중둔근이 약할 경우 발목을 접질릴 가능성이 높아지는 것으로 알려져 있다. 이 운동을 통해 엉덩이와 허벅지, 발, 발목 등 하체의 전반적인 근력을 강화한다면 발목의 안정성도 향상시킬 수 있다. 나이가 들면 균형 능력과 하체 근력이 저하되므로 노화로 인한 낙상 예방에도 도움을 받을 수 있다. 앞서 소개한 한 발 서기 운동으로 정적 균형 감각과 하체의 근력을 향상시킨 다음에 동적인 균형 감각 운동을 시작하는 것이 좋다. 동적 균형 감각은 부상 위험을 줄이면서 안전하게 운동을 시작할 수 있게 도와줄 것이다.

운동 방법

1 한 발로 서서 균형을 잡는다. 반대쪽 다리로 삼각형 꼭짓점을 찍듯이 천천히 다리를 뻗는다. 이때 지탱하는 다리의 무릎은 계속 정면을 향한다. 5~10회 실시한 후 반대쪽 다리도 동일하게 실시한다.

2 밸런스패드(또는 방석) 위에서 한 발로 서서 균형을 잡고 1번 동작과 동일하게 실시한다. 이때 밸런스패드(또는 방석)가 미끄러지지 않도록 주의한다.

## 운동 1. 바닥에서 삼각형 한 발 뻗기

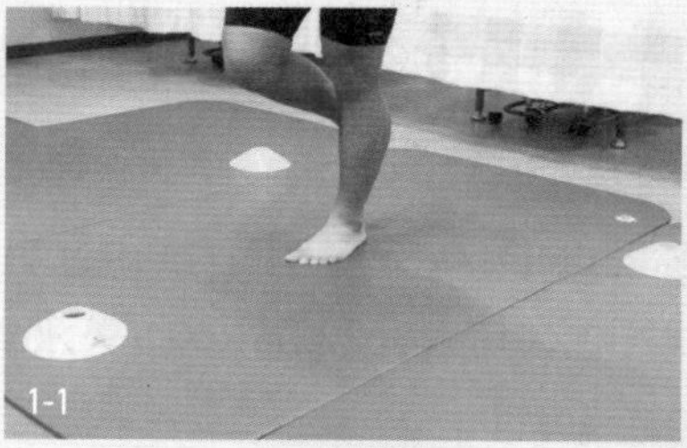
1-1

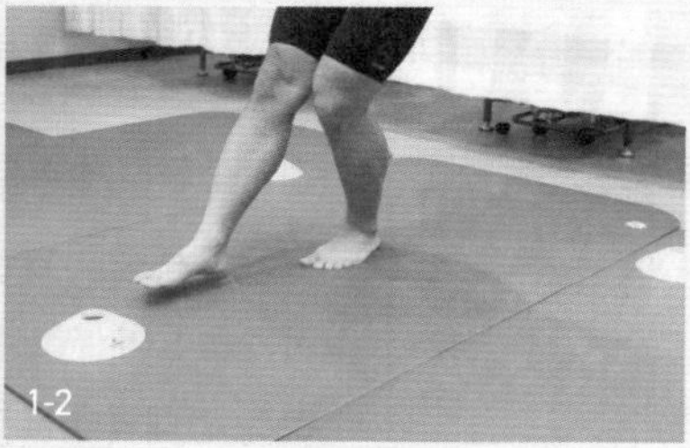
1-2

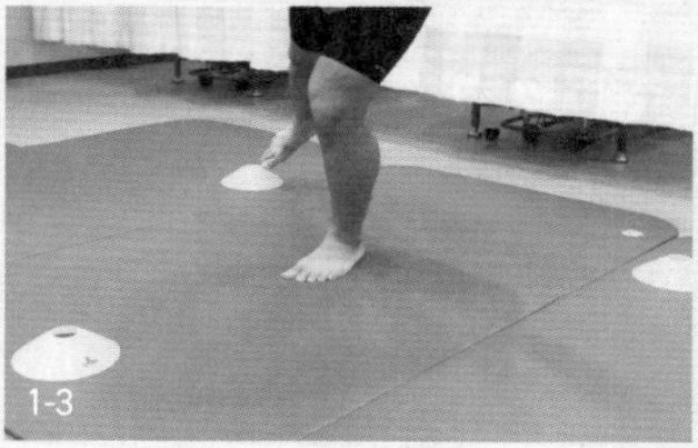
1-3

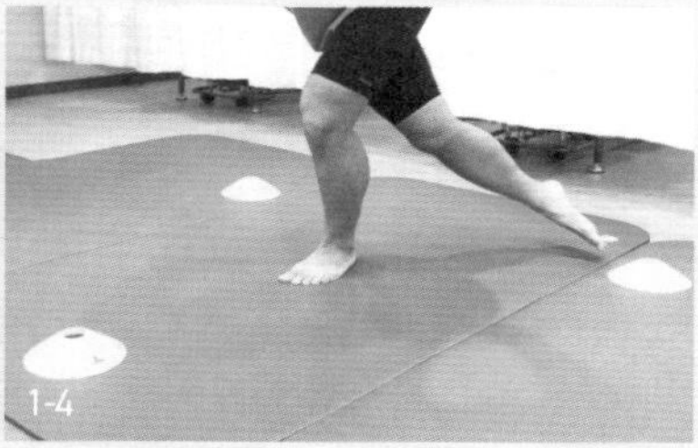
1-4

## 운동 2. 밸런스패드(또는 방석) 위에서 한 발 뻗기

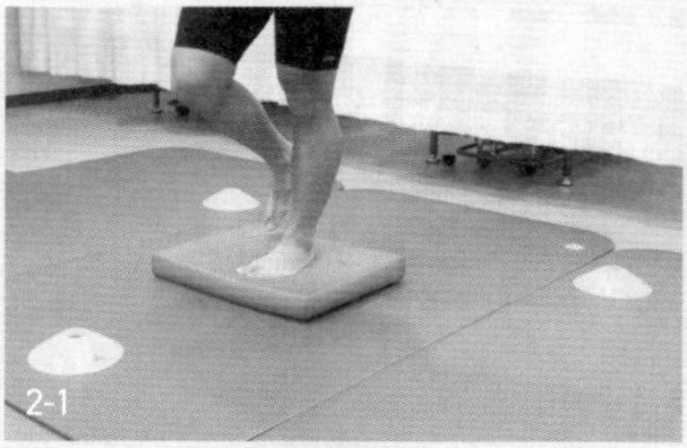
2-1

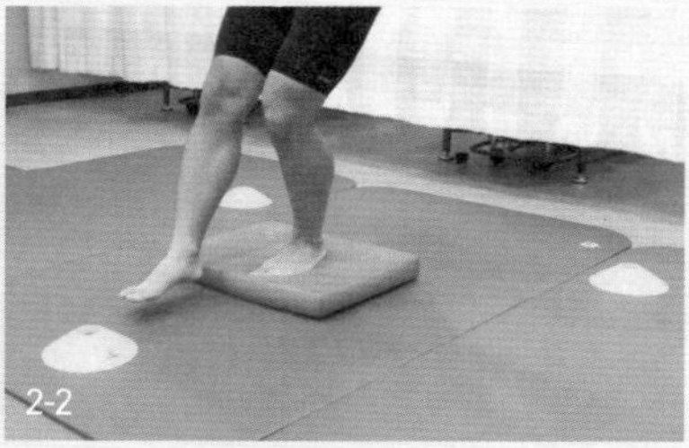
2-2

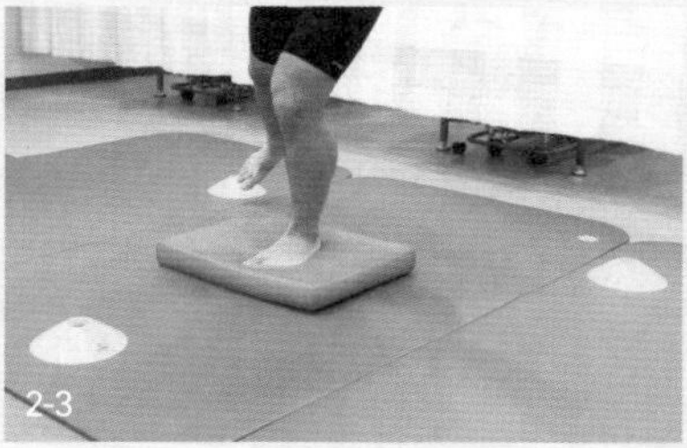
2-3

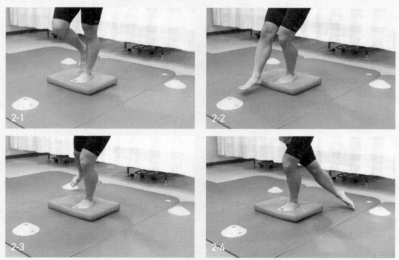
2-4

# 뒤꿈치 올렸다 내리기

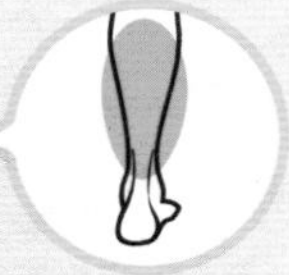

걷거나 달리거나 계단을 오르고 내리는 동작은 체중의 몇 배에 달하는 부하가 발생한다. 이러한 무게를 지탱하기 위해선 뒤꿈치를 들어 올리는 여러 근육이 충분한 근력을 가지고 있어야 하고, 인대와 힘줄도 튼튼해야 한다.

따라 하기 영상

운동 목표

**종아리 근육과 인대, 힘줄 조직 강화 및 근력 향상으로 발목의 운동 수행력 기르기**

종아리 근육은 비복근과 가자미근으로 나뉘는데 겉에서 울룩불룩 튀어나오는, 흔히 말하는 알통이 비복근이고 비복근 안쪽에서 발목까지 길게 연결되는 근육이 가자미근이다.

무릎을 편 후 뒤꿈치를 올리고 내리는 동작은 비복근을 강화하고, 무릎을 약간 굽힌 후 뒤꿈치를 올리고 내리는 동작은 가자미근을 강화한다. 이 모든 동작은 결국 발꿈치뼈 뒤쪽에 있는 힘줄, 아킬레스건을 통해 힘을 전달시키므로 아킬레스건을 강화하는 데도 매우 효과적이다.

운동 방법

1 발판 또는 계단 끝에 올라 발을 반만 걸친다. 이때 벽에 손을 대고 균형을 잡는다. 무릎을 펴고 서서 양발 뒤꿈치를 들어 올렸다 바닥 쪽으로 내린다.
2 발판 또는 계단 끝에 올라 발을 발만 걸치고 서서 양 무릎을 약간 구부리고 양발 뒤꿈치를 들어 올렸다 바닥 쪽으로 내린다.

## 운동 1. 무릎 펴고 뒤꿈치 올렸다 내리기

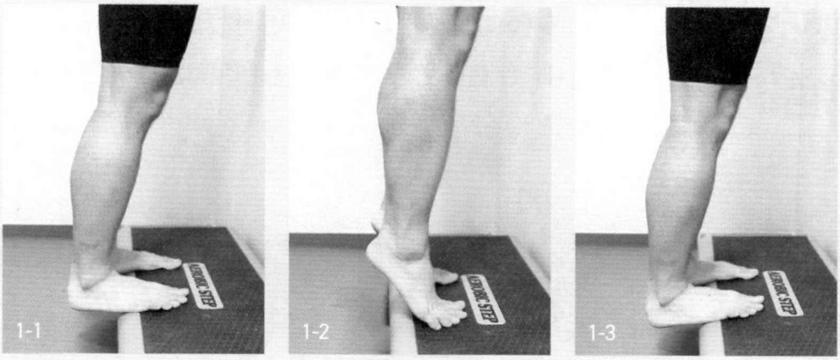


## 운동 2. 무릎 구부리고 뒤꿈치 올렸다 내리기

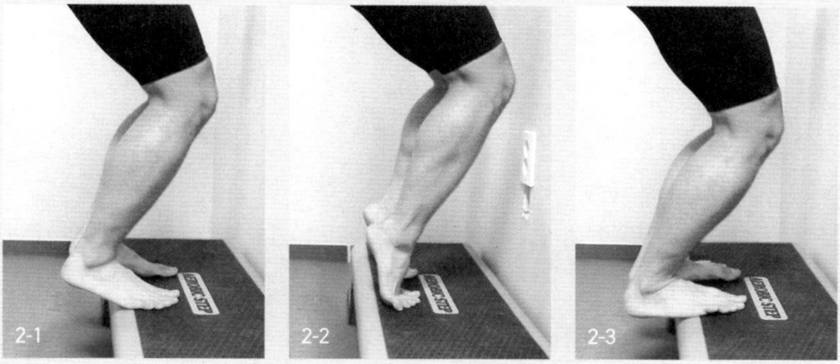

# 한 발로 서서 뒤꿈치 올렸다 내리기

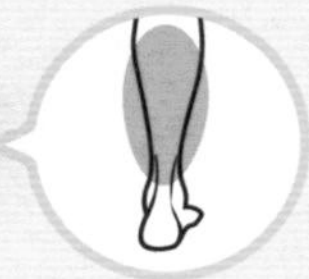

**앞서 소개한 양발 뒤꿈치 올렸다 내리는 동작이 종아리 근육을 사용해서 아킬레스건을 강화한다면 한 발로 서서 뒤꿈치를 올렸다 내리는 동작은 종아리에 더 높은 부하를 실어 운동 강도를 높인다.**

따라 하기 영상

운동 목표

**종아리 근육과 인대, 힘줄 조직 강화 및 근력 향상으로 발목의 운동 수행력 기르기**

양발로 뒤꿈치를 올렸다 내리는 동작에 익숙해지고 크게 힘들지 않다면 한쪽 발에 다른 쪽 발을 올려 운동 강도를 높여 본다. 단, 통증이 있다면 강도를 높여선 안 된다.

운동 방법

**1-1** 발판 또는 계단 끝에 올라 발을 반만 걸치고 선다. 이때 벽에 손을 대고 균형을 잡는다.

**1-2** 무릎을 펴고 뒤꿈치를 들어 올린다.

**1-3** 한쪽 발을 들어 다른 쪽 발목에 감싼다. 지탱하는 다리의 뒤꿈치를 들어 올린다.

**1-4** 뒤꿈치를 바닥 쪽으로 최대한 내린다. 5~10회 실시한 후 반대쪽 다리도 동일하게 실시한다.

**2** 무릎을 펴고 한 발로 발꿈치를 들어 올렸다 내리는 동작에 익숙해지면 지탱하는 다리의 무릎을 굽히고 실시한다.

## 운동 1. 무릎 펴고 한 발 올렸다 내리기

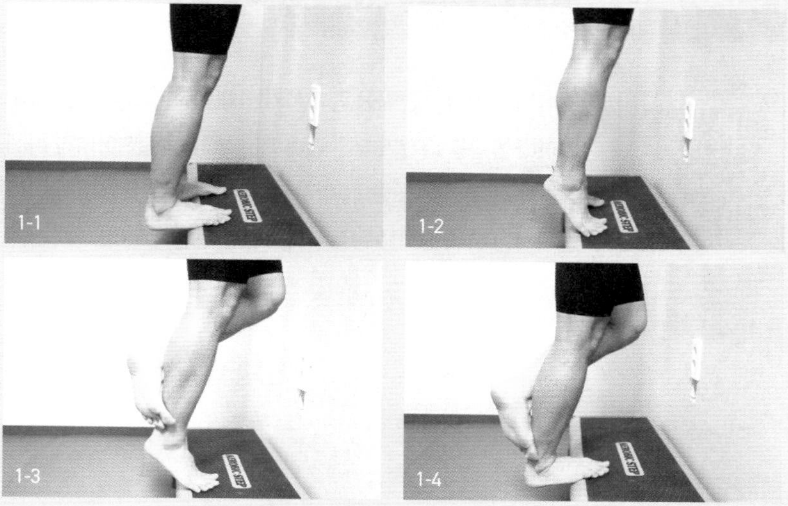


## 운동 2. 무릎 구부리고 한 발 올렸다 내리기

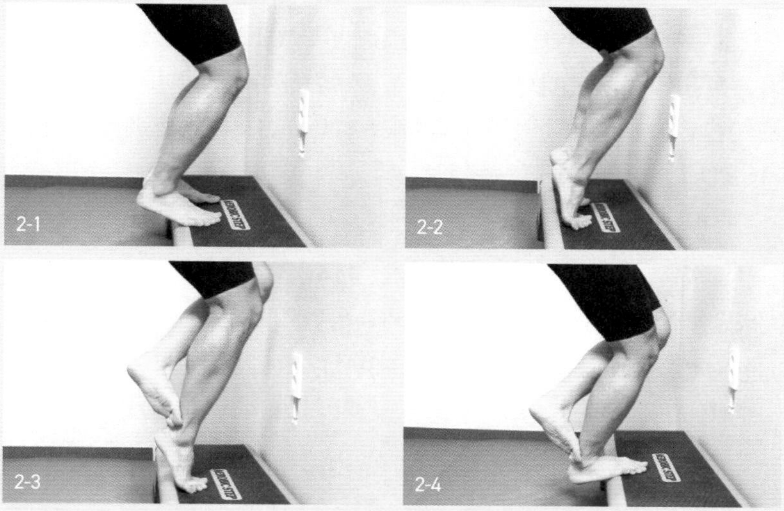

# 다리 앞뒤로 벌리고 앉았다 일어나기

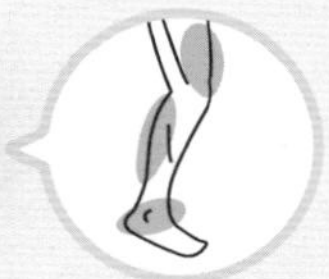

허벅지와 엉덩이 근력을 증가시키는 대표적인 하체 운동이다. 발이나 발목을 다쳤거나 수술 후에는 부상 부위뿐 아니라 하체 전반의 근력이 감소한다. 따라서 발이나 발목 운동뿐 아니라 전체적인 하체 근력을 향상시키는 운동이 필요하다.

따라 하기 영상

운동 목표

**하체 근력 회복(런지 Lunge)**

운동 강도가 높은 편이므로 족부족관절 관련 수술 초기에는 적합하지 않은 운동이다. 수술 후 5주 이후부터 시행하는 것이 바람직하다. 발이나 발목 부상 후 전반적으로 저하된 하체 근력이 회복되지 않아 일상생활에 제약이 있거나 평소 즐기던 운동을 하기 어렵다면 꼭 필요한 운동이다. 한 다리씩 번갈아 실시하는 동작이므로, 부상이나 수술로 불균형해진 좌우 다리 근력을 회복시키는 데 도움이 된다.

운동 방법

1 양발을 골반 너비로 벌리고 서서 다리를 앞뒤로 넓게 벌린다.
2 양 무릎을 90도로 굽히며 앉았다 일어난다. 이때 무릎이 정면을 향하도록 주의한다.

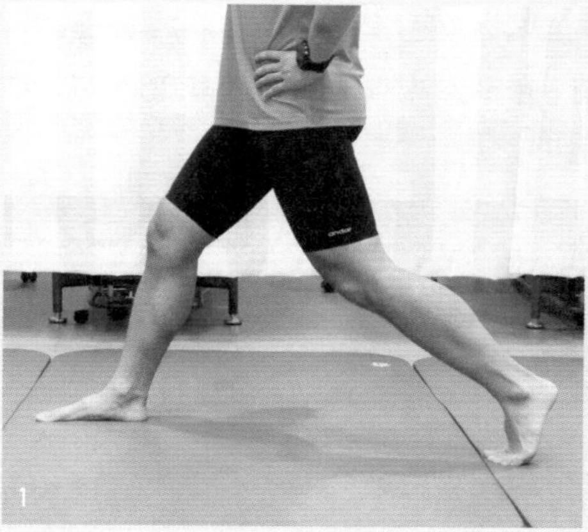
1

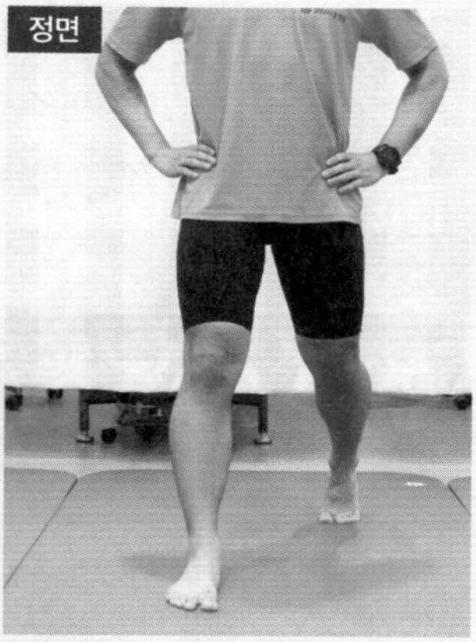
정면

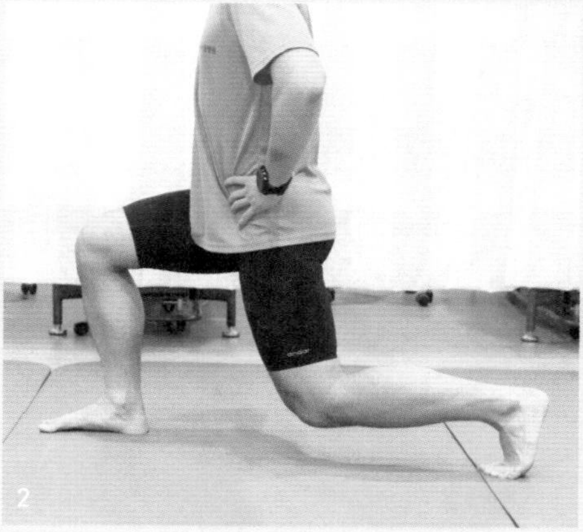
2

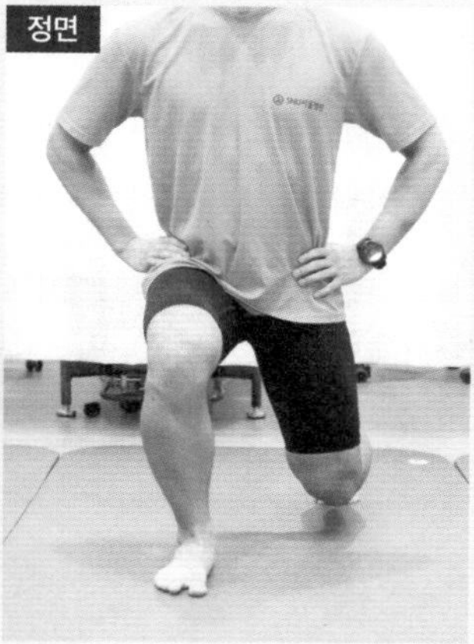
정면

# 고정식 자전거 타기

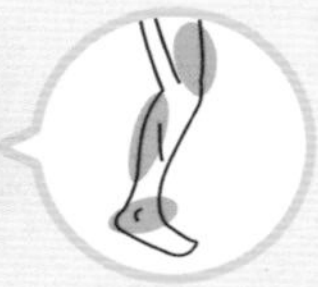

고정식 자전거를 타는 것은 부상을 당하거나 수술을 한 경우 대부분의 재활 운동 프로그램에 포함될 정도로 안전하고 효과적인 재활 운동이다.

따라 하기 영상

운동 목표

**하체 전반의 근력과 지구력 향상**

고정식 자전거 타기는 발, 발목, 허벅지, 엉덩이 등 하체 전반의 근력과 지구력 향상에 도움이 되고 여러 근력과 관절을 동시에 사용할 수 있다는 장점이 있다. 또한, 심폐 지구력을 향상시킬 수 있어 전반적인 컨디션 증진에도 도움이 된다. 단, 수술 후 너무 조기에 무리하여 자전거 운동을 하면 발목관절 또는 인대에 무리가 갈 수 있으니 서서히 강도를 올리는 것이 좋다. 스트랩으로 발이 고정된 고정식 자전거를 잘못된 자세로 타거나 자전거 전용 신발(클릿슈즈)의 클릿이 잘못 피팅되어 있으면 무릎과 발목 통증이 야기될 수 있으므로 안장의 적절한 높이와 올바른 페달링 자세에 주의가 필요하다.

운동 방법

1 페달을 가장 아래로 내렸을 때 무릎이 약 30~40도 굽혀질 정도의 높이로 안장을 맞춘다. 정면에서 보았을 때 무릎이 일자가 되도록 페달링한다.
※ 안장이 너무 낮으면 무릎이 과도하게 굽히고 페달을 밟아야 하기 때문에 통증이 발생할 수 있다. 반대로 안장이 너무 높으면 무릎이 과도하게 펴지고 발목을 아래로 뻗게 되어 무리를 줄 수 있다.

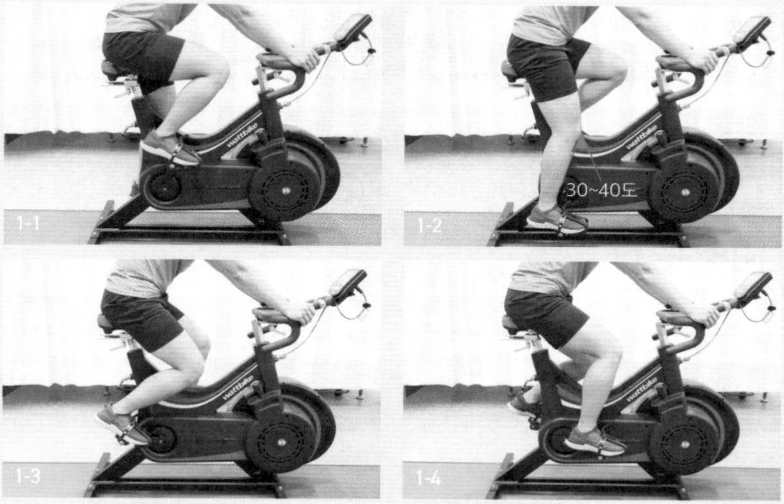


### 너무 낮고 뒤로 빠진 안장

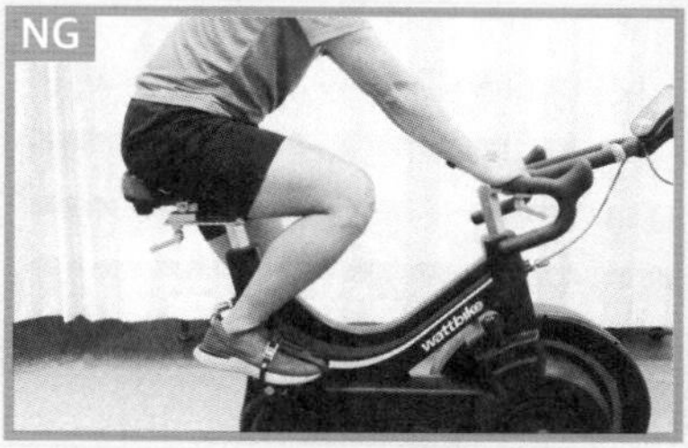


### 너무 높은 안장

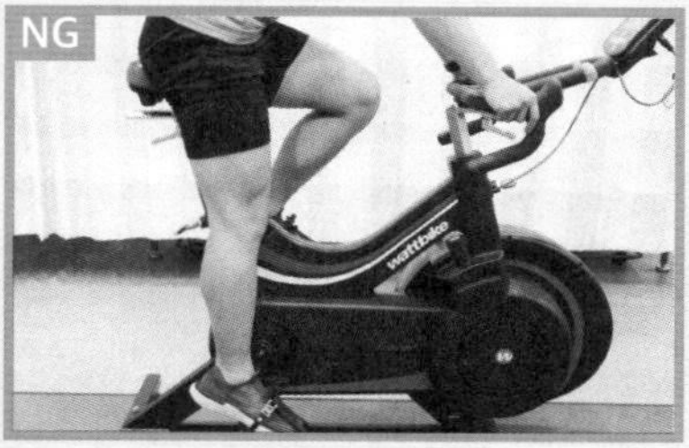


### 페달링 : 무릎이 안쪽 또는 바깥쪽을 향하지 않도록 함

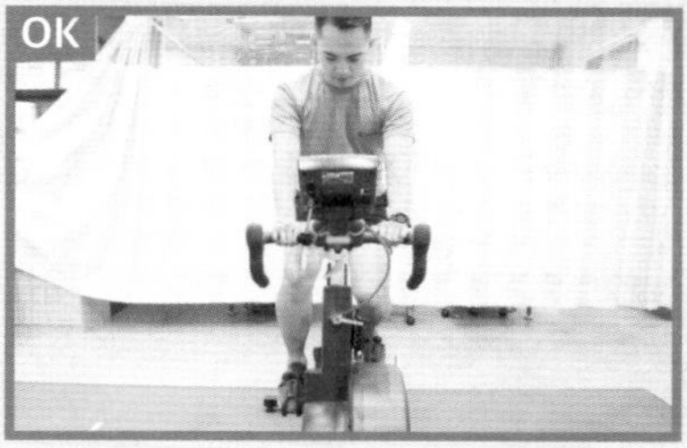


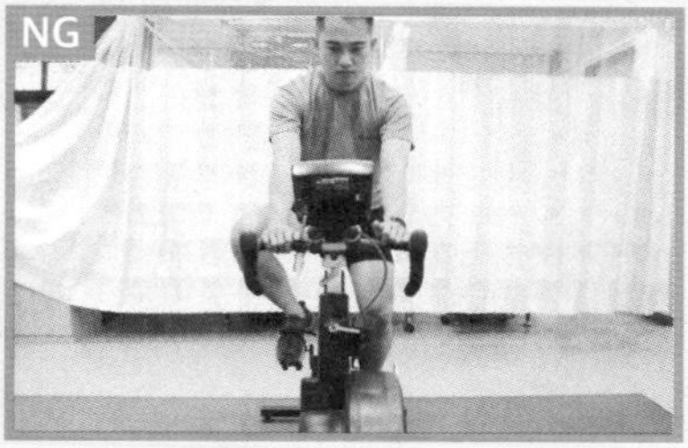

# 걷기 & 뛰기

**발, 발목에 손상을 입었거나 수술을 하게 되면 이전 보행 패턴의 양상과 달라지는 모습들을 볼 수 있다. 통증으로 인해 체중 지지를 회피하게 되어 보폭이 일정하지 않거나 발 내에서의 체중 이동이 고르지 않기 때문이다.**

따라 하기 영상

운동 목표

## 보행 패턴 정상화

불균형한 보행 패턴을 예전처럼 되돌리기 위해 러닝머신(또는 트레드밀)에서 걷는 동작을 연습하는 것이 좋다. 걷는 동작이 균형 잡히면 서서히 뛰는 동작으로 넘어가도 좋다.

운동 방법

1 앞으로 걸을 때는 내딛는 발은 뒤꿈치부터 땅에 딛고 체중을 발바닥 → 앞꿈치로 충분히 실은 후 지면을 밀어내며 반대쪽 발을 내딛도록 연습한다. 연습 초기에는 아픈 발과 발목 쪽 다리만 반복해서 시행한 후 두 발로 걷도록 한다. 이때 보폭은 가능한 한 일정하게, 두 발은 11자가 되도록 유지하는 것이 좋다. 턱은 당기고 엉덩이가 뒤로 빠지지 않도록, 허리가 과도하게 숙여지거나 젖혀지지 않도록 신경 쓴다.

2, 3 옆으로, 뒤로 걷는 동작은 한 발씩 체중을 옮겨가며 천천히 시행하여 발을 원만하게 사용할 수 있도록 한다.

### 운동 1. 앞으로 걷기/뛰기

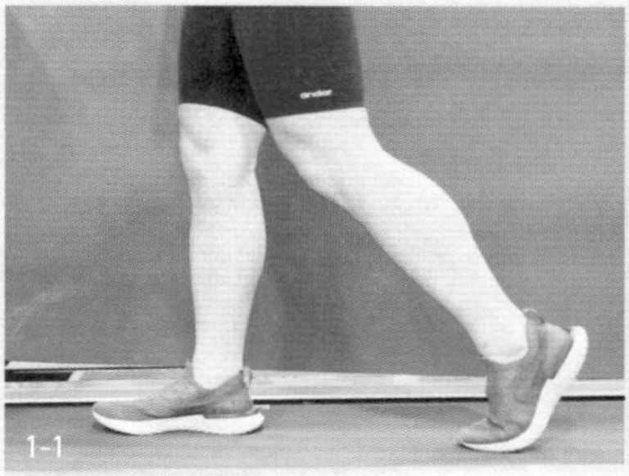
1-1

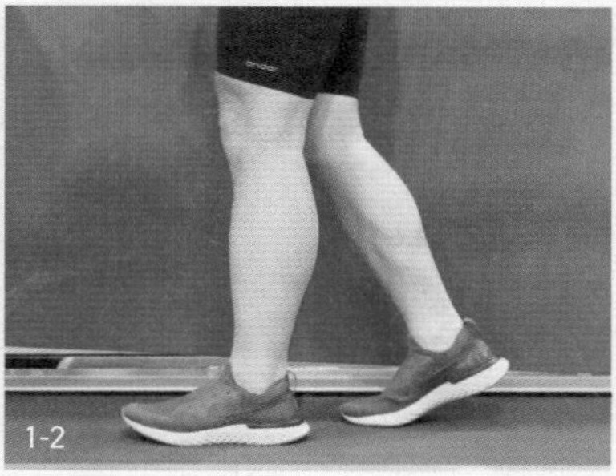
1-2

### 운동 2. 옆으로 걷기/뛰기

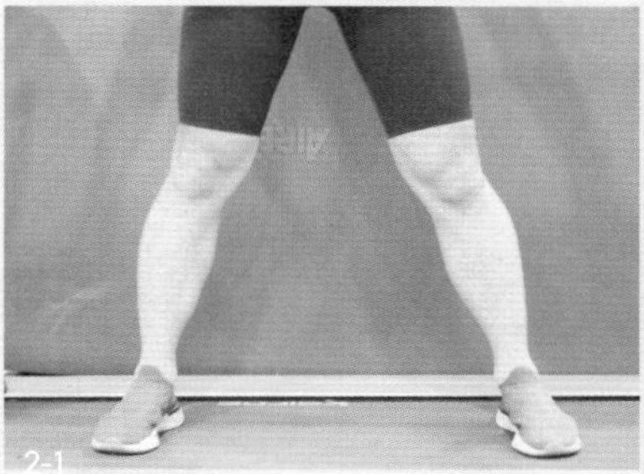
2-1

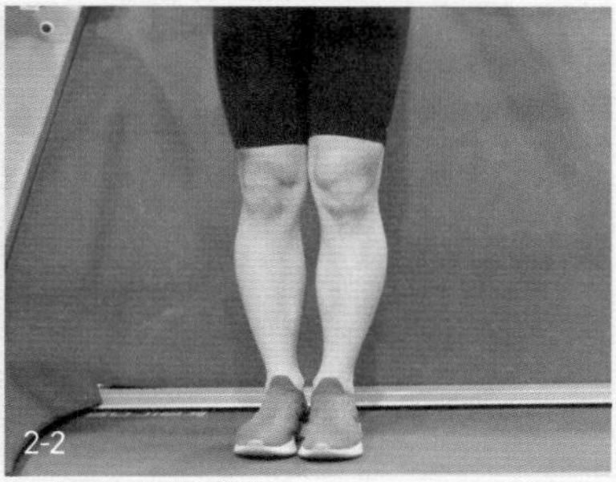
2-2

### 운동 3. 뒤로 걷기/뛰기

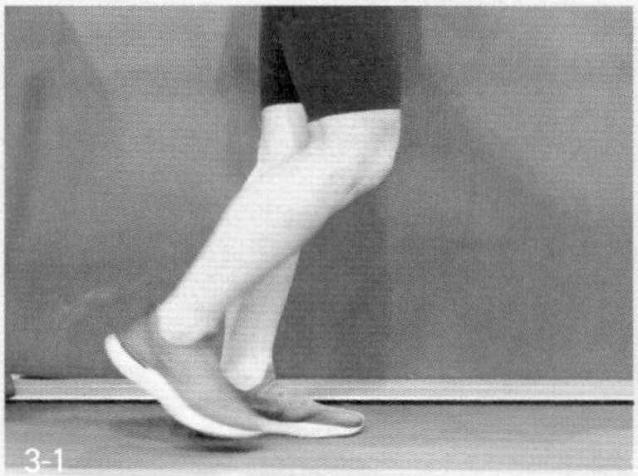
3-1

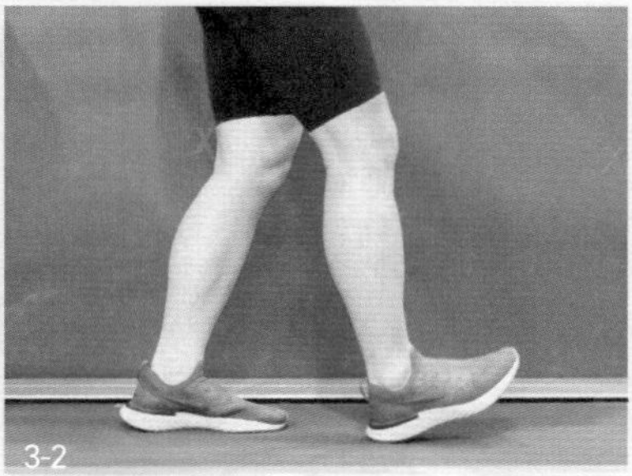
3-2

운동 목표

걷고 뛰는 동작까지 익숙해지면 다양한 운동을 통해 족부족관절 강화 운동을 실시한다.

운동 방법

4 발을 골반 너비로 벌린 후 오른발을 왼발 뒤로 보내 X자로 교차한다.
왼발을 옆으로 이동해 어깨너비로 벌린 후 이번에는 오른발을 왼발 앞으로 보내 X자로 교차해 옆으로 내디딘다.
왼발을 옆으로 이동해 어깨너비로 벌린다. 같은 방법으로 발을 바꿔 반대쪽 방향으로 이동해 원점으로 돌아간다.

5 다리를 교차하지 않고 옆으로 이동한다. 점점 이동 거리를 넓혀가며 뛴다(다음 장 사진 참고).

## 운동 4. 옆으로 다리 교차해 걷기

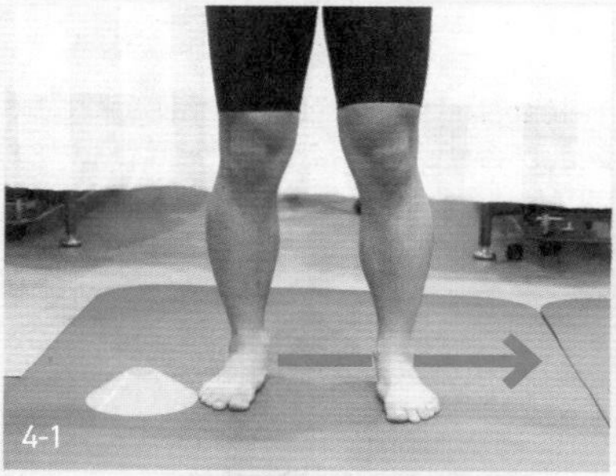
4-1

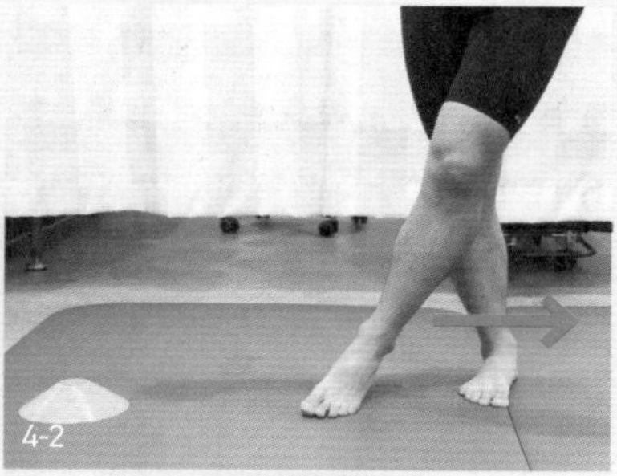
4-2

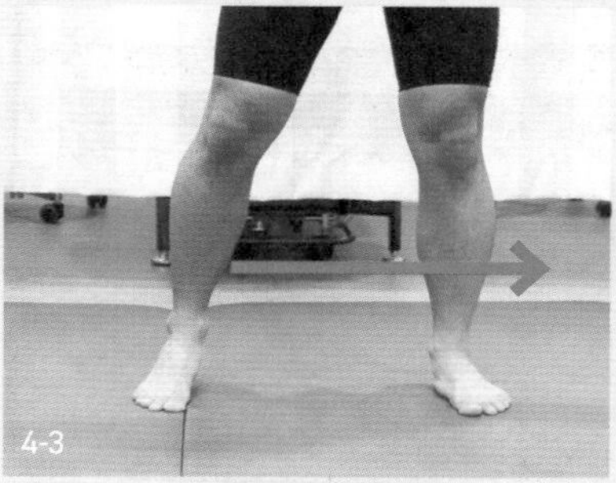
4-3

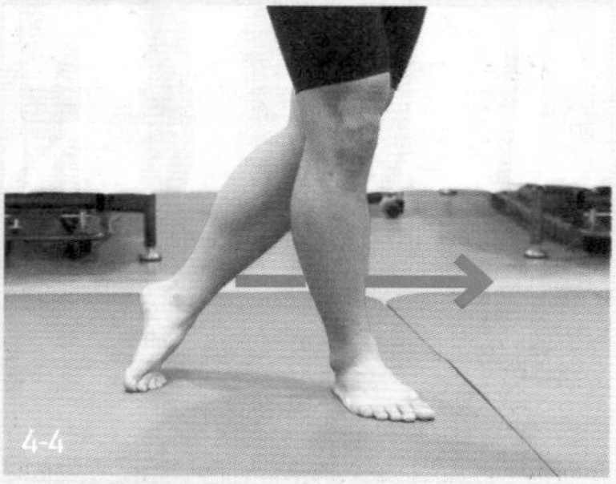
4-4

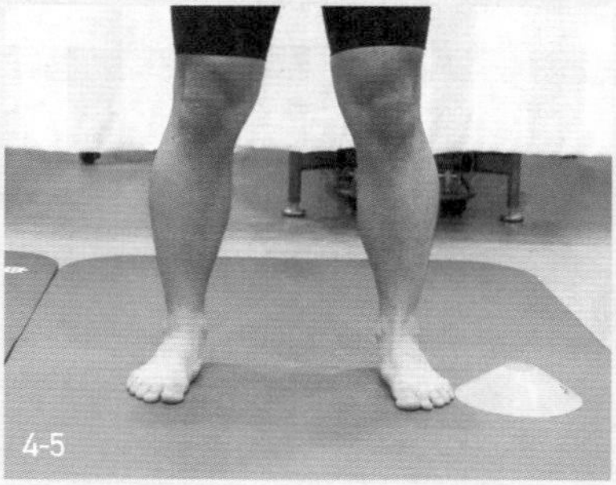
4-5

## 운동 5. 옆으로 거리 넓혀가며 뛰기

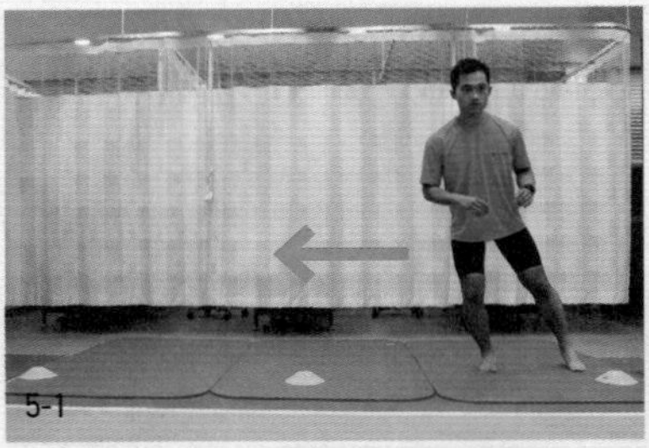
5-1

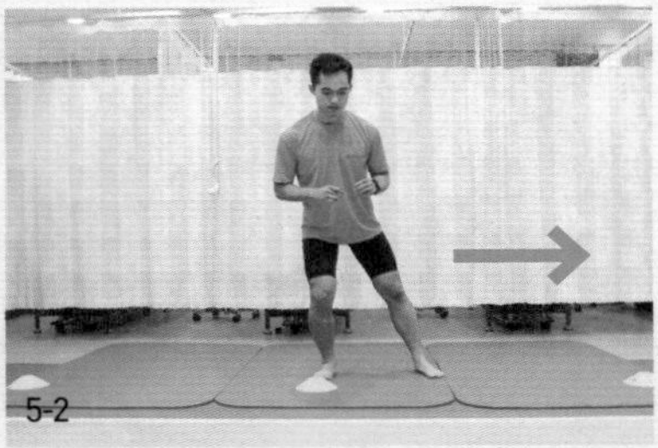
5-2

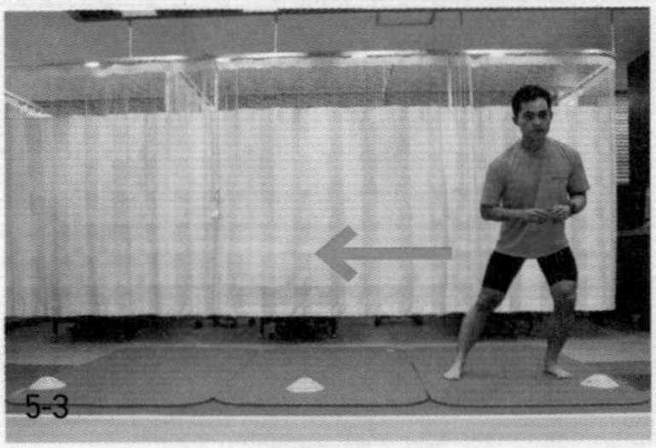
5-3

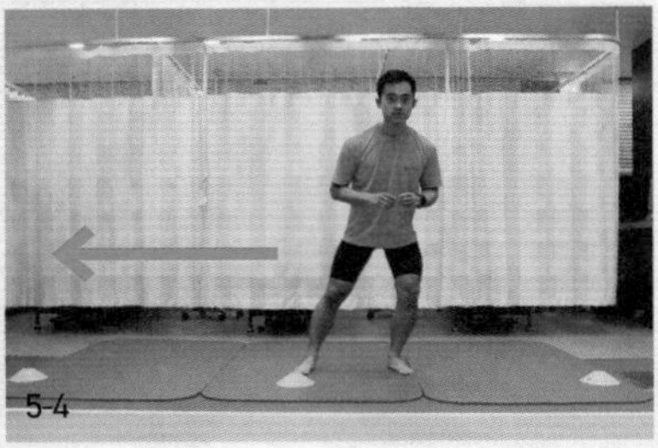
5-4

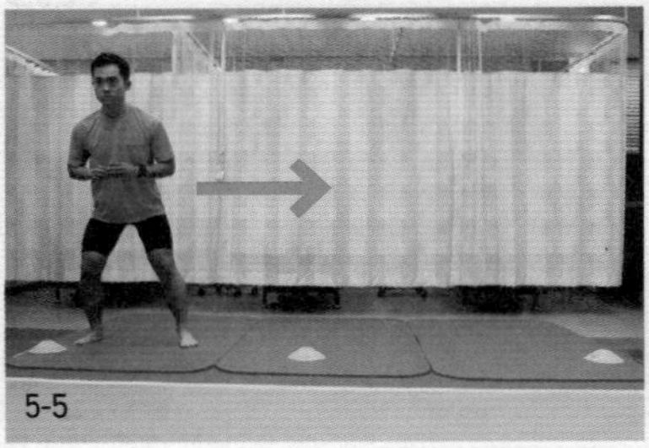
5-5

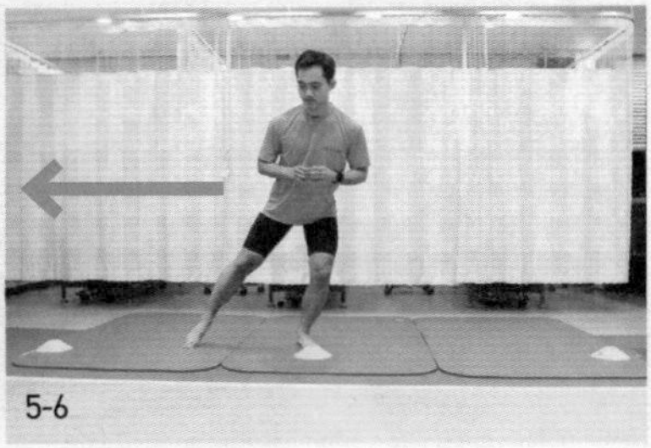
5-6

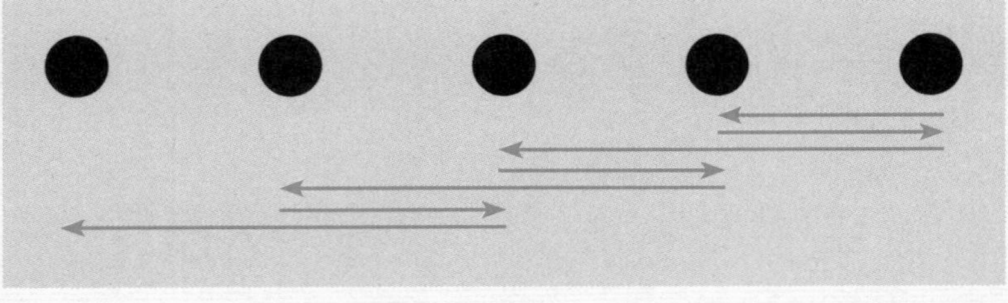